民族医药抢救性发掘整理

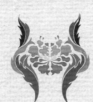

中国仫佬族医药

韦浩明 主编

中医古籍出版社

图书在版编目（CIP）数据

中国仫佬族医药 / 韦浩明主编. 一北京：中医古籍出版社，2014.6
（民族医药抢救性发掘整理）
ISBN 978-7-5152-0557-1

Ⅰ. ①中… Ⅱ. ①韦… Ⅲ. ①仫佬族－民族医学 Ⅳ. ①R297.5

中国版本图书馆CIP数据核字(2014)第011295号

民族医药抢救性发掘整理
中国仫佬族医药

韦浩明　主编

责任编辑　孙志波
装帧设计　韩博玥　张雅娣
出版发行　中医古籍出版社
社　　址　北京东直门内南小街16号（100700）
印　　刷　廊坊市三友印务装订有限公司
开　　本　710×1000　1/16
印　　张　27.25
字　　数　354千字　彩插15幅
版　　次　2014年6月第1版　2014年6月第1次印刷
印　　数　0001～2000册
书　　号　ISBN 978-7-5152-0557-1
定　　价　82.00元

序

　　满族、鄂温克族、布朗族、怒族、傈僳族、佤族、德昂族、阿昌族、哈尼族、仫佬族等10个少数民族传统医药的发掘整理是国家"十一五"科技支撑计划资助项目"民族医药发展关键技术示范研究"课题，也是一项民族医药抢救性发掘整理任务。这项工作，在中国中医药科技开发交流中心的组织指导下和有关民族地区一批专家的努力发掘下，从2008年启动到2011年结题，历时3年终于完成，取得了丰硕的成果。不仅推动了当地的民族医药工作，而且编著出版了这套《民族医药抢救发掘整理丛书》，使无形的文化遗产变成了有形的文本记录。这是我国民族医药事业发展建设的一项重要成果，为我国传统医药非物质文化遗产保存、保护了一份可贵资料。

　　民族文化是民族医药之母。上述10个民族中有8个民族信仰萨满教或原始宗教即自然崇拜、多神崇拜和祖先崇拜，有两个民族信仰南传佛教。他们的宗教信仰影响了他们的世界观、生命观和疾病观，以致传统医药中保留了不少"医巫不分""医巫一体""鬼神作祟""神药两解"的成分或痕迹。这一点，最容易引起现代科学者的反感；有人甚至攻其一点，不及其余，对民族医药采取完全否定的态度。但这正是民族文化难以回避的问题。因为，一方面，任何传统医药都有医巫不分的童年；另一方面，"神药两解"在不断的医疗实践中有了变化，也有了新意，已不是一般的望文生义所能理解和愿意理解的。《黄帝内经》云："拘于鬼神者，不可与言至德。"（见"五脏别论篇"）春秋时代的名医扁鹊说："故病有六不治。骄恣不论于理，一不治也；轻身重财，二不治也；衣食不能适，三不治也；阴阳并，脏气不定，四不治也；形羸不能服药，五不治也；信巫不信医，六不治也。"这第六个不治，与《黄帝内经》"不可与言至德"内外呼应，成为中医脱离"医巫不分"的有力证明。但许多民族医药还没有达到这个程度。纵然如此，民族医药仍不失为伟大医药宝库的重要组成部分。西方无数的政治家、科学家都是有神论者，他们相信上帝、相信真主，经常遇事祷告，按着圣经宣誓，人们习以为常，不以为奇，而唯独中国的一部分科学工作者和管理工作者，高举科学主义的大旗，对民族医药责难有加，苛求无尽，不欲其生。在长期处于发展中的中国，在认知文化多样性的今天，这种狭隘的"科学观"实在令人费解。

从总体上看，《民族医药抢救发掘整理丛书》对每个民族医药的记述包括四个部分：一是本民族的基本情况、文化背景、民间习俗；二是养生观念、起居饮食、病因病原、诊断治疗等传统医药知识；三是草药资源和草药应用；四是医药历史和医林人物。其发掘整理的深度并不一致。有的如满医药、佤医药、哈尼医药过去已有人收集整理，出版过书籍。不过这一次做得更加全面更加系统。《民族医药抢救发掘整理丛书》对民族医药的诊疗、方药的收集最为着力，但正如《阿昌族医药》的编著者所言："这些治疗方法与用药经验以"碎片"的形式高度分散在各个阿昌医的头脑里，以本民族语言流传于民间。"其他民族医药也是大抵如此。特别是时至今日未发掘整理某些民族医药，其丢失衰败的程度已相当不堪。要完整地收拾这一片"原生态"的领域，事实上已经不可能了。身怀绝技的民族民间医生，已如凤毛麟角。所以这一批抢救得来的10种民族医药资料，就显得尤其珍贵。

从20世纪80年代以来，中国进入解放思想、改革开放的新时期。1984年，卫生部和国家民委在呼和浩特市召开了第一届全国民族医药工作会议，提出了继承发展民族医药的全面规划和整理发掘民族医药的具体任务。近30年来，发掘整理基本上接近完成，还有20个少数民族的传统医药尚待发掘，他们主要是人口较少民族。数量虽少，但任务艰巨。因为他们都在边远贫困地区，居住分散，交通不便。但作为兄弟民族的传统文化，乃千百年来群众的创造与积累，源自乡村野老，长于草根之间，我们必须同等对待，同样珍惜。陶弘景曰："或田舍试验之法，或殊域异识之士，如藕皮散血起自庖人，牵牛逐水近出野老；饼店蒜蓖，乃是下蛇之药；路边地松，而为金疮所秘。此盖天地间物类，莫不为天地间用。"也正如赵学敏《串雅·自序》所言："谁谓小道不有可观者欤！"因此，面对人口较少民族的民族医药，无论其发掘整理存在多大困难，我希望通过总体安排，精心组织，再来一次抢救性发掘整理，把课补完，以全面完成这项历史任务。

是为序。

国家中医药管理局原副局长
中国民族医药学会名誉会长
诸国本
2012年9月9日

目　　录

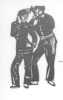

第一章　仫佬族医药概述

第一节　仫佬族简介

一、仫佬族概况

1. 仫佬族源

仫佬族是我国人口较少的一个山地民族，他们自称"伶""谨"，壮族称之为"布谨"，汉族称之为"姆佬"，建国后统称仫佬族。绝大多仫佬族数居住在广西罗城仫佬族自治县，其余散居在忻城、宜州、柳城、都安、环江、河池等县境内，与壮、汉、瑶、苗、侗、毛南、水等族杂居。根据2000年第五次全国人口普查统计，仫佬族人口数为207352。仫佬族使用的仫佬语与毛难语、侗语、水语相近，大多数人兼通汉语，部分人还会说壮语。通用汉字。

仫佬族是由古代的"僚人"发展演变而来的，晋人常璩《华阳公志·南中志》中，即有关于"僚人"在云贵高原云岭山脉南沿一带活动的记载。唐宋以后，《岭外代答》《溪蛮丛笑》等史籍中出现了"僚""伶"人们共同体的记述。《天河县志》《大清一统志》说："伶人又名僚，俗名姆佬"，可见仫佬与僚、伶有密切的渊源关系。学术界一般认为，仫佬族是从僚、伶中分化出来形成的单一民族，其时间大约在宋代。

据历史记载，宋太祖开宝五年（972），以桂州琳洞地置罗城县，先隶融州，后属庆远府。就目前掌握的材料所知，仫佬族至晚在元代或明初已居住在罗城一带地区。明朝继承宋、元制度，在罗城、天河、宜州等仫佬族聚居区设立流官，社会基层设立里甲。同时在县官之下，增设土巡检司、镇和寨堡等机构，利用当地头人任职，把流官与土官统治结合起来。人民须向朝廷交纳夏秋两税。清代将仫佬族地区县以下划分为"里"，在"里"下设"冬"。每"冬"约十余户，有"冬头"，由大家推选，负责筹粮收款。"冬"原为缴纳粮款而划分的社会基层单位，由于仫佬族大部同姓聚族而居，因此"冬"以下又分"房"，实际上又成了封建宗法制度下的冬、房组织。1912年后，设立团总、保董、甲长等，利用原来的"冬头"为保董、甲长，统治仫佬族人民。1933年以后，随着国民党势力的深入，建立了区、乡、村的保甲制度，乡长兼任民团队长及小学校长，实行所谓"三位一体""五户连保"的反动统治。仫佬族中一些"乡老""族长"也往往上通官府，下揽族权，左右与土匪勾结，强迫群众遵守"乡约""族规"，竭力维护封建宗法制度。仫佬族人民和其他兄弟民族一起，曾多次掀起反封建统治的斗争。在抗日战争和解放战争中，一批先进的仫佬族青年参加了中国共产党领导的柳北抗日挺进队和柳北人民解放总队。罗城县的解放就得到了仫佬族人民的有力配合。

　　2. 宗教信仰

　　仫佬族信仰多神，所崇敬的神、仙、鬼很多。天上的日月星辰、风雨雷电，地下的山川草木、飞禽走兽等等自然现象，民间都认为有神、仙、鬼。祖先崇拜是仫佬山乡的普遍现象。对"灶王""土地""社王""婆王""土王""盘王""雷王""白马娘娘""七里英王"等等神祇的祭礼敬奉，更是仫佬民间信仰的主要内容。这些思维观念一直根深蒂固地扎根于该民族的传统民间文化中，并作为民族的共性基因意识，世代传承着，影响着他们的日常社会生活。

道教传入仫佬山乡，与民族民间宗教（巫教）相融合，成为仫佬化的道教，也可称之为道教的仫佬化。所奉诸神有仫佬本民族以及壮族的民间神，也有道教神、各种巫术如占卜、符咒祈禳、禁语等等，遍及各个村落。

佛教传入仫佬山乡，更增添了仫佬人多神崇拜的内容。清代仫佬山乡信奉佛教相当普遍，建造了一批佛寺，如县城北边口岸村的阁贲寺、城南孔家村的开元寺、城西梁莫村的方广寺和四把的集福寺为罗城四大佛寺。

仫佬山乡佛、道、巫长期并存，相互汲取、相互融合，发展了仫佬族的民间宗教文化。

仫佬山乡除四大佛寺以外，还有回龙寺、寿福寺、割鼻寺、泗洲寺等佛寺。以下里圩西南凤凰的泗洲寺为例，寺舍共有三栋，中间一栋正殿祀如来三宝，左右两栋偏殿祀关羽、韦驮、吴平大王、白马娘娘、雷公、电母以及三四十尊大大小小的神像。佛教、道教和各种民间神同处于一个寺庙中，这是仫佬社会的特殊的宗教现象。

3. 社会经济

仫佬族至汉朝开始以族为姓。仫佬族之有姓有名，是汉族文化影响的结果。近代仫佬族中有罗、银、吴、谢、潘、梁、周、韦、张、黄、吕、包、覃、卢等姓，其中以罗、银、吴、谢为大姓、人口最多。仫佬族多是同姓聚族而居，自成村落。有的族内设有族长，通过推举产生，有的没有。但都有"冬"的组织，设"冬头"，冬下设"房"，这是血缘聚居的遗迹。

仫佬族居住的地区青山环绕，溪水长流。江河两岸，山间坝子为发展农业生产提供了良好的环境。仫佬族以种植水稻著称，早在宋代，龙江沿岸人民（包括仫佬族）即已"种稻似湖湘"。此外，仫佬族还种植玉米、红薯、芋头、谷子、小麦、荞麦、高粱等，经济作物有棉花、花生、黄豆、苎麻、芝麻、油菜等。早在明代，仫佬族已

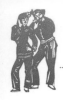

使用铁制农具和畜力耕种。生产技术和生产工具与附近的汉壮民族大体相当。仫佬族地区的手工业也很早就有了发展。《说蛮》《大清一统志》都有关于仫佬族"善制刀"的记载。仫佬族打制铁器工具和烧制缸瓦及陶器手工业，已有几百年的历史。在明代就有了本民族的铁匠。仫佬族制造的沙罐在附近一带很有名。

由于仫佬族地区蕴藏着丰富的煤、硫黄资源，素称"煤乡"，因此，仫佬族人民采矿形成了传统。明清时代的文献记载，有仫佬族人民采煤为生，掘地为炉、烧制沙罐。民国时期，仫佬族地区的煤矿开采量扩大，矿厂雇用了大批仫佬族人民（矿31），使仫佬族成为生产工人占人口比重较大的少数民族。仫佬族地区如今拥有煤矿、水泥、化肥、农药、农机修造、建筑材料、木材加工、食品加工等许多企业。交通运输十分方便。人民生活水平发生了根本变化。

4. 文化艺术

仫佬族人民善唱山歌，这是他们历来用以歌唱生产、生活与感情，传授科学文化知识的艺术形式。歌的种类有："随口答"，是即兴而作的短歌，多是男女青年谈情说爱时随问随答的对歌，句式有四句或六句，每句都是七言的，也有少数为六字头七字尾，押脚韵；"古条歌"，即为叙事式歌谣。有歌舞，其内容为民间流行的历史故事、神话传说等，以15～30首为一条组成的长歌，叫"古条"，是民间歌手世代相传下来的；"口风"，是一种讽刺性歌谣，亦称口角歌，内容不拘，随编随唱，有"正口风"和"烂口风"之分。前者较文明，后者较粗俗，都富有机智、幽默、诙谐。

仫佬族现代诗人包玉堂，继承了仫佬族民歌的传统，又吸收了汉族诗人写诗的艺术技巧，创作了许多富有诗情画意的叙事长诗，著有《凤凰山下百花开》《歌唱我的民族》《在天河两岸》《回音壁》《清清的泉水》等诗集。

5. 风俗习惯

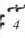

仫佬族住的多是泥墙瓦顶平房，屋内有专烧煤的地炉。以稻米、玉米、薯类为主食，忌食猫、蛇肉。衣服尚青色。至清代，仫佬族妇女仍穿统裙，今已穿大襟衣、长裤，梳辫结髻，饰以耳环、手镯、戒指。男着对襟唐装。

过去，婚姻多为家长包办，少数在"走坡"中恋爱成亲的，亦须经家长同意。盛行早婚，有婚后女方在一段时间内"不落夫家"的习俗，生育后始居夫家。与壮族、汉族通婚。婚仪繁杂，耗费颇大。也有入赘的。丧葬仪式隆重，墓葬信风水龙脉。

仫佬族的节日活动比较多，特殊的节日有：三月初三婆王节（又称小儿节），其活动是以村寨为单位举行祭祀；四月初八牛节，其活动是让牛休息，并拜祭牛栏神；五月初五端午节。除具有与当地汉族、壮族的端午节相同的内容外，各村寨还抬纸船巡田垌驱虫，以保丰收；八月十五为后生节，是各地青年男女开展"走坡"社交活动的节日。还有三年一大庆、一年一小庆的依饭节，每逢立冬后"吉日"举行，大庆以村寨（宗教）为单位，备办猪羊祭宗庙，举行演戏、舞龙舞狮、唱山歌等活动；小庆则一家一户单独活动。

6. 主要产业

地处广西北部九万大山中心南麓的罗城仫佬族自治县，全县总人口36万多，仅仫佬族人口就有11万多人，是我国唯一的仫佬族自治县。这里的仫佬族同胞与壮、瑶、侗族和苗族等多种民族和睦相处，开发生产，发展经济，共同走上富裕路。

"罗城是个仫佬乡，山野葡萄满洞场，葡萄美酒销天下，家家户户奔小康。"这是流传广西罗城的一曲山歌。

广西罗城不仅有迷人秀丽的风光和奇特的民族风情，这里传统的毛葡萄产业更是扬名中外。据史料记载，祖祖辈辈居住在罗城的仫佬族同胞在清代就开始对野生毛葡萄进行加工和利用。如今，野生毛葡萄产业已经成为全县的支柱产业。创建于1969年的罗城山野葡萄酒总厂，是广西区内最早生产葡萄酒的厂家，企业早期利用山野毛葡萄酿酒，并获得成功。罗城发展毛葡萄产业已有10多年的人工栽培历史，技术上已经取得了多项的突破。特别在驯化栽培密度，还有病虫害、修剪等重要环节上取得了关键性的突破，给仫佬族人民及各族人民的生产带来了很好的经济效益。可以说罗城是全国最大的毛葡萄基地，也是世界上最大的野生葡萄基地。

当地的仫佬族同胞看到种植毛葡萄可以给他们带来可观的收益，就纷纷上山开荒锄地，架起了四方的水泥杆，连片种植毛葡萄。蒸蒸日上的毛葡萄产业引领当地群众走上了致富路。目前，罗城全县13个乡镇已建有人工种植示范基地，仅种植毛葡萄一项，罗城县农户每年就可以获得400多万元的收入。人工栽培野生毛葡萄已成为罗城仫佬族自治县贫困山区的主要脱贫项目及经济支柱的重要依托。

第二节　仫佬族医药发展概况

仫佬医是仫佬族人民千百年来与疾病抗争的经验总结，仫佬医经历了漫长的发展过程。仫佬人世代聚居在广西桂西北九万大山南麓一带，这里日照充足，气候温和，雨量充沛，冬少严寒，夏少酷暑，人们一样禀受着天地间赋予之灵气而生存繁衍。在漫长的历史长河中，仫佬族先民和无数的仫佬族民间医在千百年的生产生活实践中认识了人与自然关系，同时以朴素的唯物观思维认识探索着人体生命和疾病发生与天地赋予的灵气相和的密切联系，天地灵气变化的过盛或不足，人们不能顺应调和天地赋予之灵气就会生产疾病。如人与水土之灵气不和，就会产生水土不和的疾病，出现屙肚、呕吐、肚胀、肚痛、不能饮食、头昏眼花、天地旋转等病症表现；人与水、湿、雾、露之灵气不和，就会出现面色苍白，面色发紫，身困无力，背胛发胀、冷热不和等寒湿病、痧气病的症状表现；人与霜雪之灵气不和，就会出现手脚、耳朵红肿、痒痛、皮硬结块、生萝卜崽、生冻疮肿的症状；人与暑热之灵气不和，出现心头闷热烦躁、身热气急、大冒冷汗或无汗，或突然昏倒、不懂人事等中暑热风气病症状；人与风的灵气不和，就会出现身热头痛、鼻塞流鼻涕、哈气发冷发热、全身肢体困倦无力、咽喉痛、咳嗽等伤风病症状。

仫佬族只有语言没有文字。仫佬医对人与自然的认识多为心传口授，相互交流，没有文字记载，以朴素的唯物观观察认识人与自然的关系。其内涵认为自然界之万物生息繁衍都是天地之灵气赐予的，人为万物之灵，一样禀受着天地之灵气，依赖着天地之灵气涵养，人之灵气与天地之灵气息息相关，相通调和，以顺应融和而生存，形成了天地人和的概念。一旦天地之灵气与人体脏腑、气血、筋脉、骨骼之灵气失和、不协调，就会生产病痛疾苦。强调人们的生活劳作，生存繁衍与天地之灵气密切相连，息息相通。人体之灵气与天地之灵气保持着同步协调平衡为适度，以同步和顺协调为昌，不和失调则难以生息。

对仫佬族医药的研究，有一定的工作积累和基础。20世纪70年代，罗城县曾进行过较大规模的民族医药普查，收集到一批罗城仫佬医验方秘方，罗城还于1980成立了罗城县民族医院（已于1997年改为中医院）。1999年，广西在进行十二个民族自治县民族医药调查中，收集到部分资料。1991年11月，吴氏撰写了《仫佬医药概述》一文，刊登于《广西民族医药研究》第二期（内部刊物）。据了解，仫佬族民间医生对人体的生理病理、病因病机、诊疗技法，药物等有独到的认识与经验，仫佬医用药品种300多种，所用的诊疗技法有20多种，仫佬族医药至今仍在仫佬族群众的卫生保健中发挥着重要作用。2007年，国家科技部科技支撑计划决定对我国人口稀少民族的医药进行抢救性整理，仫佬族医药的发掘整理获得立项。2010年，该课题的研究通过了相关部门组织的验收。

有关仫佬医药的研究论文不多，近20年的相关数据库显示，只有寥寥数篇。2006年，罗城草医李世安在云南中医学院学报发表了"奇特的仫佬医药"一文，主要介绍了其运用仫佬医药治疗痧气、哮喘、肿瘤、消渴、溺水、难产等病症的经验。2011年，广西民族医药研究院王柏灿等发表了仫佬医治疗热毒症的经验，包括仫佬医对热毒症的病因病机认识、常见分型、常用物理疗法及常用药物等。

目前，对仫佬医药的发掘整理工作，仍在进行中。

第二章　仫佬族医药基础理论

第一节　仫佬医药理论认识

一、仫佬医对脏腑器官的认识

仫佬族医药的形成和发展经历了漫长的历史过程，是仫佬族先民与壮、汉、毛南、侗、苗、瑶等民族和睦相处，无数民间仫佬医经过长期与疾病抗争，与多民族医交流，互通有无，融会贯通，特别是受了中原汉族文化的熏陶而形成和发展起来的。在年复一年、日复一日的日常生产生活实践中，仫佬族没有自己的文字，仫佬族医药缺乏专门的医药记载和系统整理，历来以口传耳听相传，以症论病，指药传授，在民间民族医中自成体系，以朴素唯物观认识人体内脏器官的生理、病理变化联系规律，朴实地认识、理解、归纳、总结出人体脏腑及窗门的概念，应用于人的生理活动及对疾病防治方面规律性认识。

仫佬医认为，人身局部与整体是一个有机的结合体，构成人体的结构包括神、心、肺、肝、脾、肚（胃）、肠、小肚（膀胱）、肾、女子胞等。神藏于头脑，主宰制约全身活动，为智慧气力的源泉。神气不足，神气不和，就会出现无神，表现为话语低微，少气懒言，不思饮食，身困无力等；走神：表现为头昏眼花，遇事错乱，多梦失眠等；败神：表现为呼吸无力或呼多吸少，肢冷身困，不思饮食等。心主行血，供养全身，心气不足，心气不和，就会出现心头跳，表现为心跳乱，胸闷心痛，面色不华，肢体无力，血脉不整等；心血不养神：表现为心烦意乱，难眠多梦，记事不清等。肺主呼吸换气，为全身气力之本。肺气不足，肺气不和，就会出现肺虚，表现为少气无力，呼多吸少，面无血色等；肺气不和：表现为咳嗽、咳痰、咳血、气急气喘等。肝胆主养血调和滋养。肝血不足，肝气不和，就会导致肝血亏少，表现为面色萎黄，头昏眼蒙，头响耳鸣，筋软无力，手脚发麻等；肝胆不和：表现为头痛头晕，急躁易怒，口苦口干，尿色黄赤，皮肤发黄等。脾主吸收饮食等，肚（胃）肠主消化存精排废。若脾气不和，则不思饮食，食后肚胀，身困无力，面色萎黄无华，反酸咳气，无神少语等。若肚肠不和，则会腹胀腹痛，心反呕吐，不思食物，便稀泄泻等。肾管生精，藏精气。肾不生精，不藏精气，肾气不和，则腰膝无力，身寒肢冷，耳鸣耳聋，尿多清长，梦遗滑精，早泄阳痿，男子不育，女子难孕等。小肚管尿液贮留排，小肚不和，则会有多尿、少尿、尿胀痛、尿不通等。女子胞管人的生命孕育，女子胞不和，孕育人的胞衣地失养，则无以孕育生育。这些脏腑各有功能，互相协调，维持着人的生理生命活动。当脏腑受损，脏腑之灵气失调，相互协调不和时就会引起人的生理功能失和，从而产生疾病。

　　仫佬医观察到，人体在内的脏腑与体表的器官有着密切联系，总结为体表"七窗四门"理论，认为内脏之灵气与窗门息息相通相连。脉为心之窗，脉的运行依赖着心之灵气推动。心的灵气停了，脉不走动，人也就死亡了。口、鼻为肺之窗，肺管换气呼吸，肺的灵气活动可观口、鼻之窗变化，肺失去灵气，口、鼻呼吸换气也就停止，人没有气也就死亡。舌为心、胃之窗，心、胃之灵气通舌，能司味觉、吞咽、饮食；眼为肝、胆之灵气通于眼，使眼明能辨五色。口唇为脾之窗，脾之灵气和，口食有味，唇色荣润；耳为肾之门，肾气和则耳能明闻声音；瞳为神之窗，神之灵气活动外露于瞳。口为肺、胃之门，胃气和则知五谷，肺之呼吸换气亦有助于口的作用；肛粪门为胆、肠之门，为排泄胆、肠之糟粕废物的出道。下阴为胆、肾、小肚、精胞宫之门，其功能活动息息相连。皮肤汗毛孔为全身脏腑水热之门，与全身脏腑水热散发代谢密切相连。统观人体七窍四门的形态、神色变化，可以统察全身变化。

二、仫佬医对气血精骨筋肉的认识

气：一指呼吸之气，人身赖以生存必须吸入天地之间清新之灵气，与饮食的水谷食物的灵气融合供养全身；同时呼出浊气废气，使气机得以正常。呼吸之灵气，对人身至为重要，关系着人身生存死亡。仫佬医认为，有气则生，无气则死，人身的死亡是吸不进天地间清新灵气，呼不出体内污浊废气，致天地之气不能与饮食的水谷食物的灵气融合供养全身。因此在治疗上，仫佬医极为注重调理呼吸之气机功能。一旦出现气虚不足，则运用补气益气药治；出现咳喘、咳痰、气逆不畅，则用止咳、祛痰化痰治疗。

血：血为红色富含丰富营养的物质，是营养全身皮肤、肌肉、筋骨、脏、腑、窍、门所必需的重要物质。当血虚、血少时，全身组织机能会失调，在治疗时调营补血尤为重要。血为水谷饮食之精华经脾胃吸收化生而成，血同时也为气的物质基础，血虚则气动无力，血竭则气无依附而气脱，血瘀则气滞，因而在治疗时常用养血补气，活血散血的方法治疗。同时，仫佬医认为，血富含精微营养物质。风、寒、湿、热、毒之邪气易于侵袭致病，因而在治疗时，仫佬医对一些热毒、湿毒、痧毒等病证，采用挑刺放出热毒，拔罐吸出湿毒，刮痧刮出痧毒等治疗。

精：一是指主宰人身生殖发育之精，藏于精（胞）宫，为先天之精。二是指饮食水谷化生的营养精微物质，散布于脏腑组织，为营养人身脏腑组织的基本物质，主宰着人身生命的正常活动。一旦出现精气不足，则会影响到人身生殖发育及人身的正常机能活动。仫佬医认

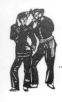

为，人身因先天不足或房劳不节，损耗精气，治疗宜补养添精。若因寒湿、湿热浸淫精（胞）宫，出现精败瘀阻，精气不足，治疗宜温散寒湿或清利湿热。若饮食水谷吸收营养不足，则应健脾胃，助消化吸收。

骨：骨能支撑人身形体，有机地结合构成人身的支架，与筋肉结合赋予人身力量，是人身发育成长、维持日常功能活动的基础。骨为肾所生，肾生精髓，髓藏于骨中滋养着骨络支架维系人身。肾虚精髓不足，则会出现发育迟缓，软弱无力，腰膝废软等。治疗时，则应养肾气，生精补髓，强健骨络。同时仫佬医认为，外伤及风、寒、湿、热、毒邪气同样会侵袭骨络而致病，在治疗时，则以化瘀、祛风、散寒、利湿、清热、解毒等药物对症予以内服、外洗、外敷治疗。

筋肉：筋肉与骨络结合构成了人身的形体，是人身力量的根本，主宰着全身躯体肢节活动功能。脾管消化吸收营养，肝管养血，两者合为物化之本，供养全身筋肉营养。若脾气不健，肝血不足时，则肌肉麻木，抽筋，治疗宜补血养血。若受外伤，风、寒、湿、热、毒等邪气侵扰，筋肉会出现肿胀，拘急痹痛。仫佬医在治疗时，多采用散瘀消肿、祛风、清热、解毒、散寒、利湿等治法，利用草药内服、外洗、外敷治疗。同时应用针灸、挑刺、推拿按摩、拔罐等技法解毒治疗。

第二节　仫佬医的诊断方法

仫佬族先民对疾病的认识，是在长期生活与疾病的斗争实践中总结出来的。仫佬医前辈认为，诸多疾病发生，受风、寒、湿、热、毒之气所侵，或为情欲思虑内伤，或为跌仆搏击所伤，或因先受外气过盛所侵干扰继而内损不和，或为先内损后外气之侵。临证时，以看、问、闻、摸四诊收集证据，分别部位，综合看病而诊治疾病。

一、看诊

通过看望病人的神色、窗门、血及二便等来确定疾病属寒、属热、属虚、属实、在表、在里。

1. 看病人面部神色。沉浮主病，凡面部神气沉着晦暗，呆滞现象的，主内病、久病、重病。面部神色浮显润泽，活现而易消散的，主表病、新病、轻病。

2. 看脸色主病。脸色红赤主热、火、风病；脸色黄主湿、热病；脸色白主虚、寒病；脸色黑主寒、毒、瘀病；脸色青主寒、痛、惊病。

3. 看眼部主病。眼目红赤色主风、火热症；眼白出现红色血丝主阴虚火旺病；眼白变黄色，主退胆湿热病；眼白出现蓝斑，或有针尖大蓝点，主蛔虫症。

4. 看鼻部主病。鼻塞流清涕，主外受风寒病；流稠浊涕主外受风热病；鼻翼煽动，主风热大伤肺病；鼻孔干燥，黑如煤烟，主毒热深。若鼻头色青，主腹病；色白主气虚、血虚病；色黄主湿热病；色红赤，主肺、肚热病。

5. 看耳部主病。看耳朵色泽，凡色泽润丰满的，主病轻；凡色泽枯槁干瘪主病重。小儿出麻时，耳背现显红丝脉，耳道红赤；耳流脓水，主湿热火毒症。

6. 看口唇主病。凡张口呼吸而短气的，主病在肺；口唇紧缩，口张如鱼嘴，摇动不定，呼吸见呼多吸少，多属难治之病；突然口闭不开，不能言语，口唇歪斜，多主中风病；口唇红肿、干燥光亮的主热病；口唇青黑无泽而湿润的主寒病；口唇鲜红主阴虚火旺病；口唇淡白主血虚病；口唇青紫主血瘀阻病；口唇焦干主积热病。

7. 看舌头主病，即观看舌质与舌苔的变化来诊察疾病。

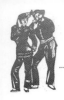

看舌质，主要观看舌质形状、颜色、津液的变化。凡舌质胖大有牙印，多主虚、寒、湿、痰病；舌质干瘦红，多主阴血亏虚内热病；舌质强硬的，多主血脉瘀阻病；舌头颤动，多主有风或酒毒病；舌质淡白多主虚病；舌质深红，多主血热病；舌尖红赤，多主心火旺病；舌边红赤，多主肝热病；舌质干燥，有裂纹，多主耗伤津液病。

看舌苔，主要观看舌苔颜色，厚、薄、腻、腐、干、润。看舌苔颜色，凡舌苔白，多主寒病、虚病、湿病；舌苔黄的，多主热病。看舌苔厚薄，凡舌苔薄的，主表浅病；舌苔厚的，主在里病。看舌苔腐腻，腐苔为舌苔边缘中心均厚腐苔。腐腻苔，主痰病、湿病、毒病。舌苔津液干润，凡舌苔干、枯、燥，主热病；舌苔润、滑，主寒病、湿病。

8. 看痰、血主病。凡咳痰清稀，容易咳出，主虚寒病；咳痰黄稠，难以咳出，主外受风热，或肺热病；痰中夹有血丝，主阴虚内热肺痨病。

看出血，病有吐血、咳血、尿血及便血的不同。吐血暗褐色，兼有水谷痰涎，主肚出血病。咳血鲜色，兼有痰沫的，主肺出血病。看尿中有血，主小肚有热病；尿中有血，夹有砂石的主石淋病；小儿尿如米汤的，主食滞病。看大便下血，先血后便，色鲜红或深红，主肠道出血病；若先便后血，褐黑如油膏状，主肚肠出血病；若解大便后，见鲜血滴出，主痔疮病；若解大便有血色脓涕黏液，主屙痢病。

二、问诊

1. 问冷热主病。问有冷热的多主在表病，无寒热的多主在里病、内伤不和病。发热怕冷兼有头痛身痛，主外感病。热多于寒的主外受风热病；寒多于热无汗的，主外受风寒症；发热不畏冷兼口渴的，主温热病；单怕冷不发热，兼体倦无力，脸色唇色淡的，口淡无味，主阳虚病；单发热不怕冷，兼脸色红赤，便秘结，尿少黄赤，主火热病；病久、午后发热兼晚上出冷汗，脸颧潮红唇干，主阴虚发热痨病。

2.问汗主病。问表证有汗的，为受伤风表病。无汗的，为外受伤寒湿病；动则体倦多汗，主阳虚自汗病；汗出如珠，兼手脚冷，脸色苍白，脉细弱，主神脱病。

3.问头身主病。问有头痛，兼寒热的，主受外感病；头痛时作，兼头晕的，主内伤不和病；头痛胀，沉重的主湿病；头胀热痛，得冷痛减，主热病；头痛抽筋病，遇湿热痛减轻，主寒病；痛多在晨起，劳累后加重，主气虚病，头痛连及眼眶，兼有眩晕，按之痛减，主血虚病。身体肢节游走痛，主风寒湿病。

4.问大小便主病。问大便硬结，干燥难解，兼有口干渴、舌燥、肚满胀的，主热病；大便干结，几天一解，成羊屎颗粒状，主阴虚内热病；老人、妇人产后或病后气血亏虚便秘，主虚证便秘。问大便溏泻，便时肛门热灼，便腐臭或酸臭，主热泻或伤食泻病；大便一日频解，粪便有稠浊黏冻，红白相兼，主屙痢病。

问尿色黄红多主热病，浑浊主湿热病；尿清长主虚寒病；渴饮而小便频数且多的，主消渴病。尿急，次数多，尿少，尿痛主湿热证；小便点滴难尽，有刺痛的，主淋证；痛有尿血的主尿血病；尿中夹有砂石的，主尿石病。

5.问饮食与口味主病。凡病多饮食的多主热病；少饮食的多主寒病、虚病。问口味，口苦的多主热病；口咸的多主肾虚寒病；口淡的多主虚病；口酸兼嗳气，多主伤食病；口中甜味，多主脾肚湿热病。

6.问胸腹部主病。问胸腹常见的自觉症状，疼痛与满闷，了解病的寒热虚实。一般痛满在胸中以上，多主肺、心、胸病；痛满在胁肋肚腹处，多主肝、胆、脾、肚病；痛满在腹脐下，多主大小肠、小肚、胞宫病。

肚腹部胀痛，硬满拒按，身热烦渴，多主热燥结积病；若肚腹痛连胁，胀闷嗳气的，多主肝脾不和病；肚痛肠鸣，兼呕吐下泻的，

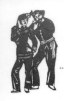

多主肠湿热病；右下腹痛，痛有定处不走，按痛或按之肿硬，兼见发冷发热的，多主肠痈病；肚脐周围痛，时痛时止，呕吐清水，或吐虫的，多主虫积肚痛病。

7.问耳部主病。耳为肾之窗，耳聋、耳鸣兼有头晕心悸的，多主肾气虚病；若耳内胀痛，或流脓水而听觉不聪的，多主肝火湿热病。

8.问眼部主病。眼为肝、胆之窗，眼目红赤多泪，兼眼睑红肿，多主肝胆热病；眼目痛怕光，兼头痛头晕，口苦心烦，多主肝胆热盛病；眼目视物难清，伴头晕眼花的，多主肝血虚病；两眼昏花，怕光，怕热而胀痛，兼头痛恶寒发热的，多主外受风热病。

9.问妇人月事、带下主病。问妇人月事经量多少，经色的浓淡，经质稀薄或稠黏及气味，了解病的寒热虚实。妇人月事提前，经量多色深红或暗紫，气臭、口干，脉快，喜凉怕热，或小肚痛的，多主血热病；月事延后，经量少、色不鲜，色淡或暗红，脉细慢，喜热怕冷，小肚冷痛，多主虚寒病。月事异常，或经前腹痛，小肚胀痛，拒按，多主实病；若隐痛喜按，小肚不胀满的，多主虚病。月事异常，经血大下不止的主血崩病；若月事淋沥不断主经漏病。崩漏经色紫黑结块而痛的，多主热病；若日久不止，无血块的，多主肝肾亏虚，或脾气虚病。

问带下主病，主要了解有无带下，带下之颜色、量多少、清浊以及有无臭气等。凡带下色白清稀，或兼有腥气的，多主虚病、寒病。带下色黄或黄红，黏稠、臭的，多主湿热病、热病。

10.问小儿病。小儿疾病俗称哑科病。小儿难以叙述，应详问其家属了解问诊内容。问病时，对惊、疳二病，尤须注重。若小儿发热，抽风，兼面赤唇红，牙关紧闭，多为属热属实的急惊风病。若小儿过吃生冷，饮食不洁，或吐泻难止，时有抽风，兼见脸色苍白或青黄，四肢不温，神气疲倦，抽风，无力，时作时止，多属虚、寒的慢惊风病。小儿肚胀泄泻日久，致皮毛枯干，烦躁口渴，尿如米汤水，肚大青筋，爱挑食等，多主疳积病。

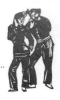

三、闻诊

从闻听病人声音，呼吸和咳嗽、呕吐打呃的声音大小及嗅闻病人气味分辨疾病属外感、内伤或属寒热虚实。

1.闻听病人声音响亮。若病人声高气粗，或神识错乱，言语不清，多主热病、实病；病人静默寡语，语音低微，气衰难音的，多主虚病、寒病。

2.闻听病人呼吸气粗有力，多主外感新病；病人呼吸微弱的，多主内伤久病。病人气喘、胸闷胀满气粗，喉间如拉锯响，多见扯吼病、气喘病。气喘兼见鼻翼煽动的，多主肺热病。气喘，张口如鱼嘴，其呼出气多吸气少的，多主危重病。

3.闻听病人咳嗽主病。凡病人咳嗽声重，痰色清稀，兼鼻塞不通的，多主外受风寒病；若病人咳声嘶哑，痰色稠黄，兼咽喉痛的，多主外受风热病。若干咳无痰，或咳出少量黏痰舒服的，多主燥咳病、热咳病或痨咳病。

4.闻病人呕吐主病。凡病人呕吐声粗，吐出猛烈，吐出黄水或黏痰之类，多为肚有实热病；呕吐声弱，吐出缓慢，吐出清水痰沫，多主肚虚寒病。

5.闻病人打呃主病。病人打呃连声有力的，多属热实病；打呃声低微，多主虚病、寒病。

6.嗅闻病人口气及排泄物主病。病人口气臭秽的，主肚热病。咳吐稠浊黄痰有腥臭味的，主肺热病。鼻流浊涕，有腥臭味的，主鼻道热病；鼻流清涕，无臭味，多主风寒病。尿臭浊黄的，多主小肚湿热病。大便稀烂，有酸臭味，多主肠道积热或消化不良病。妇人月事时，经血臭秽的，多主热病；有腥臭味的，多主寒病。

四、摸诊

摸诊，用手触摸病人体肌肤、胸腹手足温凉、坚硬柔软等了解疾

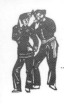

病虚实及用手指触摸病人脉搏，结合看、问、闻诊，了解病人疾病的变化主病。

1.触摸病人肌肤紧硬、发热的多主热病；触摸病人肌肤松软、润滑、不热的，多主寒病、虚病。

2.摸触病人胸肚主病。胸肋自觉痛处，触摸痛增的，多主气血瘀病。肚胀痛，摸按痛增，肌肤紧硬，兼有大便秘结，多主实病；肚虽胀满，摸按不痛，肌肤松软，多主虚病。腹部胀大，摸按凹陷，不能应指而起，多主水肿病。腹部有结块作痛，摸按之疼痛不移，多主毒积病；腹部结块作痛，触按则散的，多主气积病。

3.摸脉主病。用手的食指、中指、无名指端摸按病人手掌腕关节高骨内外侧脉搏。摸脉常以浮、沉、快、慢、虚、实六脉分辨病的表里寒热虚实。

浮脉：脉跳在皮内肉上，轻摸即得，重摸不足，主表病。浮紧为受寒，浮快为风热，浮大中空无力为失血，浮慢无力为虚病。

沉脉：脉跳在皮下肉内，重按始得，轻摸不到，主里病。沉细为少气，主肝肾虚病；沉迟为精冷，主阳虚病；沉快为内热病。

慢脉：摸脉一呼一吸，脉来不到四次，主虚病；浮慢为气虚病；沉慢为里虚病；慢而流利为风湿痰病；慢无力为血少病。

快脉：摸脉一呼一吸，脉来六七次及以上，主热病。浮快为表热病，沉快为里热病；快而流利为实热；细小而快为阴虚内热病。

虚脉：摸按应指均无力，主气血虚病。浮虚为表虚病；沉虚为里虚病；虚脉细小为血少病。

实脉：摸按应指均有力，主热实病。浮实有力为在表热病，沉实有力为在里热病。

仫佬医诊病知识大致为看、问、闻、摸四诊，在实际看病时，四诊相参，紧密联系，相互印证，综合分析，客观实际地从复杂的病情中得出可靠的诊病结论。

第三节 仫佬医对病证的认识

一、仫佬医对风寒湿热毒的认识

仫佬族先民世居桂西北九万大山南麓一带，境内山脉由北向南延伸，山峦起伏，丘陵广布，溪河纵横，草木葱翠，气候温和，雨量充沛，人们易受"地湿""雾露""瘴气""毒气"而引发疾病，对风、寒、湿、热、毒证形成了一定的理论。

风：风证以起病急，变化快为特点，有风热、风寒、风湿、风毒证及内风动等表现。风热证——风热邪犯表，见发热、咳嗽、咽痛、口干、舌红、苔薄黄、脉快；治以疏风清热，辛凉透表。常用药大青叶、一枝黄花、山芝麻、六月雪、金银花、枇杷叶、马鞭草、桑叶、水蜈蚣、水杨梅等。风寒证——风寒外侵，可见恶寒、发热、无汗、怕风寒、头痛、流鼻涕、身痛、舌淡、舌苔白、脉紧急。治以祛风散寒，辛温解表。常用药荆芥、紫苏、藿香、生姜、黄荆叶、山苍子根、毛大丁草、大头陈、麻黄、桂枝等。风湿证——风湿邪致病，见周身关节、肌肉疼痛，身困无力，舌苔白腻。治以祛风利湿。常用药藿香、佩兰、桂枝、羌活、独活、黄荆根、大头陈、省头草、香薷等。风毒症——风热毒气侵犯肌肤，见发热，肌表皮肤见疔疮肿毒疼痛。治宜祛风消肿，清热解毒。常用药金银花、野菊花、犁头草、蒲公英、白英、千里光、木芙蓉、蛇不过、蛇莓、八仙草等。内风动证——脏腑亏虚，气血走乱，筋肉失养，虚损风动，出现头昏、脚轻、抽风、昏癫等风症。治以补虚平息内风。常用药天麻、钩藤、豨莶草、夏枯草、竹茹、竹沥、地龙、蜈蚣、石菖蒲、土黄芪、何首乌、珍珠母、石决明、龙骨、土枸杞根等。

寒：寒证以寒邪侵犯、气血不畅而致病，致病以疼为特点。寒证有寒湿证、寒湿痛证等夹杂表现。寒湿证——因寒湿犯病，出现吐泄肚痛，肚胀浮肿；寒湿犯及胞宫，经行受阻致经血不调，痛经、闭经。治以温热祛寒，芳香化湿。常用药物藿香、佩兰、紫苏、艾叶、香附子、山苍子、黄荆根、生姜、桂枝、苍术、干姜、附子等。寒湿痛证——寒湿侵袭肌肤、肢节，发生头痛、肌肤疼痛，腰腿疼痛、关节肿痛。治以温散寒气，祛湿止痛。常用药八角枫、五加皮、鸟不站根皮、大血藤、威灵仙、山胡椒根、过山龙、桂枝、香樟根、松节、寮刁竹、乌药、苍术、细辛、川乌、草乌等。

湿：湿证以湿邪犯病，身困倦无力为特点。有湿热证、湿痛证、湿毒证、湿痰证等。湿热证——湿热合病。证见发热、头痛、身困无力，胸腹胀闷，尿黄少，舌苔黄腻。湿热合病重者出现全身发黄，湿热泻痢、湿热带下。治以清热利湿。常用药物茵陈、田基黄、山栀子、大黄、虎杖、马蹄金、满天星、乌韭、车前草、白花蛇舌草、半枝莲、地锦草、大飞杨、凤尾草、黄毛耳草、鱼腥草等。湿痛证——湿气结阻，气血不和着痛，证见一身困重，肌肤麻木，肢体关节肿痛。治以祛湿消痛。常用药物五加皮、威灵仙、葡萄根、络石藤、海风藤、土牛膝、千斤拔、爬山虎、常春藤、伸筋草、南蛇藤等。湿毒证——湿气积久成毒至病。证见湿毒浸淫肌肤，皮肤瘙痒难忍，或皮肤疱疹红肿或糜烂流水，病程迁延日久。治以祛湿解毒。常用药一枝黄花、野菊花、浮萍、地肤子、土茯苓、苍耳子、蒲公英、犁头草、蝉蜕、土荆芥、大飞扬、乌蔹莓、五色花、千里光、黄蜂窝等。湿痰证——湿痰互结，气道不和成病，证见咳嗽多痰，头重目眩，胸闷呕吐，或湿痰停留腰身关节困痛，肌肤发肿。治以祛湿痰，利气道。常用药鱼腥草、竹茹、竹沥、川贝、浙贝、丝瓜络、毛大丁草、紫苏、枇杷叶、向日葵茎髓、生姜、瓜子金、不出林、半夏、陈皮、黄荆子、铁扫把、车前草、透骨消、玉米须、白茅根等。

热：热证以热气伤、发热气粗、热毒肿痛为特点。有热病证、热咳证、热泻证、热结证、热痛证、热毒证。热病证——感受热邪引起急性发热、头痛、烦躁口渴，舌红、苔黄，脉快有力的热性病。治以清热解毒，常用药物一点红、一枝黄花、野菊花、板蓝根、大青叶、金银花、六月雪、水蜈蚣、水杨梅、蒲公英、犁头草、半枝莲、榄核莲、石膏、翠云草等。热咳证——热气伤肺，引起咳嗽，痰黄，咽喉干痛，发热烦渴。治以清热止咳，常用药物鱼腥草、牛蒡子、枇杷叶、桑白皮、虎杖、一点红、瓜子金、竹沥、竹茹、天冬、麦冬、水蜈蚣、石仙桃、瓜蒌、川贝、浙贝等。热泻证——热伤肚肠，热积不清致肚痛肠鸣，痛泻阵作，泻下黏稠，或有身热肚痛，泻痢红白，泻后不爽，肛门热痛。治以清热利湿止泻，常用药物凤尾草、乌韭、水杨梅、水蜈蚣、车前草、马齿苋、叶下珠、鸡眼草、小飞扬、大飞扬、石榴皮、大乌泡、算盘子根、海金沙藤、铁苋菜等。热结证——热毒结聚，致肚痛肚胀，大便燥结难解，或身热烦渴，舌红苔黄，脉快有力。治以清泻热结，常用药土大黄、芒硝、冬葵子、麦冬、望江南子、黑芝麻、地柏枝、大黄、皂荚、牵牛子、桃红、向日葵根等。热痛证——热气侵积肌肤关节成病。症见关节、肌肤红肿热痛，口渴发热，舌红苔黄，脉快。治以清热消肿止痛。常用药白英、豨莶草、忍冬藤、泡桐根、青蒿根、鸟不站、野菊花根、铁线草、海桐皮、海风藤、防己、鸭脚木根皮、三叉虎根等。

毒：以起病急，病情急重为特点。有毒瘟证、毒肿证。毒瘟证——感受疫病毒气，恶气所致的急重症，为具有强烈传染性的致病邪气。病见发热，头痛，呕吐，颈项僵直，神志模糊或有抽搐，皮肤瘀点，昏迷不醒，治以清热解毒，息风醒神，常用药物大青叶、板蓝根、金银花、牛筋草、山栀子、黄芩、连翘、钩藤、丹皮、玄参、生地、淡竹叶、竹叶卷心、石膏、知母、竹茹、竹沥、山羊角、水牛角等。毒肿证——为湿毒、热毒或毒物所致，病见肌肤红肿热痛或瘙痒糜烂，脓水不停。治以清热攻毒消肿。常用药蒲公英、犁头草、金银花、蛇莓、败酱草、野菊花、木芙蓉、爬山虎、一点红、乌蔹莓、浮萍、仙人掌、土大黄、一枝黄花、白英、蛇床子、地肤子、土茯苓、三白草、马齿苋等。

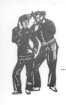

二、仫佬医对痧病的认识

痧证，仫佬医认为当人体灵气不足，或劳作过度，灵气不和时，感受外界雾露瘴气，风、寒、湿、热毒气夹杂侵袭引发痧证。症见全身困重，不想饮食，时冷时热，头晕头痛，呕吐，肚痛腹泻，全身困痛，皮肤显现痧疹点等。

痧证，症状轻者称"痧气"。其症状重者，在胸腹背部皮肤显现皮疹样麻点，疹麻点红色称"红帽痧"；疹麻点灰暗者称"黑帽痧"；疹麻点兼黄色者称"黄帽痧"；疹麻点呈条索样，有像泥鳅鱼身上斑点者称"泥鳅痧"；皮肤有疹麻点，舌下血脉紫暗条索样似蚂蝗者称"蚂蝗痧"；皮肤疹麻点伴有针挑刺皮下出现羊毛絮状物者称"羊毛痧"；皮肤有疹麻点，伴有呕吐腹泻者称"霍乱痧"；伴有肚胀肚痛者称"绞肠痧"；发痧时，上肢手弯及下肢脚弯处经脉显现称"痧筋"。

痧证的治疗，仫佬医多采用民族特色技法及地方民族常用草药进行治疗。"痧气""红帽痧""黑帽痧""黄帽痧""泥鳅痧""蚂蝗痧""绞肠痧""霍乱痧"等多采用刮痧疗法、挑痧疗法、挟捏疗法、拔罐疗法，药物浴洗疗法治疗。对"羊毛痧"则以挑刺疗法为主，挑出羊毛絮状物痧毒治疗。对"痧筋"治疗，主要应用针刺痧筋放出少许毒血排毒治疗。以上痧证在使用民族特色技法治疗时，根据痧证病因对症治疗。对痧证有风热盛者采用疏风、清热治疗，常选用药物：一枝黄花、马鞭草、大狗尾草、青蒿、荆芥、五色花根、马蹄金、水蜈蚣、六月雪、牛筋草、山芝麻、茵陈等；痧证寒湿盛者，则采用散寒，祛湿治疗，常选用药物：藿香、香薷、大头陈、紫苏、佩兰、苍术、山苍子、乌药、兔耳枫、青木香、黄荆叶、艾叶、石菖蒲等。

三、仫佬医对风病的认识

风证为脏腑灵气不和，外感病气所引发的病证，其特点以起病急，变化快，发高热，伴有风动抽搐现象。仫佬族民间医通过对病证诊察，根据发病的证候而进行诊断命名。如蛇风症，病人发病时舌头常伸出口外煽动，状如蛇伸舌头活动而得名；蚂蚁风症，病人发病时全身似有蚂蚁爬动的感觉而得名；猫骨风症，病人发病时有全身骨节寒冷的感觉而命名；半边风症，因病人半边身麻木而称名；胎风症，以孕妇感觉胎动不安而称名等等。在长期的诊疗疾病中，仫佬族医将所见证候分为72种风证。

其中以风证发病形象似动物的命名的风证22种，如：猪母风证、马风证、羊风证、牛风证、公鸡风证、蛇风证、鹞鹰风证、燕子风证、蚂蚁风证、猫骨风证、蚂蝗风证、鲤鱼风证、猴风证、老鼠风证、穿山甲风证、蚂蚱风证、鸭风证、狗风证、竹鼠风证、青蛙风证、螳螂风证、蚊虫风证。以其他形象命名的风证有50种，如：急惊风、慢惊风、肚脐风、三早风、六早风、九早风、满月风、耳旋风、竹子风、蛇拌风、鬼鼠风、鸡爪风、扁担风、天吊风、马拌风、背带风、望星风、一掌风、哑音风、火风、水风、铁线风、乌风、半边风、瘫风、金钱风、锁骨风、黄线风、四肢风、麻木风、胎风、收肉风、抽筋风、疴血风、肚痛风、肚痛大肠风、乌肉风、白血风、黑皮风、积甲风、拉锯风、咬牙风、下阴风、螺风、酒风、肚饿风、头痛风、眼花风、肿风、疼痛风。

对风证的治疗，根据不同的病因病证，采用不同的技法进行治疗，一般多用灸灼、针刺、拔罐及药物外洗，同时给予口服药液治疗。药物治疗时针对病因，寒证用温性药治疗，热证用清解药治疗，虚证用温补药治疗，实证用通里攻泻药治疗。

四、仫佬医对痈病的认识

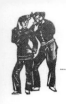

疳证俗称疳积病，指小儿因多种慢性病证导致身形虚弱，面黄肌瘦，肚大青筋，毛发干枯，不想饮食，神气不足等表现。其病证多由脾胃虚弱，厌食挑食，消化不良，脾胃不健，不能消化吸收水谷饮食营养形体组织而致疳证。仫佬医认为疳积证有脾疳、肺疳、风疳、火疳、疳积上眼、走马牙疳、虫疳、疳积痢等。

脾疳，因调养不当，营养不吸收，面黄肌瘦，睡觉不安，肚腹胀大，食少懒言，大便时溏时干；肺疳，疳积久热，伤津耗气，久咳气逆，咽喉干痛，形体干瘦；风疳，疳积伤肝，面色青黄，眼目干痒，肌瘦多汗，多动不安；火疳，疳积久热，生火毒，上犯眼目，白睛凸起颗粒，红赤疼痛，怕光流泪，看物不清，重者侵犯黑眼导致失明；疳积上眼，小儿疳积，血精不足，眼目失养，眼目干涩怕光，黑眼积起梅花，看物不清；走马牙疳，因疳积毒热上攻口齿，致患儿口颊齿龈红肿疼痛，发病急，变化快，重则齿龈红肿变紫黑，流紫黑血水，气味腐臭；虫疳，因饮食不洁，有寄生虫，日久成疳，多见身形消瘦，神气不安，肚痛时作，呕吐清水，睡觉磨牙，饥饿挑食，白睛见蓝斑或面部见白粪门斑；疳积痢，疳积虚弱，饮食不洁，见肚痛，屙痢红白，频数，内急外重等。

仫佬医治疗疳积证以助消食消化为主，针对病因对症治疗。脾疳证，治以健脾清疳，消食导滞治疗，常用药物独脚金、夜关门、鸡屎藤、六月雪、叶下珠、百草霜、饿蚂蝗、五谷虫、鸡内金等。肺疳证，治以清肺热，润肺止咳治疗，常用药物独脚金、吉祥草根、兔耳枫、夜关门、鱼腥草、十字草、桑白皮、石仙桃、天冬、麦冬、石斛、凤尾草等。风疳证，治以清风热，消疳，常用药物叶下珠、桑叶、六月霜、六月雪、猪母藤、半边莲、田皂角等。火疳证，治以清热泻火，消疳，常用药物叶下珠、谷精草、犁头草、半边莲、生蚂蟥、青葙子、蛇含等。疳积上眼，治以清热，清肝明目，常用药物谷精草、夜明砂、密蒙花、独脚金、鸡屎藤、夜关门、苦楝根皮、使君子等。走马牙疳，治以清热解毒，祛毒生肌，常用药物一枝黄花、乌

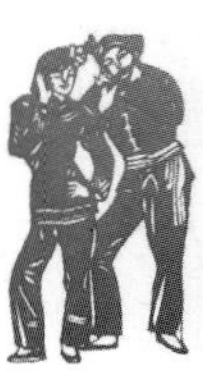

�莓根、六月雪、马鞭草、芦荟、白毛夏枯草、山栀子、牛蒡子、玄参、石膏、山羊角等。虫疳，治以灭虫消疳，常用药物独脚金、夜关门、鸡屎藤、使君子、乌梅、雷丸、槟榔、苦楝根皮等。疳积痢，治疗以寒、热痢区分，寒痢以下痢纯白或白多红少、黏稠便，治以散寒消痢，药用石榴皮、辣蓼、黄荆子、算盘子根、铁扫把、干姜、扁豆、椿树根皮、地榆等。热痢以下痢纯红或红多白少、黏冻便，药用大飞扬草、乳汁草、马齿苋、凤尾草、大乌泡根、鸡眼草、海蚌含珠、黑脚蕨等。

仫佬医治疗疳证应用药物煎服时，亦有应用药物外敷神阙、命门穴治疗，或采用针刺四缝穴治疗及切割刺激鱼际部位治疗。

第四节　仫佬医治疗疾病的方法

一、仫佬医治法

仫佬医治法是在长期的生活与疾病的斗争实践中总结出来的。仫佬医前辈认为，诸多疾病发生，因天地的灵气与人的灵气不和致病。如受寒、热、风、湿、毒邪气所侵，或为情欲思虑内伤，或为跌仆搏击所伤，或因先受外气所侵干扰继而内损，或为先内损后外气之侵使人的气血、脏腑、器官组织的灵气不足或太过，不相协调，灵气不和则产生病。看病时，按所收集的证据，分部位、病位综合辨病。依据所见的气、血、表、里、寒、热、虚、实定病，以调和人与天地灵气相应，调和人的气血、脏腑、窗门组织之间灵气，治疗病。使用补、散、泄、收、吐、清等为治疗原则，议方给药调治。

1. 补治：是补益人体阴阳、气血、灵气不足，或补益脏腑虚损的治法。一般分为补气、补血、补阴、补阳四大类别。补气法，用于肺脾气虚，少气无力，身困无力，不想饮食，自汗，脉虚大无力等。补

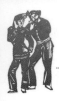

血法，用于血虚所致脸色苍白或萎黄，口唇指甲苍白，头晕耳鸣，视物不清，心慌不宁，妇人月经延期等。补阴法，用于阴虚所致身体消瘦，口干舌燥，干咳无痰，头昏耳鸣，心烦多梦，盗汗遗精等。补阳法，用于腰膝冷痛，下肢无力，小肚时痛，阳痿早泄，大便泄泻，尿清长等。

2.散法：是应用解散、消散及散寒的治法。解散外风，主要适用于受外风侵袭人体所致的各种风病。消散适用于气、血、痰、湿、毒结积的病。散寒，是以温散寒气的治法，达到散体内寒积病。

3.泄法：是应用宣发病气及泄通体内结积的治法。宣发病气，适用于病在表的身热，微恶风寒，心烦口渴，无汗等症。泄通体内结积，适用于结积在肚肠，燥粪热结，以及痰结、虫积、血积、水湿内停等病。

4.收法：应用收敛止脱，固精止遗的治法。多以敛汗固表、敛肺止咳、固肠止泻，补肾固精，固崩止带等法。

5.吐法：以促使病者呕吐，引导病邪或有毒物质从口涌吐而出的治法。

6.清法：以清热泻火解毒治疗热性病的治法。

二、仫佬医常用的治疗方法

1.药物推搓疗法：使用于因发热而全身酸痛的风热病人，选用几种发散的药物配合，蘸麻油或桐油推搓前额、脊柱、手足内侧，促使发汗退热。

2.针刺出血退热疗法：使用于成人或小儿高热作痉，结合上项推搓后加针刺手拇指外侧甲边及中指端、足拇趾外侧甲边及中趾端出血，必要时尾椎针之，以达退热止痉之效。如需止吐、复苏则选穴针之，以达止吐或复苏目的。

3.灯火灸疗法：使用于高热昏迷、手足冰冷病人。例如小儿风寒作痉，用灯心草醮麻油或桐油，点燃明火灸掌心、腰眼、足心而达散寒解痉之目的。此法对于猝倒病人，视病情选用相应穴位灸之。

4. 挑痧、刮痧疗法：适用于腰背酸痛、骨节烦疼、寒热时作病人，用针在第一胸椎及两肩胛端皮内，挑出毛状纤维并挖断，涂以药物，或用麻线为弦，竹板为弓，以弦涂油刮背，使皮下充血，以达疏风散热。角膜溃疡同样使用挑法选穴治疗。

5. 汤浴止痛退热疗法：使用于无汗、骨节疼痛、微热，或骨节肿痛、肤热病人，使用相应药物煎汤、温敷、浸洗全身或局部，以达退热、消肿、止痛。

6. 药物包敷疗法：常用于跌打损伤、骨折、脱位、疔疖肿痛等病人，骨折或脱位经扶正后，以策状夹板固定，外敷消肿止痛散瘀药，促进骨痂生长，功能恢复。开放伤则以止血生肌、消肿止痛，促其伤口愈合。疔疖肿毒则用排脓、消散、生肌药物，此法也适用于胎盘不下、子宫脱出、眼生梅花、毒虫咬伤、疟疾等，选相应药物和相应穴位使用。

7. 药物水膏敷贴疗法：此法药味多，浓度大，使用方便，治疗面广。采取多种动、植、矿药物煎熬成膏，局部敷贴。适用于疔疖或深部脓肿、骨折损伤、风湿骨痛等。

8. 药酒药油涂擦法：凡欲迅速温补或求速效驱风的病例，多用药物泡酒饮用。对于水火烫伤、毒虫咬伤、多用药物浸油涂擦。

9. 拔罐疗法：适用于风湿痛或外感头痛，常用牛羊角或竹筒，燃纸于内或经药汁煮沸，迅速拔于痛部，使局部红肿得到缓解。

10. 温熨疗法：多用于风湿痛或痿痹病人，取生药于火上熏熟或炒熟，烫熨患部，或铺在床上，置病人睡于上面，覆被取微汗，可得止痛消肿之效。

11. 油针穿刺排脓法：一般用于痈疖已成脓者，以钢针烧热，醮油迅速向痈疖波动部斜刺，以达迅速排脓消肿。

12. 药物点破排脓法：是比较缓和的排脓法，症同上项。病情缓慢

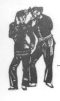

的用药物调茶油点于成脓顶部，使腐蚀成孔以达排脓消肿。

13.吹点疗法：常用于五官疾患，分别用相应的药物，配研极细粉末或经水飞，吹入或点入患部，以使肿痛消失、鼻通涕出、消炎退翳或卡喉之物软化可吞下或呕出。

14.鸡翎探吐法：对误服毒物、食物卡喉、心胸饱胀不舒，须吐方得轻快的，可用浓盐汤或桐油灌服适量，随用鸡翎探喉催吐。

15.汤液饮服疗法：这是对多种疾病的对证疗法。根据病情，气病治气，血病治血，寒则温之，热则凉之，闭则发之，散则收之，虚则补之，实则泄之，干则润之，湿则利之，过升则平之，下陷则升之，有虫则驱杀之。备用其药，各组其方。务求寒温适宜，虚实合度，气血调匀。

16.以脏养脏，以腑补腑：根据病患的部位或脏腑，采取相应的猪羊脏腑和肌肤为引，配伍药物煎服。

17.自身疗法：即采取人身的头发、指甲、胎盘、脐带、血、乳为药物单用或伍用。

第三章　仫佬医药物学

第一节　仫佬医用药经验

从历史的发展来看，仫佬医所立治法，是在长期与疾病作斗争的过程中，从一个一个病例和一方一药的实践体会，上升到理论的经验总结出来的。治法指导着临证处方用药，从而创出成千上万的有效经验方，体现了治法临证治疗上的实用效果。如果没有有效的方药体现，治法将会失去丰富内容。要熟练地运用治法与方药，必须熟悉民族医理论，对疾病作全面分析归纳，找出疾病本质。表证宜疏散解表，寒证当温散祛寒，热证应清热泻火，虚证则补其虚，实证宜攻泄泻下，要据证立法，以法统方，不拘于以方套病，灵活运用治法方药，才能有效地进行调治，调和人的灵气。

仫佬医前辈在生产力低下的过去，以朴素唯物观选药治病，蕴含着浓厚的药理和严密的选药治病的逻辑思维，将常用的地道中草药按有调和灵气的调治作用分为疏散解表药、止咳化痰药、清热解毒药、泻火润燥药、滋阴生津药、补气益气药、理气行气药、补血养血药、活血散瘀药、补益强壮药、收涩固脱药、祛风利湿药、清泄湿热药、温经散寒药、催吐药、驱虫消疳药等十六个类别，应用于临证调治。仫佬医在临证工作中力求准确地对病证全面分析、归纳，正确概括疾病的性质、深浅及轻重程度，通过按证论病，确立治法，以法组方。方药对证取得了一定的治疗效果。通过不断的临床实践，总结提高仫

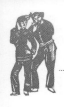

佬医对诸多疾病的预防、治疗，创制了不少有效的名方、名药，不断地丰富了民族医药的内涵。

仫佬医对药物能治病的灵气的认识蕴含丰富。仫佬族先民认为，人得以生存皆取决于天地与人合。人赖以天地间赋予之灵气而生息繁衍，灵气的涵养制约，维系着人与天地灵气息息相连，构成了天地人合的理念。一旦天地间赋予的灵气不足或太过都会使人生息失衡，产生病痛。同样观察到，自然界生物、植物都有得道于天地间灵气而生息。因而感悟到，利用生物所感受到灵气来调和人的灵气不足或太过。例如，如鸡嗜食石子，是因为天地间赋予鸡化石子的灵太过，而人体内产生结石是因为天地间赋予化石的灵气不足，从而仫佬医用鸡化石的灵验部位鸡肫皮（鸡内金）来治疗人体产生的结石。土狗（蝼蛄）、灶鸡（蟋蟀）居于湿地，得于在水湿之地钻窜之灵气，故用于治疗人体水道不畅时的水肿、臌胀、小便不利。全虫（全蝎）、蜈蚣虫（蜈蚣）、骚甲（蟑螂）、土鳖虫、穿山甲、爬墙虎（壁虎）、白花蛇等均昼伏夜出，喜在夜间阴气盛时出来钻窜觅食，仫佬医利用其在阴气盛时的钻通灵气，治疗人体在里的阴证痼疾，用于风湿骨痛、风痰惊痫、中风瘫痪、血积痞块、痰核瘰疬、癥瘕积聚等症。蚂蟥（水蛭）、牛虻蚊（虻虫）善吸食人畜血液，有破血逐瘀、通经的灵气，故用它治疗跌仆损伤、瘀血蓄血、血滞经闭、积聚癥瘕。常遇冷易咳喘的病人，因天时赋予热的灵气不足，所以常在每年热之灵气旺盛的三伏天，用艾灸或隔姜灸于后颈窝、肚腹部、足部（相当于中医的肺俞、风门、定喘、足三里、关元、气海等穴位），每日1次，连续15日，意即补给人体热的灵气。人们外感风热时，是天地间赋予人的风热灵气太过，常用桑叶清热疏风，为增加其清热疏风的灵气，采用经霜冻后的桑叶大增清风热的灵气，用之疗效显著。病者患寒湿泄泻，为增加扁豆、白术、怀山、苍术、厚朴、干姜等温燥止泻的灵气，将药炙炒入药，增加了疗效。

仫佬医擅用灵气的原理，有"样形治样病"的说法。火筒木（空

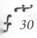

心柴）、笔筒草（木贼）、空基熬（海风藤）、茅坑池（豨莶草）、抛球母（益母草）、叮咚梗（薏苡梗）等茎梗空通药物，取其梗空通利之灵气，用于治疗水肿。土牛膝（茎枝）、九节风、枫香寄生、辣蓼梗、松节等，具有关节的灵气，故常用来治疗关节病痛。核桃仁酷似人脑、龙眼似心脏，常用于增强记忆力。称砣果（王不留行）酷似妇人乳房，摘下汁留不止，故用来治疗妇女产后无乳汁或作丰乳原料。鸡与蜈蚣为敌，若被蜈蚣咬伤，用鸡口水涂伤处灵验；若人被鸡咬伤，用生蜈蚣打烂敷患处特验。猫有治鼠患的灵气，若人患"老鼠挖屎门"（肛瘘），用猫头骨煅烧成性与狗胆、树皮打烂配酒糟调敷灵验。雄黄有治蛇之灵气，端午节乡村均有用雄黄泡酒于房前屋后，以防蛇伤。蚂蚁窝、黄蜂窝（蜂房）形似痈疮，故用它烧成性拌茶油调涂痈疮灵验，等等。

仫佬医利用灵气原理，还有着"样色治样病"说法。如头发早白，常食黑豆、黑芝麻、韭菜籽、桑葚、首乌、熟地、黑蚂蚁、黑木耳等具有黑色灵气治之。贫血，面色、口唇苍白，常食有红色灵气的药，如猪血与红苋菜汤、红皮花生、红萝卜、枸杞子、红枣等。治瘀血症也用红色灵气药治疗，如用丹参、红花、歌伊熬榄（茜草）、红铁树、红藤等。黄疸患者是天地间赋予黄色灵气太过，用有黄颜色的田基黄、山栀子、虎杖、大黄等药物，清泻其太过的黄色灵气。

仫佬医用灵气原理在食疗上，有"吃什么补什么"说法。如头眩晕、头痛用猪脑或牛脑配天麻、川芎、白芷蒸食。心悸、失眠则用猪心配朱砂、红枣、桂圆蒸食。夜尿多用猪小肚（猪尿胞）炖益智仁、补骨脂、怀山、雷公屁（桑螵蛸）食。肾虚则用猪腰子蒸杜仲、韭菜籽食。糖尿病用猪横肝炖葛根、石斛食。脱肛用猪七寸炖升麻、槐花食。胃痛用猪肚炖麻风草、田七、木蝴蝶、仙人掌食。早泄、阳痿用狗鞭炖锁阳、肉苁蓉服，等等。这些"以脏养脏"的食疗甚为广用。

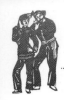
第二节　仫佬族药物的分类

（1）疏散解表药

疏风清热解表药：金银花、大青叶、贯众、板蓝根、一枝黄花、六月雪、桑叶、菊花、马鞭草、水蜈蚣、水杨梅根、连钱草、岗梅、山芝麻、路连菊、葫芦茶、三丫苦、青蒿、牛筋草、布渣叶、大叶桉、五色花根（马缨丹根）、鸭跖草、人字草（鸡眼草）、薄荷、麻黄。

疏风散寒解表药：藿香、佩兰、荆芥、紫苏、香薷、辣蓼、黄荆叶、大头陈、艾叶、省头草、毛大丁草、山苍子根、生姜、葱头、苍术。

止咳化痰药：鱼腥草、短地茶、黄荆子、前胡、白前、卷柏、石仙桃、百部、桑白皮、麦冬、天冬、苏子、杏仁、桔梗、马兜铃、枇杷叶、山莲藕、木蝴蝶、瓜蒌、半夏、橘核、陈皮、紫菀、款冬花、牛蒡子、翠云草、元宝草、土人参、竹茹、向日葵茎髓、佛耳草、川贝、浙贝。

（2）清热解毒药

金银花、野菊花、蒲公英、连翘、犁头草、一点红、一枝黄花、八仙草、大青叶、千里光、射干、路边菊、半边莲、白英、地胆草、仙人掌、山芝麻、败酱、龙葵、乌蔹莓、白花蛇舌草、半枝莲、黄芩、榄核莲、鬼针草、杠板归、过路黄、芭蕉根、救必应、蛇莓、积雪草、垂盆草、土大黄、马齿苋、绞股蓝、木芙蓉、灯笼草、紫茉莉根、山豆根、金果榄、十大功劳、石膏、绿豆、岩黄连、了哥王、藤黄连、七叶一枝花、黄药子、金不换。

（3）泻火润燥药

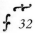

虎杖、土大黄、大黄、玄参、竹沥、牵牛子、望江南子、猪胆、山栀子根、天门冬、蓖麻子、麦冬、百合、芭蕉根、瓜蒌、百部、罗汉果、天花粉、无花果、芒硝、石上藕、淡竹叶、青天葵、火麻仁、郁李仁。

（4）滋阴生津药

天冬、麦冬、生地、玄参、芦根、天花粉、枸杞根、石斛、石仙桃、无花果、百合、西瓜翠衣、乌梅、葛根、黄精、沙参、玉竹、罗汉果、枸杞子、橄榄、桑葚、木蝴蝶。

（5）补气益气药

土人参、土黄芪（五指毛桃根）、黄花倒水莲、棉花根、白果、党参、黄芪、怀山、黄精、白术、蜂蜜。

（6）理气行气药

枳实、枳壳、佛手、陈皮、石菖蒲、两面针、山苍子、小茴香、荔枝核、香附子、毛大丁草、砂仁、黄荆子、紫苏梗、莱菔子、青皮、橘核、厚朴、白豆蔻、高良姜、草豆蔻、樟树二层皮、青木香、玫瑰花、香橼、草果子、郁金、阴香根、木香、三丫苦。

（7）补血养血药

首乌、鸡血藤、当归藤、枸杞子、大枣、熟地、胎盘、龙眼肉、当归、阿胶、白芍、黄精。

（8）补益强壮药

枸杞子、山萸肉、金樱子、肉苁蓉、淫羊藿、菟丝子、杜仲、千斤拔、黑蚂蚁、狗鞭、黄花倒水莲、人参、蚕蛹、蜂蛹、韭菜子、骨碎补、胡桃仁、楮实子、龙眼肉、饴糖、麻雀、五加皮、仙茅、锁阳、山茱萸、巴戟天、鹿茸、补骨脂、冬稔子、朝天罐、蛤蚧、胎盘。

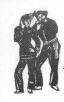

（9）活血祛瘀散结药

丹参、蚂蝗（水蛭）、壁虎、蜈蚣、穿山甲、飞天蜈蚣（竹节蓼）、川芎、红花、桃仁、红藤、拐子药、田七、苎麻根、刘寄奴、透骨草、急性子、土三七、接骨木、泽兰、土牛膝、大蓟、小蓟、瓜子金、卷柏、醉鱼草、血竭、土鳖虫、赤芍、金刚藤、酢浆草、苏木、月季花根、铁包金、铁树叶、宽筋藤、马鞭草、莪术。

（10）收涩固脱止血药

石榴皮、冬稔根、鸡屎果叶、棕榈炭、棕榈皮、葵叶炭、侧柏炭、血余炭、百草霜、白及、田七、旱莲草、仙鹤草、血三七、乌侧骨、大蓟、小蓟、算盘子根、椿白皮、覆盆子、浮小麦、苎麻根、藕节、蒲黄、灶心土、地榆、槐花、白茅根、茄子根炭、乌蔹莓、地稔、大乌泡、地锦草、凤尾草、鸡冠花、五倍子、桑螵蛸、红丝线草（茜草根）、芡实、糯稻根、龙骨、牡蛎。

（11）祛风利湿药

八角枫、桑枝、七叶莲、大血藤、续断、金刚兜、枫荷桂、千斤拔、寮刁竹（徐长卿）、五加皮、九节风、通城虎、威灵仙、秦艽、鸟不站（楤 木）、鸭虫（地龙）、豨莶草、海风藤、络石藤、伸筋草、灶鸡（蟋蟀）、钻地风、千年健、龙骨风、飞龙掌血、土狗（蝼蛄）、七莲叶、路路通、鸡屎藤、白英、石南藤、南蛇藤、走马胎、天麻、川乌、草乌、茄子根、红辣蓼、了哥王、鸭脚木皮。

（12）清泄湿热药

叮咚子（薏苡米）、护心胆、大飞扬草、大风艾、翠云草、海蚌含珠、地胆草、杠板归、崩大碗、凤尾草、无娘藤、茯苓、土茯苓、马齿苋、马鞭草、满天星、马蹄金、乌韭、叶下珠、车前草、半边莲、地稔、地龙、椿白皮、淡竹叶、连钱草、土狗（蝼蛄）、灶鸡（蟋蟀）、田鸡黄、鸡冠花、排线草、人字草（鸡眼草）、黄柏、苦参、黄连、鱼腥草、半枝莲、半边钱、塘边藕（三百草）、省头草、夏枯草、鸭跖草、灯心草、岩黄连、火炭母、海金沙、金钱草、白茅根、泽泻、猪苓、石韦、玉米须、苍术、佩兰。

（13）温经散寒药

附子、生姜、干姜、香附子、小茴香、桂枝、肉桂、高良姜、山苍子、（木姜子）、草果、草豆蔻、川乌、草乌、细辛、黄荆子、茶辣子（吴茱萸）、十八症、艾叶、高良姜。

（14）催吐毒积药

常山、甜瓜蒂。

（15）止呕吐、呃逆药

半夏、生姜、竹茹、陈皮、草豆蔻、白豆蔻、藿香、苏梗、灶心土、代赭石、柿蒂、丁香、茶辣子（吴茱萸）、楮实子、沉香。

（16）驱虫消疳积药

苦楝皮、使君子、雷丸、乌梅、鸡屎藤、小叶三点金、乌蔹莓、六月雪、瓜子金、独脚金、夜关门（铁扫帚）、饿蚂蝗、小飞杨（地绵草）、田基黄（地耳草）、十字草（水蜈蚣）、吉祥草根、石仙桃、石斛、半边莲、满天星、大田基黄（星宿菜）、鸡内金、五谷虫、谷精草、人字草（鸡眼草）、马齿苋、海蚌含珠（铁苋菜）、骚甲（蟑螂）、叮咚子根（薏苡仁根）大金不换、鹅不食草、元宝草。

第三节　仫佬族常用药物名录

（1）疏散解表药

【植物名】淡红忍冬。

【拉丁名】Lonicera acuminata Wall.

【中药名】金银花。

【生境】生于山坡灌木丛中或路边。

【分布】分布于灌阳、全州、资源、龙胜、兴安、临桂、融水、金秀。

【性味功用】茎枝（忍冬藤）：清热解毒，疏风通络。花蕾：清热解毒，凉散风热。用于上呼吸道感染、流行性感冒、扁桃体炎、急性乳腺炎、肺炎、肺脓疡、细菌性痢疾、钩端螺旋体病、急性阑尾炎、疮痈肿毒、丹毒、外伤感染、子宫糜烂。茎、枝：清热解毒、通经活络。用于风湿性关节炎、荨麻疹、腮腺炎、上呼吸道感染、肺炎、流行性感冒、疔疮肿毒。

【植物名】菘蓝的干燥叶。

【拉丁名】Isatis indigotica Fort.

【中药名】大青叶。

【生境】生于山地林缘较潮湿的地方，野生或栽培。

【分布】原产我国，现各地均有栽培。

【性味功用】清热解毒，凉血消斑。用于温邪入营、高热神昏、发斑发疹、黄疸、热痢、疟腮、喉痹、丹毒、痈肿。

【植物名】华南紫萁。

【拉丁名】Osmunda vachellii Hook.

【中药名】贯众。

【生境】生于林下或山沟边酸性土壤。

【分布】分布于南宁、邕宁、上林、上思、金秀、绍平、藤县、融安、贺州、兴安、灵川、全州、临桂。

【性味功用】苦，凉。清热解毒，收敛止血，抗菌消炎，杀虫。

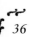

用于流行性感冒、流行性脑脊髓膜炎、腮腺炎、斑疹、伤寒、疟疾、预防麻疹、虫积腹痛、外伤出血、蜈蚣咬伤、无名肿毒、跌打损伤。

【植物名】马蓝。

【拉丁名】Baphicacanthus cusia（Nees）Bremek.

【中药名】马蓝、南板蓝根。

【生境】生于山地林缘较潮湿的地方。野生或栽培。

【分布】分布于大新、那坡。

【性味功用】苦，寒。清热，解毒，凉血。用于流行性感冒、流行性脑脊髓膜炎、乙型脑炎、肺炎、丹毒、热毒发斑、神昏吐衄、咽肿、痄腮、火眼、疮疹、舌绛紫暗、喉痹、烂喉丹痧、大头瘟疫、痈肿；可防治流行性乙型脑炎、急慢性肝炎、流行性腮腺炎、骨髓炎。

【植物名】一枝黄花。

【拉丁名】Solidago decurrens Lour.

【中药名】一枝黄花。

【生境】生于山野、林缘。

【分布】分布于全区各地。

【性味功用】苦、平。疏风清热，消肿解毒。用于感冒、急性咽喉炎、扁桃体炎、头痛、黄疸、水肿、手足癣、疮疖肿毒、毒蛇咬伤。

【植物名】六月雪。

【拉丁名】Serissa foetida（L.F.）Comn

【中药名】白马骨。

【生境】生于山坡、路边、溪旁、灌木丛中。

【分布】分布于我国中部及南部。

【性味功用】淡，微辣，微寒。清热毒，祛风毒，除湿毒。用于感冒、咽痛、黄疸、风湿骨痛、疳积、经闭、带下、头痛。

【植物名】桑。

【拉丁名】Morus alba L.

【中药名】桑叶。

【生境】生于丘陵、山坡、村旁、田野等处，多为人工栽培。

【分布】分布于崇左、宁明、天峨、龙州。

【性味功用】甘、苦，寒；解痧毒，通气道，清热毒，明目；用于感冒、埃病、咳嗽、眩晕、火眼、失眠等。

【植物名】菊花。

【拉丁名】Chrysanthemum morifolium Ramat.

【中药名】菊花。

【生境】多为栽培。

【分布】分布于全区各地。

【性味功用】甘、苦，微寒。清热解毒，散风，平肝明目，抗菌，降压。用于风热感冒、头痛、眩晕、目赤肿痛、咽喉炎、乳腺炎、高血压病、小儿惊风、心胸烦热、疔疮、肿毒。

【植物名】马鞭草。

【拉丁名】Verbena officinalis L.

【中药名】马鞭草。

【生境】生于山坡、路边、溪旁或林边。

【分布】分布于环江、来宾、南宁。

【性味功用】苦、辛，微寒。清热解毒，活血通经，利水消肿，截疟。用于感冒发热、咽喉肿痛、牙龈肿痛、黄疸、疟疾、痢疾、癥瘕积聚、血瘀经闭、痛经、水肿、小便不利、痈疮肿毒、跌打损伤。

【植物名】水蜈蚣。

【拉丁名】Kyllinga brevifolia Rottb.

【中药名】水蜈蚣。

【生境】生于田边、旷野潮湿处。

【分布】分布于兴安、苍梧、岑溪、平南、容县、陆川、横县、南宁、上林、马山、隆安、凌云、东兰、金秀。

【性味功用】微辛，平。祛风利湿，止咳化痰。用于感冒咳嗽、小儿高热、关节酸痛、痢疾、小儿惊风、肝炎、黄疸、乳糜尿、刀伤出血、毒蛇咬伤、皮肤瘙痒。

【植物名】细叶水团花根。

【拉丁名】Adina rubella (Sieb. EtZucc.) Hance

【中药名】水杨梅根。

【分布】分布于全区各地。

【性味功用】味苦，辛，性凉。清热解表；活血解毒。用于感冒发热、咳嗽、腮腺炎、咽喉肿痛、肝炎、风湿性关节痛、创伤出血。

【植物名】活血丹。

【拉丁名】Glechome longituba （Nakai） Kupr.

【中药名】连钱草。

【生境】生于河边、路边、林间草地、山坡林下。

【分布】除西北、内蒙古外，全国各地均产。

【性味功用】性微寒，味辛，微苦。清热解毒，利尿排石，散瘀消肿。用于尿路结石、肝胆结石、湿热黄疸、跌打损伤。

【植物名】梅叶冬青、称星树。

【拉丁名】Ilex acprella (Hook.et.Arn.)Champ. Ex Benth

【中药名】岗梅。

【生境】生于山谷路旁灌丛中或阔叶林中。

【分布】分布于南宁、罗城。

【性味功用】清热解毒，生津，利咽，散瘀止痛。用于感冒发热口渴、咽喉肿痛、外伤瘀血肿痛。根：微甘，凉。发表清热，消肿解毒。用于感冒、食物中毒、木薯中毒、血崩、跌打损伤、痈肿疔疮。

【植物名】山芝麻。

【拉丁名】Helicteres angustifolia L.

【中药名】山芝麻。

【生境】生于荒山、丘陵、荒坡、路边。

【分布】分布于南宁、田阳、天峨、扶绥、凤山。

【性味功用】苦，寒。解表清热，消肿解毒。用于感冒高热、肺热咳嗽、咽喉肿痛、头痛、口渴、痈疮肿毒、瘰疬、扁桃体炎、腮腺炎、湿疹痔疮、毒蛇咬伤。

【植物名】葫芦茶。

【拉丁名】Tadehagi triquetrum（L.）Ohashi

【中药名】葫芦茶。

【生境】生于荒坡、低丘陵地草丛中。

【分布】分布于全区各地。

【性味功用】微苦，微寒。清热解毒，利湿。用于预防中暑、感冒发热、咽喉肿痛、肠炎、菌痢、急性肾炎水肿、小儿疳积。

【植物名】三叉苦。

【拉丁名】Evodia lepta（Spreng.）Merr.

【中药名】三叉苦。

【生境】生山谷，溪边，林下。

【分布】分布我国南部各地。

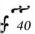

【性味功用】苦，寒。归肺、肝经。清热解毒，祛风除湿，消肿止痛。用于风热感冒、咽喉肿痛、风湿痹痛、跌打损伤、疮疡、皮肤瘙痒。

【植物名】黄花蒿。
【拉丁名】Artemisia　annua L.
【中药名】青蒿。
【生境】生于旷野、山坡、路边、河岸等处。
【分布】分布于南宁、武鸣、宁明、田东、环江。
【性味功用】苦、辛，寒。归肝、胆经。清虚热，除骨蒸，解暑热，截疟，退黄。用于温邪伤阴、夜热早凉、阴虚发热、骨蒸劳热、暑邪发热、疟疾寒热、湿热黄疸。

【植物名】牛筋草。
【拉丁名】Eleusine indica(L.) Gaertn.
【中药名】牛筋草。
【生境】生于荒芜之地及道路旁。
【分布】分布全区各地。
【性味功用】用于预防流行性感冒、流脑、感冒，治疗百日咳、流行性感冒。

【植物名】大叶桉。
【拉丁名】Eucalyptus robusta Smith
【中药名】大叶桉叶、大叶桉油。
【生境】栽培。
【分布】分布于大新、来宾、扶绥。
【性味功用】大叶桉油：祛风止痛，清热解毒。用于皮肤瘙痒、丹毒、痈肿、神经痛、烫伤、创伤感染、下肢溃疡、化脓性角膜炎、

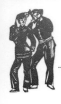
萎缩性鼻炎。

大叶桉叶：苦、辛，凉。抗炎，杀虫。用于流行型脑炎、流行性感冒、肠炎下痢、关节疼痛、膀胱炎、便血、疥癣、钩虫病。

【植物名】鸭跖草。

【拉丁名】Commelina communsi Linn.

【中药名】鸭跖草。

【生境】生于田野、路边、宅旁墙角、山坡及林缘阴湿处。

【分布】分布于龙胜、兴安、临桂、恭城、贺县、钟山、昭平、苍梧、容县、桂平、玉林、上思、上林、武鸣、南宁、龙州、靖西、乐业、南丹、罗城、三江、金秀。

【性味功用】甘、苦，寒。清热解毒，利水消肿。用于感冒高热、目赤肿痛、急性咽喉炎、扁桃体炎、丹毒、腮腺炎、黄疸型肝炎、肠炎腹泻、热痢、疟疾、小便不利、水肿、腹水、尿路感染、肾炎水肿、白带、痈疽疔疮、麦粒肿、脚气、鼻衄、尿血、血崩、早期血吸虫病、目赤肿痛、外伤出血、毒蛇咬伤。

【植物名】鸡眼草。

【拉丁名】Kummerowia striata (Thunb.)ScHindl.

【中药名】鸡眼草。

【生境】生于向阳山坡的路旁、田中、林中及水边。

【分布】分布于南宁、河池、南丹、扶绥。

【性味功用】甘、淡，微寒。清热解毒，活血，利湿止泻。用于感冒发热、胃肠炎、小儿疳积、痢疾、肝炎、夜盲症、泌尿系感染、跌打损伤、疔疮疖肿。

【植物名】薄荷。

【拉丁名】Mentha haplocalyx Briq.

【中药名】薄荷。

【分布】分布于全区各地。

【性味功用】辛，凉。归肺、肝经。疏散风热，清利头目，利咽，透疹，疏肝行气。用于风热感冒、风温初起、头痛、目赤、喉痹、口疮、风疹、麻疹、胸胁胀闷。

【植物名】假黄麻。

【拉丁名】Corchorus aestuans L.

【中药名】野麻黄。

【生境】生于荒地、旷野、村旁、路边、田边。

【分布】分布于长江以南各地。

【性味功用】药用全草。用于流行性感冒，小儿肚痛，胃气痛。

【植物名】藿香。

【拉丁名】Agastache rugosa （Fisch. et Mey.） O. Ktze.

【中药名】藿香。

【生境】生于丘陵、山坡、路旁或林下。现有栽培。

【分布】分布于桂平、天等、马山、凌云、隆林、罗城、融水。

【性味功用】辛，微温。祛风化湿，和中止呕。用于感冒发热、感暑兼湿、消化不良、胸闷腹胀、呕吐、腹泻、风湿骨痛、头痛、痢疾、口臭、湿疹、皮肤瘙痒。

【植物名】佩兰。

【拉丁名】Eupatorium fortunei Turcz.

【中药名】水泽兰。

【生境】生于溪边、河边较湿润地方。

【分布】分布于资源、桂林、富川、钟山、贺县、昭平、苍梧、岑溪、北流、陆川、博白、平南、桂平、贵港、金秀、武鸣、西林、隆林、凌云、凤山。

【性味功用】辛，平。芳香化湿，醒脾开胃，发表解暑。用于湿浊中阻、脘痞呕恶、口中甜腻、口臭、多涎、暑湿表证、湿温初起、发热倦怠、胸闷不舒。

【植物名】荆芥。

【拉丁名】Schizonepeta tenuifolia Briq.

【中药名】荆芥。

【生境】生于山坡路旁或山谷。

【分布】分布于黑龙江、辽宁、山西、陕西、甘肃、青海、河南、河南、四川、贵州等地，江苏、浙江、福建、云南等地有栽培。

【性味功用】辛，微温。归肺、肝经。解表散风，透疹。用于感冒、头痛、麻疹、风疹、疮疡初起、炒炭治便血、崩漏、产后血晕。

【植物名】紫苏。

【拉丁名】Perilla frutescens（L.）Britt.

【中药名】紫苏。

【生境】生于山地、路旁、村边或荒地，亦有栽培。

【分布】分布于全区各地。

【性味功用】辛，温。解表散寒，理气宽中。用于风寒感冒、咳嗽呕恶、头痛、胸腹胀满、妊娠呕吐、鱼蟹中毒。

【植物名】香薷。

【拉丁名】Elsholtzia ciliata (Thunb.) Hyland.

【中药名】香薷。

【生境】生于田园边、路旁、山溪边及阴湿草地。

【分布】分布于阳朔、钟山、昭平、博白、平南、金秀、凤山。

【性味功用】辛，微温。祛风发汗，解暑，利尿。用于急性肠胃炎、感冒发热、恶寒无汗、中暑、胸闷、口臭、小便不利、瘫痪、劳伤吐血、毒蛇咬伤、疮毒。

【植物名】辣蓼。

【拉丁名】Polygonum flaccidum Meism

【中药名】辣蓼。

【生境】生于近水草地、流水沟中，或阴湿处。

【分布】我国南北各地均有分布。

【性味功用】辛，温。祛风利湿，散瘀止痛，解毒消肿，杀虫止痒。用于痢疾、胃肠炎、腹泻、风湿关节痛、跌打肿痛、功能性子宫出血；外用治毒蛇咬伤、皮肤湿疹。

【植物名】黄荆。

【拉丁名】Vitex negundo L.

【中药名】黄荆叶。

【生境】生于山坡、路旁或灌丛中。

【分布】分布于长江以南各地。

【性味功用】味辛、苦，凉。解表散热，化湿和中，杀虫止痒。主感冒发热、伤暑泄泻、痧气腹痛、肠炎、痢疾、疟疾、湿疹、癣、疥、蛇虫咬伤。

【植物名】球花毛麝香。

【拉丁名】Adenosma indianum（Lour.）Merr.

【中药名】大头陈。

【生境】生于山坡、旷野、草丛中。

【分布】分布于全区各地。

【性味功用】辛，微苦，平。疏风解表，化湿消滞。用于感冒头痛、咳嗽、货烟妈（咽痛）、发热、头痛、消化不良、腹胀泄泻。

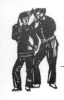

【植物名】艾。

【拉丁名】Artemisia argyi Lévl. et Vant.

【中药名】艾叶。

【生境】生于山坡、荒地、路旁或河边，也有栽培。

【分布】分布于龙胜、三江、兴安、临桂、南宁、环江、防城、金秀、都安。

【性味功用】辛、苦，温，有小毒。温经止血，散寒止痛，祛湿止痒。用于吐血、衄血、崩漏、月经过多、胎漏下血、少腹冷痛、经寒不调、宫冷不孕、外治皮肤瘙痒。醋艾炭温经止血，用于虚寒性出血。

【植物名】毛大丁草。

【拉丁名】Gerbera piloselloides （L.） Cass.

【中药名】白眉草。

【生境】生于向阳地、山坡、路边或田边。

【分布】分布于兴安、永福、阳朔、富川、北流、玉林、陆川、博白、桂平、贵港、上思、宁明、隆安、上林、马山、田林、乐业、南丹、东兰、都安、环江、来宾、金秀。

【性味功用】苦、辛，凉。宣肺，止咳，发汗，利水，行气，活血。用于伤风咳嗽，百日咳，哮喘，气管炎，水肿，胀满，小儿消化不良，肠炎，痢疾，尿路感染，尿路结石，小便不通，小便混浊、淋沥不通，胃十二指肠溃疡，闭经，痈疽，疔疮，蛇伤。

【植物名】姜。

【拉丁名】Zingiber officinale Roscoe.

【中药名】生姜。

【生境】栽培。

【性味功用】辛，微温。解表散寒，温中止呕，化痰止咳。用于风寒感冒，胃寒呕吐，寒痰咳嗽。

【植物名】葱。

【拉丁名】Allium fistulosum L.

【中药名】葱。

【生境】栽培。

【分布】分布于环江、南宁、扶绥、那坡。

【性味功用】辛，温。发表，通阳，解毒。用于伤寒、寒热头痛、阴寒腹痛、木薯中毒、虫积内阻、二便不通、痢疾、痈肿。

【植物名】茅苍术或北苍术。

【拉丁名】Atractylodes lancea（Thunb.） DC.或Atractylodes chinensis（DC.）Koidz.

【中药名】苍术。

【生境】生于山坡灌丛、草丛中。

【分布】分布于山东、江苏、安徽、浙江、江西、河南、湖北、四川等地，各地多有栽培。

【性味功用】苦、辛，温。燥湿健脾，祛风，散寒，明目。主治脘腹胀满、泄泻、水肿、脚气痿痹、风湿痹痛、风寒感冒、雀目夜盲。

【植物名】蕺菜。

【拉丁名】Houttuynia cordata Thunb.

【中药名】鱼腥草。

【生境】生于沟边、溪边及潮湿的疏林下。

【分布】分布于宁明、南宁、龙州、扶绥。

【性味功用】辛，微寒。清热解毒，消痈排脓，利尿通淋。用于肺痈吐脓、痰热喘咳、热痢、热淋、痈肿疮毒。

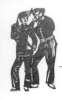

【植物名】黄荆。

【拉丁名】Vitex negundo L.

【中药名】黄荆子。

【生境】生于山坡、路旁或灌丛中。

【分布】分布于长江以地南各地。

【性味功用】性温，味辛、苦。祛风，除痰，行气，止痛。用于感冒、咳嗽、哮喘、风痹、疟疾、胃痛、疝气、痔漏。

【植物名】紫花前胡。

【拉丁名】Peucedanum decursivum (Miq.) Franch. et Sav.

【中药名】前胡。

【生境】野生于山坡路旁或丛林下、旷野草地上。

【分布】分布于全州、灵川、恭城、平乐、富州、贺县、昭平、蒙山、苍梧、容县、北流、贵港、宾阳、武鸣、马山、隆安、平果、田东、南丹、宜山、象州、金秀。

【性味功用】苦、辛，微寒。散风热，降气化痰。用于偏头痛、风热头痛、风热咳嗽、痰多气喘、咯痰黄稠、呕逆、支气管炎、胸胁胀满。

【植物名】柳叶白前。

【拉丁名】Cynanchum stauntonii (Decne.) Schltr. ex Levl.

【中药名】白前。

【生境】生于低海拔山谷湿地或水边。

【分布】分布于环江、全州、灌阳、灵川、平乐、昭平、藤县、桂平、金秀、融水、三江。

【性味功用】辛、苦，微温。降气，消痰，止咳。用于肺气壅实、咳嗽痰多、胸满喘急。

【植物名】卷柏。

【拉丁名】Selaginella tamariscina （Beauv.）Spring

【中药名】卷柏。

【生境】生于向阳山坡或岩石缝内。

【分布】分布于全区各地。

【性味功用】辛，平。活血通经。用于经闭痛经，癥瘕痞块、跌仆损伤。卷柏炭化瘀止血，用于吐血、崩漏、便血、脱肛。

【植物名】石仙桃。

【拉丁名】Pholidota chinensis Lindl.

【中药名】石仙桃。

【生境】生于山林下岩石上或附生于他树上。

【分布】福建、广东、广西、云南等地。

【性味功用】甘，微苦，性凉。养阴润肺，清热解毒，利湿，消瘀。主肺热咳嗽、咳血、吐血、眩晕、头痛、梦遗、咽喉肿痛、风湿疼痛、湿热浮肿、痢疾、白带、疳积、瘰疬、跌打损伤。

【植物名】百部。

【拉丁名】Stemona tuberosa Lour.

【中药名】百部。

【生境】多生于山坡杂木林下，路边和溪边或石山灌木丛中。

【分布】分布于隆林、德保、上思、龙州、大新、凌云、环江、罗城、都安、凤山、防城、容县、天峨、梧州、全州、桂林。

【性味功用】甘、苦，微温。润肺下气止咳，杀虫。用于新久咳嗽、肺痨咳嗽、百日咳。外用于头虱、体虱、蛲虫病、阴痒。蜜百部润肺止咳，用于阴虚劳嗽。

【植物名】桑。

【拉丁名】Morus alba L.

【中药名】桑白皮。

【生境】生于丘陵、山坡、村旁、田野等处，多为人工栽培。

【分布】分布于崇左、宁明、天峨、龙州。

【性味功用】桑白皮：甘，寒；清热毒，除湿毒，止咳喘；用于咳嗽、哮喘、水肿、糖尿病。

【植物名】麦冬。

【拉丁名】Ophiopogon japonicus (Thunb.) Ker-Gawl.

【中药名】麦冬。

【生境】生于山坡林下。

【分布】分布于全区各地。

【性味功用】甘、微苦，微寒。养阴生津，润肺清心。用于肺燥干咳、虚劳咳嗽、津伤口渴、心烦失眠、内热消渴、肠燥便秘、咽白喉。

【植物名】天门冬。

【拉丁名】Asparagus cochinchinensis (Lour.)Merr.

【中药名】天冬。

【生境】生于较阴湿的林边、灌丛中或丘陵地带，有栽培。

【分布】分布于桂西地区。

【性味功用】甘、苦，寒。养阴润燥，清肺生津，清火止咳。用于肺燥干咳、顿咳痰黏、咽干口渴、扁桃体炎、咽喉肿痛、潮热盗汗、遗精、内热消渴、肠燥便秘。

【植物名】紫苏。

【拉丁名】Perilla frutescens (L.) Britt.

【中药名】苏子。

【分布】分布于湖北、江苏、河南、山东、江西、浙江、四川等地。

【性味功用】辛，温。降气消痰，平喘，润肠。用于痰壅气逆、咳嗽气喘、肠燥便秘。

【植物名】山杏。

【拉丁名】Prunus armeniaca L. var. ansu Maxim.

【中药名】杏仁。

【分布】主产东北、华北各省。

【性味功用】苦，微温，有小毒。降气止咳平喘，润肠通便。用于咳嗽气喘、胸满痰多、血虚津枯、肠燥便秘。

【植物名】桔梗。

【拉丁名】Platycodon grandiflorus. (Jacq) A. DC.

【中药名】桔梗。

【生境】生于山地草坡、林缘，或有栽培。

【分布】分布于大新。

【性味功用】苦、辛，微温。宣肺，祛痰，利咽，排脓。用于咳嗽痰多、咽喉肿痛、肺结核咯血、胞满胁痛、痢疾腹痛、癃闭。

【植物名】马兜铃。

【拉丁名】Aristolochia kwang-siensis Chun et How ex C. F. Liang

【中药名】马兜铃。

【生境】生于向阳干燥的疏林中。

【分布】分布于天峨。

【性味功用】苦，寒，有小毒。清热解毒。用于哞耶（支气管炎）、小儿肺炎、胃脘痛、细菌性痢疾、乳腺炎、阑尾炎、皮肤化脓性感染。

【植物名】枇杷。

【中药名】枇杷叶。

【生境】常栽种于村边、平地或坡地。

【分布】分布陕西、甘肃、河南、江苏、浙江、安徽、福建、台湾、广东、广西、江西、湖南、湖北、四川、贵州、云南等地。

【性味功用】药用用根、树皮、叶（刷去毛）。根用于咳嗽、胃痛。树皮水煎服治小儿百日咳、支气管炎、咳嗽。叶水煎服治咳嗽、肺结核、肺水肿咳喘、支气管炎。

【禁忌】忌吃鱼类及刺激性食物。

【植物名】美丽崖豆藤。

【拉丁名】Millettia speciosa Champ.

【中药名】牛大力。

【生境】生于山谷、路旁、灌木林丛。

【分布】分布广东、广西等地。

【性味功用】甘，平。归肝、肺经。舒筋活络，补虚润肺。用于腰腿痛、风湿痛、慢性肝炎、肺结核。

【植物名】木蝴蝶。

【拉丁名】Oroxylum indicum（L.）Vent.

【中药名】木蝴蝶（千层纸）。

【生境】生于山坡、溪边、山谷及灌木丛中。

【分布】分布于南宁、扶绥、田林。

【性味功用】苦，寒。清肺利咽，疏肝和胃。用于咳嗽、喉痹、音哑、耳聋、胎动不安、肝胃气痛、疮口不敛。治干咳不止常配夏枯草。

【植物名】栝楼或双边栝楼。

【拉丁名】Trichosanthes kirilowii Maxim. 或Trichosanthes rosthornii Harms

【中药名】瓜蒌。

【生境】生于山坡、草丛、林缘半阴处。

【分布】主产山东、河南、河北。

【性味功用】甘、微苦、寒。清热涤痰，宽胸散结，润燥滑肠。用于肺热咳嗽、痰浊黄稠、胸痹心痛、结胸痞满、乳痈、肺痈、肠痈肿痛、大便秘结。

【植物名】半夏。

【拉丁名】Pinellia ternate (Thunb.)Breit.

【中药名】半夏。

【生境】生于山坡、溪边阴湿的草丛中或林下。

【分布】分布于资源、全州、兴安、临桂、桂林、永福、阳朔、平乐、荔浦、富川、贺县、昭平、柳城、罗城、南丹、天峨、乐业。

【性味功用】辛，温，有毒。燥湿化痰，降逆止呕，消痞散结。用于痰多咳喘、痰饮眩悸、风痰眩晕、痰厥头痛、呕吐反胃、胸脘痞闷、梅核气，生用外治痈肿痰核。姜半夏多用于降逆止呕。

【植物名】橘、宽皮柑。

【拉丁名】Citrus reticulata Blanco

【中药名】橘核。

【生境】栽培于丘陵、低山地带、江河湖泊沿岸或平原。

【分布】分布于靖西、南宁、扶绥。

【性味功用】苦，平。理气，止痛。用于疝气、睾丸肿痛、乳痈、腰痛、膀胱气痛。

【植物名】橘、宽皮柑。

【拉丁名】Citrus reticulata Blanco

【中药名】陈皮。

【生境】栽培于丘陵、低山地带、江河湖泊沿岸或平原。

【分布】分布于靖西、南宁、扶绥。

【性味功用】苦、辛，温。理气健脾，燥湿化痰。用于胸脘胀满、上气烦满、嗳气、呕吐，咳嗽痰多。

【植物名】三脉紫菀。

【拉丁名】Aster ageratoides Turcz.

【中药名】紫菀。

【生境】生于林缘、灌丛及山谷湿地。

【分布】分布于全州、阳朔、平乐、岑溪、平南、贵县、北流、陆川、博白、那坡、金秀、梧州。

【性味功用】苦、辛，凉。清热解毒，祛痰止咳。用于风热感冒、咳嗽、慢性支气管炎、扁桃体炎、腮腺炎、肝炎、乳腺炎、泌尿系感染、痢疾、小儿疳积、鼻衄、蛇伤、疔疮肿毒、烧烫伤、外伤出血。

【植物名】款冬。

【拉丁名】Tussilago farfara L.

【中药名】款冬花。

【生境】生于向阳较暖的水沟两旁。

【分布】分布于华北、西北及江西、湖北、湖南等地。

【性味功用】辛、微苦，温。润肺下气，止咳化痰。用于新久咳嗽、喘咳痰多、劳嗽咳血。

【植物名】牛蒡。

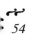

【拉丁名】Arctium lappa L.

【中药名】牛蒡子。

【生境】生于山坡、沟谷、林缘或灌木丛中，也有栽培。

【分布】分布于隆林、乐业、天峨、全州。

【性味功用】辛、苦，寒。疏散风热，宣肺透疹，解毒利咽。用于风热感冒、咳嗽痰多、麻疹、风疹、咽喉肿痛、痄腮、丹毒、痈肿疮毒。

【植物名】翠云草。

【拉丁名】Selaginella uncinata（Desv.）Spring

【中药名】翠云草。

【生境】生于山谷林下或溪边阴湿处以及岩洞石缝内。

【分布】分布于全区各地。

【性味功用】甘、淡，凉。清热利湿，解毒，消瘀，止血。用于黄疸、胆囊炎、肠炎、痢疾、水肿、风湿痹痛、咳嗽吐血、喉痛、泌尿系感染、痔漏、烧烫伤、跌打损伤、外伤出血。

【植物名】元宝草。

【拉丁名】Hypericum sampsonii Hance

【中药名】元宝草。

【生境】生于山坡草丛中或矿野路旁阴湿处。

【分布】分布于全区各地。

【性味功用】苦、辛，寒。凉血止血，清热解毒，活血调经，通络。用于吐血、咯血、衄血、血淋、月经不调、痛经、白带、跌打损伤、风湿痹痛、腰腿痛，外用治头癣、口疮、目翳。

【注意】孕妇忌服。

【植物名】栌兰。

【拉丁名】Talinum Paniclatum（Jacq•） Gaertn.

【中药名】土人参。

【生境】生于田野、路边、墙脚石旁、山坡沟边等阴湿处。

【分布】分布于桂西等地。

【性味功用】甘，平。补中益气，润肺生津。用于气虚乏力、体虚自汗、脾虚泄泻、肺燥咳嗽、乳汁稀少。

【植物名】青竿竹、大头典竹或淡竹。

【拉丁名】Bambusa tuldoides Munro、Sinocalamus beecheyanus （Munro） Mc-Clure var. pubescens P.F.Li 或 Phyllostachys nigra （Lodd.） Munro var. henonis （Mitf.）Stapf ex Ren-dle

【中药名】竹茹。

【生境】淡竹通常栽植于庭园。青竿竹多生于平地、丘陵。大头典竹生于山坡、平地公路旁。

【分布】淡竹分布于山东、河南及长江流域以南各地。青竿竹分布于广东、广西。大头典竹分布于广东、海南及广西。

【性味功用】甘，微寒。清热化痰，除烦止呕。用于痰热咳嗽、胆火挟痰、烦热呕吐、惊悸失眠、中风痰迷、舌强不语、胃热呕吐、妊娠恶阻、胎动不安。

【植物名】向日葵。

【拉丁名】Helianthus annuus L.

【中药名】向日葵茎髓。

【性味功用】甘，平。清热，利尿，止咳。用于淋浊、白带、乳糜尿、百日咳、风疹。

【植物名】川贝母、暗紫贝母、甘肃贝母或梭砂贝母。

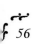

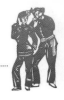

【中药名】川贝。

【生境】生于海拔3200～4500m的草地上或湿地。

【分布】分布于四川、云南、西藏、青海等地。

【性味功用】苦、甘，微寒。清热润肺，化痰止咳。

【植物名】浙贝母。

【拉丁名】Fritillaria thunbergii Miq.

【中药名】浙贝。

【生境】生于海拔较低的山丘阴蔽处或竹林下。

【分布】分布浙江、江苏、安徽、湖南等地。浙江宁波地区有大量栽培。

【性味功用】苦，寒。清热散结，化痰止咳。用于风热犯肺、痰火咳嗽、肺痈、乳痈、瘰疬、疮毒。

【植物名】一点红。

【拉丁名】Emilia sonchifolia（L.）DC.

【中药名】一点红。

【生境】生于山野、路旁、村边。

【分布】分布于宜山、扶绥、大新、武鸣、崇左、河池。

【性味功用】微苦，凉。归肺、胃经。清解热毒，利尿。用于泄泻、痢疾、尿路感染、上呼吸道感染、结膜炎、口腔溃疡、疮痈。

【植物名】狗肝菜。

【拉丁名】Dicliptera chinensis（L.）Ness

【中药名】狗肝菜。

【生境】生于村边园中、草丛中、旷野或疏林中。

【分布】分布于全区各地。

【性味功用】甘、淡，凉。归肺、肝经。清热，解毒，凉血，生津。用于感冒、斑疹发热、暑热烦渴、眼结膜炎。

【植物名】九头狮子草。

【拉丁名】Peristrophe japonica（Thunb.） Bremek

【中药名】红蓝草。

【生境】生于山坡、林下、路旁、溪边等阴湿处。

【分布】分布于武鸣、宾阳、忻城、融安、三江、灵川、兴安、资源。

【性味功用】辛、微苦、甘，凉。祛风清热，凉肝定惊，散瘀解毒。用于感冒发热、肺热咳喘、肝热目赤、小儿惊风、咽喉肿痛、痈肿疔毒、乳痈、聤耳、瘰疬、痔疮、蛇虫咬伤、跌打损伤。

（2）清热解毒药

【植物名】淡红忍冬。

【拉丁名】Lonicera acuminata Wall.

【中药名】金银花。

【生境】生于山坡灌木丛中或路边。

【分布】分布于灌阳、全州、资源、龙胜、兴安、临桂、融水、金秀。

【性味功用】茎枝（忍冬藤）：清热解毒，疏风通络。花蕾：清热解毒，凉散风热。用于上呼吸道感染、流行性感冒、扁桃体炎、急性乳腺炎、肺炎、肺脓疡、细菌性痢疾、钩端螺旋体病、急性阑尾炎、疮痈肿毒、丹毒、外伤感染、子宫糜烂。茎、枝：清热解毒，通经活络。用于风湿性关节炎、荨麻疹、腮腺炎、上呼吸道感染、肺炎、流行性感冒、疔疮肿毒。

【植物名】野菊。

【拉丁名】Dendranthema indicum（L.）Des Moul.

【中药名】野菊花。

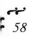

【生境】生于丘陵、荒地、林缘或路边。

【分布】分布于资源、全州、金秀、富川、贺县、昭平、桂平、贵县、灵山、南宁、忻城。

【性味功用】苦、辛，寒。清热解毒，祛风明目，消肿。用于头痛眩晕、高热口渴、肌肤发热、目赤流泪肿痛、急性结膜炎、咳逆上气、痈肿、疔疮、天疱疮、毒蛇咬伤。

【植物名】蒲公英。

【拉丁名】Taraxacum mongolicum Hand. - Mazz.

【中药名】蒲公英。

【生境】生于山坡草地、路旁、河岸、沙地及田间。

【分布】分布于东北、华北、华东、华中、西南及陕西、甘肃、青海等地。

【性味功用】苦、甘，寒。归肝、胃经。清热解毒，消肿散结，利尿通淋。用于疔疮肿毒、乳痈、瘰疬、目赤、咽痛、肺痈、肠痈、湿热黄疸、热淋涩痛。

【植物名】假连翘。

【拉丁名】Duranta repens Linn.

【中药名】假连翘。

【生境】栽培于路旁、园边。

【分布】分布于全区各地。

【性味功用】甘、微辛，温，有小毒。解毒消炎，散热透邪，行血祛瘀，消肿，截疟。用于痈肿初起、脚底深部脓肿、疟疾、跌打胸痛、痈疮肿毒。

【植物名】心叶堇菜。

【拉丁名】Viola concordifolia C.J.Wang

【中药名】犁头草。

【生境】生于林缘、林下开阔草地间、山地草丛、溪谷旁。

【分布】分布于西南及江苏、安徽、浙江、江西、湖南等地。

【性味功用】苦，微辛，寒。清热解毒，化瘀排脓，凉血清肝。用于痈疽肿毒、乳痈、肠痈下血、化脓性骨髓炎、黄疸、目赤肿痛、瘰疬、外伤出血、蛇伤。

【植物名】一点红。

【拉丁名】Emilia sonchifolia （L.）DC.

【中药名】一点红。

【生境】生于山野、路旁、村边。

【分布】分布于宜山、扶绥、大新、武鸣、崇左、河池。

【性味功用】苦，凉。清热解毒，消炎利尿。用于肾炎、水肿、肠炎、痢疾、尿路感染、上呼吸道感染、结膜炎、口腔溃疡、蛇头疮、痈疮、疮疖、无名肿毒、天疱疮。

【植物名】一枝黄花。

【拉丁名】Solidago decurrens Lour.

【中药名】一枝黄花。

【生境】生于山野、林缘。

【分布】分布于全区各地。

【性味功用】苦、平。疏风清热，消肿解毒。用于感冒、急性咽喉炎、扁桃体炎、疮疖肿毒。

【植物名】拉拉藤或粗叶拉拉藤。

【拉丁名】Galium aparine L.， Galium asperlium Wall.

【中药名】八仙草。

【生境】生于山地、路旁。

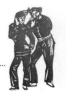

【分布】云南、广西等地。

【性味功用】味辛、微苦，性微寒。清热解毒，利尿通淋，消肿止痛。用于痈疽肿毒、乳腺炎、阑尾炎、水肿、感冒发热、痢疾、尿路感染、尿血、牙龈出血、刀伤出血。

【植物名】菘蓝的干燥叶。

【拉丁名】Isatis indigotica Fort.

【中药名】大青叶。

【生境】生于山地林缘较潮湿的地方，野生或栽培。

【分布】原产我国，现各地均有栽培。

【性味功用】清热解毒，凉血消斑。用于温邪入营、高热神昏、发斑发疹、黄疸、热痢、疟腮、喉痹、丹毒、痈肿。

【植物名】千里光。

【拉丁名】Senecio scandens Buch. - Ham.

【中药名】千里光（九里明）。

【生境】多生于园边、山沟两旁。

【分布】分布于全区各地。

【性味功用】苦、辛，凉。清热解毒，去腐生新，明目。用于风热感冒、风火眼痛、急性结合膜炎、夜盲症、梅毒、痈疽疮毒、干湿癣疮、湿疹日久不愈、毒蛇咬伤等。

【植物名】射干。

【拉丁名】Belamcanda chinensis （L.） DC.

【中药名】射干。

【生境】生于山坡、草原、沟谷滩地、田野旷地，或为栽培。

【分布】分布于龙州、南宁、武鸣、宾阳、陆川、桂平、苍梧、贺县、昭平、蒙山、灌阳、全州、三江。

【性味功用】苦，寒。清热解毒，消痰，利咽。用于热毒痰火郁结、咽喉肿痛、痰涎壅盛、咳嗽气喘。

【植物名】马兰。

【拉丁名】Kalimeris indica （L.）Sch.－Bip.

【中药名】路边菊。

【生境】生于丘陵及林缘、草丛、溪岸或路旁。

【分布】分布于三江、金秀、蒙山、富川、苍梧、梧州、藤县、岑溪、平南、桂平、贵港、玉林、博白、南宁、武鸣、马山、龙州、隆林、乐业、东兰。

【性味功用】辛，凉。清热，解毒，利尿，散瘀，消食。用于感冒发热、咳嗽、胃肠炎、腹泻、痢疾、小儿消化不良、肝炎、食积肿痛、咽喉痛、水肿、尿路感染、月经不调、产后流血、小儿夜啼、吐血、衄血、血痢、疟疾、黄疸、肝炎、淋浊、痔疮、痈肿、丹毒、中耳炎、刀伤出血、毒蛇咬伤、跌打损伤。

【植物名】半边莲。

【拉丁名】Lobelia chinensis Lour.

【中药名】半边莲。

【生境】生长于稻田岸畔，沟边或潮湿的荒地。

【分布】分布于全区各地。

【性味功用】辛，微寒。利水消肿，清热解毒。用于大腹水肿、面足浮肿、毒蛇咬伤、蜂蝎刺咬、疔疮。

【植物名】白英。

【拉丁名】Solanum lyratum Thunb.

【中药名】白英。

【生境】生于山谷草地或路旁、田边。

【分布】分布于江苏、山东、福建、江西、广东、四川。

【性味功用】苦，微寒，有小毒。清热解毒，利湿消肿，抗癌。全草：用于感冒发热、乳痈、恶疮、湿热黄疸、腹水、白带、肾炎水肿，外用治痈疖肿毒。根：用于风湿痹痛。

【植物名】地胆草。

【拉丁名】Elephantopus scaber L.

【中药名】地胆草、草鞋根。

【分布】分布于南宁、环江、武鸣。

【性味功用】苦，凉。清热解毒，利尿消肿。用于感冒发热，急性扁桃体炎，咽喉炎，眼结膜炎，流行型乙型脑炎，百日咳，急性黄疸型肝炎，肝硬化腹水，急、慢性肾炎，痢疾，痈疮肿毒，疖肿，湿疹。

【植物名】仙人掌。

【拉丁名】Opuntia　dillenii　(Ker-Gawl.）Haw.

【中药名】仙人掌。

【生境】生于坡地、海岛、沙滩旱地上。

【分布】分布于广西南部地区。

【性味功用】苦，寒。行气活血，清热解毒。用于心胃气痛、痞块腹痛、咳嗽、喉痛、腮腺炎、支气管哮喘、肺痈、乳痈、心悸失眠、痢疾、痔血、疮疖痈肿、烫火伤、冻伤、蛇伤。

【植物名】山芝麻。

【拉丁名】Helicteres angustifolia L.

【中药名】山芝麻。

【生境】生于荒山、丘陵、荒坡、路边。

【分布】分布于南宁、田阳、天峨、扶绥、凤山。

【性味功用】苦，寒。解表清热，消肿解毒。用于感冒高热、扁桃腺炎、肺热咳嗽、咽喉肿痛、头痛、口渴、痈疮肿毒、瘰疬、扁桃体炎、腮腺炎、湿疹痔疮、毒蛇咬伤。

【植物名】单蕊败酱。
【拉丁名】Patrinia monandra C.B. Clarke
【中药名】败酱。
【生境】生于山坡草丛中。
【分布】分布于环江、上林、那坡。
【性味功用】清热解毒。用于痢疾、肠炎、尿频。

【植物名】龙葵。
【拉丁名】Solanum nigrum L.
【中药名】龙葵。
【生境】生于田边、路旁、山坡阴湿肥沃的草地上。
【分布】分布于贺县、钟山、昭平、金秀、融水、靖西、凌云、隆林。
【性味功用】苦，寒，有小毒。清热解毒，活血消肿。用于感冒发热、牙痛、痢疾、乳腺炎、白带、结膜炎、白喉、慢性支气管炎、急性肾炎、高血压、肝炎、食道癌、肝癌、狂犬咬伤、毒蛇咬伤、肾炎、尿路感染、痈肿疮疖、疔疮、丹毒、跌打损伤。

【植物名】乌蔹莓。
【拉丁名】Cayratia japonica (Thunb.)Gagnep.
【中药名】乌蔹莓。
【生境】生于山坡、路旁灌木林中，常攀援于他物上。
【分布】分布于陕西、甘肃、山东、江苏、安徽、浙江、江西、福建、台湾、河南、湖北、广东、广西、四川等地。

【性味功用】药用根、全株。用于跌打损伤、毒蛇咬伤。全株捣烂调酒加热敷患处治跌打、骨折、疮疖，水煎洗患处治皮肤瘙痒。

【植物名】白花蛇舌草。

【拉丁名】Hedyotis diffusa Willd.

【中药名】白花蛇舌草。

【生境】生于潮湿的田边、沟边、路旁和草地。

【分布】分布于罗城、扶绥、环江。

【性味功用】甘、淡，凉。清热解毒，利尿消肿。用于肺热喘咳、咽喉肿痛、热淋涩痛、水肿、痢疾、肠炎、盆腔炎、湿热黄疸、肾炎、肝硬化、早期淋巴结核、口腔炎、汗斑、小便不利、癌症、肠痈、疥疮肿毒、毒蛇咬伤。

【植物名】半枝莲。

【拉丁名】Scutellaria barbata D. Don

【中药名】半枝莲。

【生境】生于水田边、溪边或湿润草地上。

【分布】分布于我国南方各省以及河北、陕西、山东等地。

【性味功用】辛、苦，寒。清热解毒，散瘀止血，利尿消肿。主热毒痈肿、咽喉疼痛、肺痈、肠痈、瘰疬、毒蛇咬伤、跌打损伤、吐血、衄血、血淋、水肿、腹水及癌症。

【植物名】黄芩。

【拉丁名】Scutellaria baicalensis Georgi

【中药名】黄芩。

【生境】生于海拔60～2000m的向阳干燥山坡、荒地上，常见于路边。

【分布】分布于东北、内蒙古、河北、山西、陕西、甘肃、山

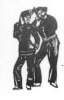
东、河南、四川、贵州、云南等地。

【性味功用】苦，寒。清热燥湿，泻火解毒，止血，安胎。用于湿温、暑湿胸闷呕恶，湿热痞满，泻痢，黄疸，肺热咳嗽，高热烦渴，血热吐衄，痈肿疮毒，胎动不安。

【植物名】婆婆针。

【拉丁名】Bidens bipinnata L.

【中药名】鬼针草。

【生境】生于荒地、旷野或潮湿的草丛。

【分布】分布于隆林、龙州。

【性味功用】苦，微寒。清热解毒，祛风除湿。用于流行性感冒、咽喉肿痛、阑尾炎、肠炎痢疾、湿热黄疸、传染性肝炎、肺炎、小儿惊风、疟疾、高血压症、风湿性关节炎、腰痛、乳痈、蛇伤、骨鲠喉。

【植物名】杠板归。

【拉丁名】Polygonum perfoliatum L.

【中药名】杠板归。

【生境】生于山谷、灌木丛中或水沟旁。

【分布】分布于全区各地。

【性味功用】酸，寒。利水消肿，清热解毒，止咳。用于肾炎水肿、百日咳、泻痢、湿疹、疖肿、毒蛇咬伤。

【植物名】广西过路黄。

【拉丁名】Lysimachia alfredii Hance

【中药名】过路黄。

【生境】生于山谷溪边、沟旁湿地、林下和灌丛中。

【分布】分布于罗城、三江、全州、龙胜、灵川、临桂、永福、平乐、苍梧。

【性味功用】苦、辛，凉。清热利湿。用于黄疸型肝炎、尿路感染、白带、崩漏、痢疾、腹泻、骨折、跌打损伤。

【植物名】芭蕉。

【拉丁名】Musa basjoo Sieb. et Zucc.

【中药名】芭蕉子、芭蕉油、芭蕉叶、芭蕉花、芭蕉根等。

【生境】栽培或生于沟或房前屋后。

【分布】分布于全区各地。

【性味功用】甘，淡，寒。清热解毒，利尿消肿，凉血，止痛。用于感冒咳嗽、头痛、高血压病、胃痛、腹痛、肝炎、痢疾、崩漏、胎动不安、尿路感染、水肿、中耳炎，创伤出血，痈疮肿毒。

【植物名】铁冬青。

【拉丁名】Ilex rotunda Thunb.

【中药名】救必应。

【生境】生于山下疏林或沟、溪边。

【分布】分布于来宾、凭祥、柳城。

【性味功用】苦，寒。清热解毒，利湿止痛。用于感冒发热、咽喉肿痛、湿热胃痛、暑湿泄泻、黄疸、痢疾、风湿痹痛、湿疹、疮疖、跌打损伤、烧烫伤。

【植物名】蛇莓。

【拉丁名】Duchesnea indica （Andr.）Focke

【中药名】蛇莓。

【生境】生于山坡、道旁及杂草间。

【分布】分布辽宁、河北、河南、江苏、安徽、湖北、湖南、四川、浙江、江西、福建、广东、广西、云南、贵州等地。

【性味功用】用于痢疾、血尿。

【植物名】积雪草。

【拉丁名】Centella asiatica （L.） Urb.

【中药名】积雪草（雷公根）。

【生境】生于路旁、沟边、田坎边稍湿润而肥沃的地方。

【分布】分布于南宁、扶绥、田东、河池、环江、天峨、河池。

【性味功用】壮医：苦、辣、寒。通谷道，清热毒，除湿毒。用于能蚌（黄疸）、白冻（泄泻）、贫痧（中暑）、幽扭（淋证）、呗哝（痈疮）。

中医：苦、辛，寒。清热利湿，解毒消肿。用于发热、咳喘、咽喉肿痛、湿热黄疸、水肿、淋证、尿血、衄血、痛经、崩漏、丹毒、瘰疬、中暑腹泻、砂淋血淋、小便不通、痈肿疮毒、跌仆损伤。

【植物名】垂盆草。

【拉丁名】Sedum sarmentosum Bunge

【中药名】垂盆草。

【生境】生于向阳山坡、石隙、沟边及路旁湿润处。

【分布】分布于全区各地。

【性味功用】壮医：甜、淡，微寒。清热毒，除湿毒，利水道。用于能蚌（黄疸）、慢性肝炎、幽扭（淋证）、呗农（痈疮）、林得叮相（跌打损伤）、额哈（毒蛇咬伤）、渗裆相（烧烫伤）。

中医：甘、淡，凉。清热解毒，利水消肿。用于黄疸、小便不利、痈肿、疮疡、毒蛇咬伤、水火烫伤。

【植物名】土大黄。

【拉丁名】Rumex obtusifolius L.［R.madaio auct.non Makino

【中药名】土大黄。

【生境】生于原野山坡边。

【分布】分布于江苏、安徽、浙江、江西、河南、湖南、广西、广东、四川、云南等地。

【性味功用】辛、苦，凉。清热解毒，凉血止血，祛瘀消肿，通便，杀虫。用于肺痨咳血、肺痛、吐血、瘀滞腹痛、跌打损伤、大便秘结、痄腮、痈疮肿毒、烫伤、疥癣、湿疹。

【植物名】马齿苋。

【拉丁名】Portulaca oleracea L.

【中药名】马齿苋。

【生境】生于园地及阳光充足之草地、田间及较湿润的地方。

【分布】分布于全区各地。

【性味功用】酸，寒。清热解毒，凉血止血。用于热毒血痢、热淋血淋、丹毒瘰疬、便血、痔血、崩漏下血、痢疾、疮疡、皮炎、湿疹、痈肿疔疮、蛇虫咬伤。

【植物名】扁果绞股蓝。

【拉丁名】Gynostemma compresseum X. X. Chen et D. R. Liang

【中药名】绞股蓝。

【生境】生于石山林下潮湿地或石缝中。

【分布】分布于龙州、大新。各地多有栽培。

【性味功用】清热毒，降血脂。用于肝炎、脂肪肝、气管炎。

【植物名】木芙蓉。

【拉丁名】Hibiscus mutabilis

【中药名】木芙蓉。

【分布】分布黄河流域至华南各省，均有栽培。

【性味功用】用于痔疮、大便秘结、阑尾炎、痈疮肿毒、跌打肿痛、关节扭伤、烧烫伤。

【植物名】灯笼草。

【拉丁名】Clinpodium polycephalum (Vant.) C. Y. Wu et Hsuan ex P. C. Hsu

【中药名】荫风轮。

【生境】生于路旁、草地、山坡、林下。

【分布】分布于金秀、贺县、龙胜。

【性味功用】微苦、涩，凉。凉血，止血，清热解毒。用于崩漏、子宫肌瘤出血、尿血、鼻衄、牙龈出血、创伤出血、白喉、黄疸型肝炎、胆囊炎、肠炎、菌痢、小儿疳积、急性结膜炎、痈疮肿毒、跌打损伤。

【植物名】紫茉莉。

【拉丁名】Radix Mirabilis Jalapae

【中药名】紫茉莉根。

【生境】生于水沟边、房前屋后墙脚下或庭园中，常栽培。

【分布】分布于全国各地。

【性味功用】甘、淡，微寒。清热利湿，解毒活血。用于热淋、白浊、水肿、赤白带下、关节肿痛、痈疮肿毒、乳痈、跌打损伤。

【植物名】越南槐。

【拉丁名】Sophora tonkinensis Gagnep.

【中药名】山豆根。

【生境】生于石山脚或岩缝中。

【分布】分布于环江、乐业。

【性味功用】苦，寒，有毒。清热解毒，消肿利咽。用于火毒蕴结，咽喉肿痛、齿龈肿痛、肺热咳嗽、黄疸、下痢、痔疮，热肿，秃疮，疥癣，蛇、虫、犬咬伤。

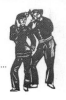

【植物名】金果榄。

【拉丁名】Tinospora capillipes Gagnep.

【中药名】金果榄。

【生境】生于疏林下或灌木丛中，有时亦生于山上岩石旁边的红壤地中。

【分布】分布于桂西地区。

【性味功用】苦，寒。清热解毒，利咽，止痛。用于咽喉肿痛、痛疽疔毒、泄泻、痢疾、脘腹热痛。

【植物名】十大功劳。

【拉丁名】Mahonia bealei（Fort.）Carr.

【中药名】十大功劳。

【生境】生于山地灌丛中。

【分布】分布于龙胜、融水、龙州。

【性味功用】苦，寒。归肝、胃、大肠经。清热燥湿，泻火解毒。用于湿热泻痢、黄疸尿赤、目赤肿痛、胃火牙痛、疮疖痈肿。

【矿物名】硫酸钙矿石。

【拉丁名】Gypsum

【中药名】石膏。

【分布】分布于南宁。

【性味功用】辛，甘，寒。清热泻火，除烦止渴。用于外感热病、高热烦渴、肺热喘咳、胃火亢盛、头痛、牙痛、烂疮。

【植物名】绿豆。

【拉丁名】Phaseolus radiatus L.

【中药名】绿豆。

【生境】栽培。

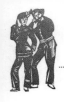

【分布】全区各地有栽培。

【性味功用】甘，寒。清热解毒，消暑利水。用于暑热烦渴、水肿、泻痢、丹毒、痈疮肿毒、目赤肿痛、肺热咳嗽、口舌生疮、药物及食物中毒。

【植物名】石生黄堇。

【拉丁名】Corydalis saxicola Bunting

【中药名】岩黄连。

【生境】生于山地林缘岩石隙缝中。

【分布】分布于河池、东兰、都安。

【性味功用】苦，凉。清热解毒，利湿，散瘀消肿，止痛止血。用于肝炎、肝硬化、肝癌、口舌糜烂、火眼、目翳、痢疾、腹泻、腹痛、痔疮出血、疮疖肿毒。

【植物名】了哥王。

【拉丁名】Wikstroemia indica C. A. Mey.

【中药名】了哥王。

【生境】生于村边、路旁、山坡灌丛中。

【分布】分布于全区各地。

【性味功用】苦、辛，微温，有毒。清热解毒，散瘀逐水。用于支气管炎、肺炎、腮腺炎、淋巴结炎、风湿病、晚期血吸虫病腹水、疮疖痈疽。

【注意】孕妇忌服。粉碎或煎煮时易引起皮肤过敏，宜注意防护。

【植物名】藤黄连。

【拉丁名】Fibraurea tinctoria Lour.

【中药名】藤黄连。

【生境】生于山谷密林中及石壁上。

【分布】分布于全区各地。

【性味功用】苦，寒，有小毒。清热利湿，解毒。用于预防流行性脑脊髓膜炎、发热头痛、急性扁桃体炎、咽喉炎、眼结膜炎、急性胃肠炎、痢疾、黄疸。根：外用治疮疖、烧烫伤。

【植物名】七叶一枝花。

【拉丁名】Paris polyphylla Smith var. chinensis (Franch.) Hara

【中药名】重楼（七叶一枝花）。

【生境】生于山坡林下荫处或沟边的草丛阴湿处。

【分布】分布于桂西地区。

【性味功用】苦，微寒，有小毒。归肝经。清热解毒，消肿止痛，凉肝定惊。用于疔疮痈肿、咽喉肿痛、蛇虫咬伤、跌仆伤痛、惊风抽搐。

【植物名】黄独。

【拉丁名】Dioscorea bulbifera Linn.

【中药名】黄药子、黄独零余子。

【生境】生于山谷、山坡疏林中或林缘村边路旁的灌丛中。

【分布】分布于上林、南宁、龙州、靖西、田林、隆林、罗城、资源、全州、岑溪、玉林。

【性味功用】黄药子：苦，平。凉血，降火，消瘿，解毒。治吐血、衄血、喉痹、瘿气、疮痈瘰疬。黄独零余子：辛，寒，有小毒。治百日咳、咳嗽、头痛。

【植物名】华南远志。

【拉丁名】Polygala chinensis Linn.

【中药名】金不换。

【生境】生于山坡草地或田埂上。

【分布】分布于桂林、临桂、三江、贺州、梧州、昭平、百色。

【性味功用】辛、甘，平。祛痰，消积，散瘀，解毒。用于咳嗽咽痛、小儿疳积、跌打损伤、瘰疬、痈肿、毒蛇咬伤。

（3）泻火润燥药

【植物名】虎杖。

【拉丁名】Polygonum cuspidatum Sieb. et Zucc.

【中药名】虎杖。

【生境】多生于山谷、溪旁或岸边。

【分布】分布于广西南部地区。

【性味功用】苦，平。祛风，利湿，破瘀，通经。用于风湿筋骨疼痛、湿热黄疸、淋浊带下、妇女经闭、产后恶露不下、癥瘕积聚、痔漏下血、跌扑损伤、烫伤、恶疮癣疾。

【植物名】大黄。

【拉丁名】Rheum officinale Baill.

【中药名】大黄。

【生境】多生长于排水良好的山地。

【分布】分布湖北、四川、云南、贵州等地。

【性味功用】苦，寒。泻热通肠，凉血解毒，逐瘀通经。用于实热便秘，积滞腹痛，泻痢不爽，湿热黄疸，血热吐衄，目赤，咽肿，肠痈腹痛，痈肿疔疮，瘀血经闭，跌打损伤，外治水火烫伤；上消化道出血。酒大黄善清上焦血分热毒。用于目赤咽肿，齿龈肿痛。熟大黄泻下力缓，泻火解毒。用于火毒疮疡。大黄炭凉血化瘀止血。用于血热有瘀出血症。

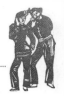

【植物名】苦玄参。

【拉丁名】Picria felterrae Lour.

【中药名】苦玄参（苦草）。

【生境】生于疏林中。

【分布】分布于全区各地。

【性味功用】苦，寒。清热解毒，消肿止痛。用于感冒风热、咽喉肿痛、痄腮、胃热腹痛、痢疾、跌打损伤、疖肿、毒蛇咬伤。

【植物名】淡竹叶。

【拉丁名】Lophatherum gracile Brongn.

【中药名】淡竹叶。

【生境】野生于山坡林下及阴湿处。

【分布】分布于全区各地。

【性味功用】甘、淡，寒。归心、胃、小肠经。清热泻火，除烦止渴，利尿通淋。用于热病烦渴、小便短赤涩痛、口舌生疮。

【植物名】裂叶牵牛。

【拉丁名】Pharbitis nil(L.) Choisy

【中药名】牵牛子。

【生境】生于灌丛、墙脚、路旁等地。

【分布】分布于桂林、金秀、钟山、岑溪、玉林、南宁、大新、靖西、那坡、百色、凤山、南丹。

【性味功用】苦、寒，有毒。泻水通便，消痰涤饮，杀虫攻积。用于水肿胀满、二便不通、痰饮积聚、气逆喘咳、虫积腹痛。

【植物名】望江南。

【拉丁名】Cassia occidentalis L.

【中药名】望江南子。

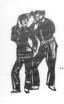

【生境】生于河边滩地、旷野或丘陵的灌木林或疏林中。

【分布】分布于长江以南各地。此外，河北、山东、河南、台湾也有。

【性味功用】甘、苦，凉，有毒。清肝，健胃，通便，解毒。用于目赤肿痛、头晕头胀、消化不良、胃痛、痢疾、便秘、痈肿疔毒。

【动物名】猪。

【拉丁名】Sus scrofa domestica Brisson.

【中药名】猪胆汁。

【生境】杂食性家养物畜，繁殖力强，孕期约4个月。

【分布】全国各地均有饲养。

【性味功用】清热，润燥，解毒，止咳平喘。用于热病燥渴、目赤、喉痹、黄疸、百日咳、哮喘、泄泻、痢疾、便秘、痈疮肿毒。

【植物名】天门冬。

【拉丁名】Asparagus cochinchinensis (Lour.)Merr.

【中药名】天冬。

【生境】生于较阴湿的林边、灌丛中或丘陵地带；有栽培。

【分布】分布于桂西地区。

【性味功用】甘、苦，寒。养阴润燥，清肺生津，清火止咳。用于肺燥干咳、顿咳痰黏、咽干口渴、扁桃体炎、咽喉肿痛、潮热盗汗、遗精、内热消渴、肠燥便秘。

【植物名】蓖麻。

【拉丁名】Ricinus communis L.

【中药名】蓖麻子。

【生境】栽培。

【分布】全国各地均有栽培。

【性味功用】甘、辛，平，有毒。消肿拔毒，泻下通滞。用于痈疽肿毒、喉痹、大便燥结。

【植物名】麦冬。

【拉丁名】Ophiopogon japonicus (Thunb.) Ker-Gawl.

【中药名】麦冬。

【生境】生于山坡林下。

【分布】分布于全区各地。

【性味功用】甘、微苦，微寒。养阴生津，润肺清心。用于肺燥干咳、虚劳咳嗽、津伤口渴、心烦失眠、内热消渴、肠燥便秘、咽白喉。

【植物名】野百合。

【拉丁名】Crotalaria sessiliflora L.

【中药名】农吉利、野百合。

【生境】生于荒坡、路边草丛。

【分布】分布于上思、宾阳、上林、武鸣、宁明、平果、田东、田阳、天峨、南丹、宜山、环江、来宾、金秀、三江、全州、兴安、灌阳、桂林、富川、贺州、钟山、昭平、蒙山、苍梧。

【性味功用】全草：滋阴补肾，健脾消食，清热解毒，抗癌。用于肝炎、头晕目眩、耳聋耳鸣、神经衰弱、病后虚弱、小儿疳积、鳞状上皮细胞癌、食道癌、宫颈癌、泄泻、痢疾、热淋、跌打损伤、疮疖、湿疹、毒蛇咬伤。

【植物名】芭蕉。

【拉丁名】Musa basjoo Sieb. et Zucc.

【中药名】芭蕉子、芭蕉油、芭蕉叶、芭蕉花、芭蕉根等。

【生境】栽培或生于沟或房前屋后。

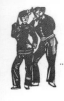

【分布】分布于全区各地。

【性味功用】甘、淡，寒。清热解毒，利尿消肿，凉血，止痛。用于感冒咳嗽、头痛、高血压病、胃痛、腹痛、肝炎、痢疾、崩漏、胎动不安、尿路感染、水肿、中耳炎、创伤出血、痈疮肿毒。

【植物名】栝楼或双边栝楼。

【拉丁名】Trichosanthes kirilowii Maxim. 或Trichosanthes rosthornii Harms

【中药名】瓜蒌。

【生境】生于山坡、草丛、林缘半阴处。

【分布】主产山东、河南、河北。

【性味功用】甘、微苦，寒。清热涤痰，宽胸散结，润燥滑肠。用于肺热咳嗽、痰浊黄稠、胸痹心痛、结胸痞满、乳痈、肺痈、肠痈肿痛、大便秘结。

【植物名】百部。

【拉丁名】Stemona tuberosa Lour.

【中药名】百部。

【生境】多生于山坡杂木林下、路边和溪边或石山灌木丛中。

【分布】分布于隆林、德保、上思、龙州、大新、凌云、环江、罗城、都安、凤山、防城、容县、天峨、梧州、全州、桂林。

【性味功用】甘、苦，微温。润肺下气止咳，杀虫。用于新久咳嗽、肺痨咳嗽、百日咳，外用于头虱、体虱、蛲虫病、阴痒。蜜百部润肺止咳，用于阴虚劳嗽。

【植物名】罗汉果。

【拉丁名】Siraitia grosvenorii（Swingle）C. Jeffrey

【中药名】罗汉果。

【生境】多为栽培品。

【分布】分布于桂北地区。

【性味功用】甘，微寒。清热润肺，滑肠通便。用于肺火燥咳、咽痛失音、百日咳、咳血、肠燥便秘。

【植物名】无花果。

【拉丁名】Ficus carica L.

【中药名】无花果。

【分布】原产于亚洲西部及地中海地区，现我国各地均有栽培。

【性味功用】平，甘。健脾，止泻。用于食欲减退、腹泻、乳汁不足。

【植物名】血叶兰。

【中药名】石上藕。

【生境】生于山沟有林荫潮湿的岩石上。

【分布】分布广东、广西、福建、云南等地。

【性味功用】甘、微涩，凉。滋阴润肺，清热凉血。治肺结核咯血、神经衰弱、食欲不振。

【植物名】淡竹叶。

【拉丁名】Lophatherum gracile Brong

【中药名】淡竹叶。

【生境】野生于山坡林下及阴湿处。

【分布】分布于全区各地。

【性味功用】甘，淡，寒。清热除烦，利尿。用于热病烦渴、小便赤涩淋痛、尿血、肾炎、口舌生疮。

【植物名】毛唇芋兰。

【拉丁名】Nervilia fordii（Hanee）Schltr.

【中药名】青天葵。

【生境】生于阴湿的石山疏林下，或田边。

【分布】分布广东、广西等地。

【性味功用】甘，凉，无毒。润肺止咳，清热解毒，散瘀止痛。主肺痨咯血、肺热咳嗽、口腔炎、咽喉肿痛、瘰疬、疮疡肿毒、跌打损伤。

【植物名】大麻。

【拉丁名】Cannabis sativa L.

【中药名】火麻仁。

【生境】我国各地均有栽培，也有半野生。

【分布】分布于东北、华北、华东、中南等地。

【性味功用】甘，平。润燥滑肠。用于老年津枯、病后津亏、产后血虚所致的肠燥便秘。

【植物名】欧李或郁李。

【拉丁名】Prunus humilis Bge. 或Prunus japonica Thunb.

【中药名】郁李仁。

【生境】向阳山坡、路旁或小灌木丛中。

【分布】郁李分布于东北及河北、山东、浙江等地。欧李分布于东北及内蒙古、河北、山东、河南等地。

【性味功用】甘、苦，平。润肠通便，利水消肿。用于肠燥便秘、小便不利、腹满喘促、脚气、浮肿。

（4）滋阴生津药

【植物名】天门冬。

【拉丁名】Asparagus cochinchinensis （Lour.）Merr.

【中药名】天冬。

【生境】生于较阴湿的林边、灌丛中或丘陵地带，有栽培。

【分布】分布于桂西地区。

【性味功用】甘、苦，寒。养阴润燥，清肺生津，清火止咳。用于肺燥干咳、顿咳痰黏、咽干口渴、扁桃体炎、咽喉肿痛、潮热盗汗、遗精、内热消渴、肠燥便秘。

【植物名】麦冬。

【拉丁名】Ophiopogon japonicus (Thunb.) Ker-Gawl.

【中药名】麦冬。

【生境】生于山坡林下。

【分布】分布于全区各地。

【性味功用】甘、微苦，微寒。养阴生津，润肺清心。用于肺燥干咳、虚劳咳嗽、津伤口渴、心烦失眠、内热消渴、肠燥便秘、咽白喉。

【植物名】地黄。

【拉丁名】Rehmannia glutinosa Libosch.

【中药名】生地。

【性味功用】甘，寒。清热凉血，养阴，生津。用于热病舌绛烦渴、阴虚内热、骨蒸劳热、内热消渴、吐血、衄血、发斑发疹。

【植物名】苦玄参。

【拉丁名】Picria felterrae Lour.

【中药名】苦玄参（苦草）。

【生境】生于疏林中。

【分布】分布于全区各地。

【性味功用】苦，寒。清热解毒，消肿止痛。用于感冒风热、咽喉肿痛、疖腮、胃热腹痛、痢疾、跌打损伤、疖肿、毒蛇咬伤。

【植物名】芦苇。

【拉丁名】Phragmites communis Trin.

【中药名】芦根。

【生境】生于河流、池沼岸边浅水中。

【分布】全国大部分地区都有分布。

【性味功用】甘，寒。清热生津，止呕，利尿。用于烦热口渴、胃热呕逆、肺热咳嗽、肺痈、小便短赤或热淋。

【植物名】栝楼或双边栝楼。

【拉丁名】Trichosanthes kirilowii Maxim. 或Trichosanthes rosthornii Herms

【中药名】天花粉。

【分布】药材全国大部分地区有产。

【性味功用】甘、微苦，微寒。清热生津，消肿排脓。用于热病烦渴、肺热燥咳、内热消渴、疮疡肿毒。

【植物名】戟叶金石斛。

【拉丁名】Ephemerantha lonchophylla（Hook. f.）P. F. Hunt et Summerh.

【中药名】有瓜石斛。

【生境】附生于林下石上或树上。

【分布】分布于广东、海南、广西、贵州、云南等地。

【性味功用】微苦，微寒。清热毒，止咳。用于咳嗽，肺结核，胸膜炎。

【植物名】石仙桃。

【拉丁名】Pholidota chinensis Lindl.

【中药名】石仙桃。

【生境】生于山林下岩石上或附生于他树上。

【分布】福建、广东、广西、云南等地。

【性味功用】甘、微苦，性凉。养阴润肺，清热解毒，利湿，消瘀。主肺热咳嗽、咳血、吐血、眩晕、头痛、梦遗、咽喉肿痛、风湿疼痛、湿热浮肿、痢疾、白带、疳积、瘰疬、跌打损伤。

【植物名】无花果。

【拉丁名】Ficus carica L.

【中药名】无花果。

【分布】原产于亚洲西部及地中海地区。现我国各地均有栽培。

【性味功用】平，甘。健脾，止泻。用于食欲减退、腹泻、乳汁不足。

【植物名】野百合。

【拉丁名】Crotalaria sessiliflora L.

【中药名】野百合。

【生境】生于荒坡、路边草丛。

【分布】分布于上思、宾阳、上林、武鸣、宁明、平果、田东、田阳、天峨、南丹、宜山、环江、来宾、金秀、三江、全州、兴安、灌阳、桂林、富川、贺州、钟山、昭平、蒙山、苍梧。

【性味功用】全草：滋阴补肾，健脾消食，清热解毒，抗癌。用于肝炎、头晕目眩、耳聋耳鸣、神经衰弱、病后虚弱、小儿疳积、鳞状上皮细胞癌、食道癌、宫颈癌、泄泻、痢疾、热淋、跌打损伤、疮疖、湿疹、毒蛇咬伤。

【植物名】西瓜。

【拉丁名】Citrullus lanatus （Thunb.）Mansfeld

【中药名】西瓜翠衣。

【性味功用】凉，甘。清暑解热，止渴，利小便。用于暑热烦渴、小便短少、水肿、口舌生疮。

【植物名】梅。

【拉丁名】Pranus mun s, et Z

【中药名】乌梅。

【分布】我国各地多已栽培，以长江流域以南各地最多。

【性味功用】酸、涩，平。敛肺，涩肠，生津，安蛔。用于肺虚久咳、久痢滑肠、虚热消渴、蛔厥呕吐腹痛、胆道蛔虫症。

【植物名】粉葛。

【拉丁名】Pueraria thomsonii Benth.

【中药名】葛根。

【生境】生于沟边、溪边、山坡灌丛中。

【分布】分布于龙州、邕宁、南宁、武鸣、金秀、全州。

【性味功用】甘、辛，凉。清热解毒，消暑利水。用于暑热烦渴、水肿、泻痢、丹毒、痈疮肿毒、目赤肿痛、肺热咳嗽、口舌生疮、药物及食物中毒。

【植物名】黄精。

【拉丁名】Polygonatum sibiricum Red.

【中药名】黄精。

【生境】生于山地林下、灌丛或山坡的半阴处。

【分布】分布于东北、华北及陕西、宁夏、甘肃、河南、山东、江苏、安徽、浙江等地。

【性味功用】同滇黄精。

【植物名】沙参、杏叶沙参、轮叶沙参、云南沙参、泡沙参

【拉丁名】①Adinophora stricta Miq.

②Adenophora hunanensis Nannf.

③Adenophora tetraphylla（Thunb.）Fisch.
[A.uerticillata Fisch.；Campanula tetraphylla Thunb.]

④Adenophora khasiana（Hook. F. et Thoms.）

⑤Adenophora potaninii Korsh.

【中药名】沙参

【生境】多生于低山草丛中和岩石缝内，也有生于海拔600～700m的草地上或1000～3200m的开旷山坡及林内者。

【分布】分布于河北、山西、陕西、河南、湖北、湖南、广东、广西、四川、贵州等地。

【性味功用】甘、微苦，微寒。养阴清热，润肺化痰，益胃生津。用于阴虚久咳、痨嗽痰血、燥咳痰少、虚热喉痹、津伤口渴。

【植物名】玉竹。

【拉丁名】Polygonatum odoratum（Mill.）Druce

【中药名】玉竹。

【生境】生于林下及山坡阴湿处。

【分布】分布于桂西地区。

【性味功用】甘，平。滋阴润肺，养胃生津。用于燥咳、痨嗽、热病阴液耗伤之咽干口渴、内热消渴、阴虚外感、头昏眩晕、筋脉挛痛。

【植物名】罗汉果。

【拉丁名】Siraitia grosvenorii（Swingle）C. Jeffrey

【中药名】罗汉果。

【生境】多为栽培品。

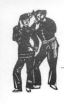

【分布】分布于桂北地区。

【性味功用】壮医：甘，微寒。调气道谷道，清热毒，止咳，通便。用于埃病（咳嗽）、货烟妈（咽痛）、声音嘶哑、唉百银（百日咳）、陆嘞（咳血）、阿意囊（便秘）、阿意囊（便血）。

中医：甘，微寒。清热润肺，滑肠通便。用于肺火燥咳、咽痛失音、百日咳、咳血、便血、肠燥便秘。

【植物名】枸杞。

【拉丁名】Lycium chinense Mill.

【中药名】枸杞子。

【生境】生于沟崖及山坡或灌溉地埂和水渠边等处。

【分布】野生和栽培均有。

【性味功用】苦，甘，凉。补虚益精，清热明目。用于虚劳发热、烦渴、目赤昏痛、障翳夜盲、崩漏带下、热毒疮肿。

【植物名】橄榄。

【拉丁名】Canarium album (Lour.)Raeusch.[Pimela alba Lour.]

【中药名】橄榄。

【生境】生于低海拔的杂木林中，有栽培。

【分布】分布于福建、台湾、广东、海南、广西、四川、贵州、云南等地。

【性味功用】甘、酸，涩，性平。清肺利咽，生津止渴，解毒。主咳嗽痰血、咽喉肿痛、暑热烦渴、醉酒、鱼蟹中毒。

【植物名】桑。

【拉丁名】Morus alba L.

【中药名】桑葚。

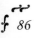

【生境】生于丘陵、山坡、村旁、田野等处，多为人工栽培。

【分布】分布于崇左、宁明、天峨、龙州。

【性味功用】桑葚子：提高免疫力、促进造血等。桑根皮：抗菌、抗糖尿病、抗钩端螺旋体。

【植物名】木蝴蝶。

【拉丁名】Oroxylum indicum（L.）Vent.

【中药名】木蝴蝶（千层纸）。

【生境】生于山坡、溪边、山谷及灌木丛中。

【分布】分布于南宁、扶绥、田林。

【性味功用】苦，寒。清肺利咽，疏肝和胃。用于咳嗽、喉痹、音哑、耳聋、胎动不安、肝胃气痛、疮口不敛。治干咳不止常配夏枯草。

【植物名】鳢肠。

【拉丁名】Eclipta prostrata Linn.

【中药名】墨旱莲。

【生境】生于湿地、沟边、田间。

【分布】分布于宁明、南宁、扶绥、龙州、崇左。

【性味功用】甘、酸，寒。归肾、肝经。滋补肝肾，凉血止血。用于肝肾阴虚、牙齿松动、须发早白、眩晕耳鸣、腰膝酸软、阴虚血热吐血、衄血、尿血、血痢、崩漏下血、外伤出血。

（5）补气益气药

【植物名】栌兰。

【拉丁名】Talinum Paniclatum（Jacq•）Gaertn.

【中药名】土人参。

【生境】生于田野、路边、墙脚石旁、山坡沟边等阴湿处。

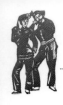

【分布】分布于桂西等地。

【性味功用】甘，平。补中益气，润肺生津。用于气虚乏力、体虚自汗、脾虚泄泻、肺燥咳嗽、乳汁稀少。

【植物名】土黄芪。

【拉丁名】Nogra guangxiensis Wei

【中药名】土黄芪。

【生境】生于山坡、旷野草地，或有栽培。

【分布】分布于武鸣、邕宁、贵港、鹿寨。

【性味功用】补气血。用于胸膜炎、胸痛、风湿骨痛、水肿、脚气病、胃脘痛、呕吐、咳嗽、病后虚弱。

【植物名】黄花倒水莲。

【拉丁名】Polygala fallax Hemsl.

【中药名】黄花倒水莲。

【生境】生于山谷林下、水旁荫湿处。

【分布】分布于全区各地。

【性味功用】甘、微苦，平。补虚健脾，散瘀通络。用于劳倦乏力、子宫脱垂、小儿疳积、脾虚水肿、带下清稀、风湿痹痛、腰痛、月经不调、痛经、跌打损伤。

【植物名】陆地棉。

【拉丁名】Gossypium hirsutum L.

【中药名】棉花根。

【生境】栽培。

【分布】全区各地均有栽培。

【性味功用】甘，温。止咳平喘，通经止痛。用于咳嗽、气喘、月经不调、崩漏。

【注意】孕妇忌服。

【植物名】银杏。

【拉丁名】Ginkgo biloba L.

【中药名】银杏叶（白果叶）、银杏果、白果。

【生境】喜生于温暖、向阳、肥沃沙质土壤环境，多为栽培。

【分布】分布于全州、灵川、桂林、兴安。

【性味功用】甘、苦、涩，平。叶：益气敛肺，平喘，止痛，化湿止泻，杀虫。用于冠心病、心绞痛、脑血管疾患、肺虚咳喘、泻痢、白带多；外用于雀斑、皮肤瘙痒。种子：润肺止咳，用于肺虚咳喘、支气管炎、遗精、淋病、遗尿、小便频数；外用可拔竹签刺。种皮有毒，可制土农药。

【植物名】党参。

【拉丁名】Codonopsis pilosula (Franch.) Nannf.

【中药名】党参。

【生境】生于山地灌木丛中及林缘。

【分布】分布东北及河北、河南、山西、陕西、甘肃、内蒙古、青海等地。

【性味功用】甘，平。补中益气，健脾益肺。用于脾肺虚弱、气短心悸、食少便溏、虚喘咳嗽、内热消渴。

【植物名】蒙古黄芪或膜荚黄芪。

【拉丁名】Astragalus membranaceus (Fisch.) Bge. Var. mongho-licus (Bge.)Hsiao 或Astragalus membranaceus (Fisch.) Bge.

【中药名】黄芪。

【生境】生于向阳草地及山坡。

【分布】主产内蒙古、山西及黑龙江，现广为栽培。

【性味功用】甘，温。补气固表，利尿托毒，排脓，敛疮生肌。用于气虚乏力、食少便溏、中气下陷、久泻脱肛、便血崩漏、表虚自汗、气虚水肿、痈疽难溃、久溃不敛、血虚痿黄、内热消渴，慢性肾炎蛋白尿、糖尿病。

【植物名】薯蓣。
【拉丁名】Dioscorea opposita Thunb.
【中药名】怀山。
【生境】生于山坡、山谷林下、溪边、路旁的灌丛或杂草中，或为栽培。
【分布】分布于华北、西北、华东和华中地区。
【性味功用】平，甘，无毒。健脾，厚肠胃，补肺，益肾。用于脾虚泄泻、久痢、虚劳咳嗽、遗精带下、小便频数、消渴、子宫脱垂。

【植物名】滇黄精。
【拉丁名】Polygonatum kingianum Coll. et Hemsl.
【中药名】黄精。
【生境】生于林下、灌丛或阴湿草坡。
【分布】分布于桂西地区。
【性味功用】甘，平。补气养阴，健脾，润肺，益肾。用于脾胃虚弱、体倦乏力、口干食少、肺虚燥咳、精血不足、内热消渴。

【植物名】白术。
【拉丁名】Atractylodes macrocephala Koidz.
【中药名】白术。
【生境】原野生于山区、丘陵地带，野生种产地已绝迹。现各地多有栽培，以浙江栽培的数量最大。

【性味功用】苦、甘，温。健脾益气，燥湿利水，止汗，安胎。用于脾虚食少、腹胀泄泻、痰饮眩悸、水肿、自汗、胎动不安。土白术健脾、和胃、安胎，用于脾虚食少，泄泻便溏，胎动不安。

【植物名】中华蜜蜂或意大利蜂所酿的蜜。
【拉丁名】Apis cerana Fabricius 或Apis mellifera Linnaeus
【中药名】　蜂蜜。
【分布】我国大部分地区均有养殖。
【性味功用】甘，平。补中，润燥，止痛，解毒。用于脘腹虚痛、肺燥干咳、肠燥便秘，外治疮疡不敛、水火烫伤。

【植物名】荔枝。
【拉丁名】Litchi chinensis Sonn.
【中药名】荔枝核。
【生境】多栽培于果园。
【分布】分布于扶绥、南宁。
【性味功用】甘、微苦，温。归肝、肾经。行气散结，祛寒止痛。用于寒疝腹痛，睾丸肿痛。

【植物名】黄皮。
【拉丁名】Clausena lansium（Lour.）Skeels
【中药名】黄皮叶。
【生境】栽培。
【分布】分布于扶绥、宁明、环江。
【性味功用】苦、辛，凉。归肺、脾经。疏风解表，除痰行气。用于感冒发热、咳嗽哮喘、气胀腹痛、疟疾、小便不利、热毒疥癣。

（6）理气行气药

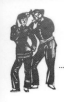

【植物名】酸橙。

【拉丁名】Citrus aurantium L.

【中药名】枳实、枳壳。

【生境】栽培于丘陵、低山地带和江河湖泊的沿岸。

【分布】分布于全区各地。

【性味功用】苦、辛，寒。行气宽中，消食化痰。用于胸肺气滞、食积不化、痰饮、水肿、胃下垂、脱肛、子宫脱垂、泄泻后重、大便不通。

【植物名】佛手柑。

【拉丁名】Citrus ediva L. var. sarcodactylis Noot.)Swingle

【中药名】佛手。

【生境】生于热带、亚热带。

【分布】分布于全区各地。

【性味功用】辛、苦、酸，温。理气止痛，化痰，健脾消食。用于肝胃气痛、胸胁胀痛、呕吐、风寒咳嗽、痰饮哮喘、食欲不振、消化不良、疝气痛。

【植物名】橘、宽皮柑。

【拉丁名】Citrus reticulata Blanco

【中药名】陈皮。

【生境】栽培于丘陵、低山地带、江河湖泊沿岸或平原。

【分布】分布于靖西、南宁、扶绥。

【性味功用】苦、辛，温。理气健脾，燥湿化痰。用于胸脘胀满、上气烦满、嗳气、呕吐、咳嗽痰多。

【植物名】石菖蒲。

【拉丁名】Acorus tatarinowii Schott

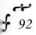

【中药名】石菖蒲、石菖蒲花。

【生境】生于山沟边、泉流水边的岩石上。

【分布】分布于宁明、武鸣、马山、德保、隆林、乐业、东兰、南丹、罗城、资源、昭平、陆川、博白、灵山、上思。

【性味功用】辛、苦，温。化湿开胃，开窍豁痰，醒神益智。用于脘痞不饥、噤口下痢、神昏癫痫、健忘耳聋。

【植物名】两面针。

【拉丁名】Zanthoxylum nitidum（Roxb.）DC.

【中药名】两面针。

【生境】生于山地、丘陵、平地的疏林、灌丛中，荒山草坡的有刺灌从中较常见。

【分布】分布于都安、南宁、崇左、扶绥、环江。

【性味功用】苦、辛，平，有小毒。行气止痛，活血化瘀，祛风通络。用于气滞血瘀引起的跌打损伤、风湿痹痛、胃痛、牙痛、毒蛇咬伤，外治汤火烫伤。

【注意】孕妇忌服。忌与酸味食物同时服用。

【植物名】茴香。

【拉丁名】Foeniculum uulgare Mill

【中药名】小茴香。

【生境】全国各地普遍栽培。

【分布】主产山西、内蒙古、甘肃、辽宁。

【性味功用】药用叶、种子、全草。用于跌打、腰痛、胀痛、跌打肿痛。

【植物名】荔枝。

【拉丁名】Litchi chinensis Sonn.

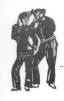

【中药名】荔枝核。

【生境】多栽培于果园。

【分布】分布于扶绥、南宁。

【性味功用】果肉：甘、酸，温；核：苦、涩，温。养血健脾，行气消肿。用于病后体虚、津伤口渴、脾虚泄泻、呃逆、食少、瘰疬、乳痈、胃脘痛、盗汗、疔肿、外伤出血。核：甘，微苦，温。理气止痛，祛寒散滞。用于疝气痛、睾丸肿痛、胃脘痛、痛经及产后腹痛。

【植物名】大香附子。

【拉丁名】Mariscus umbellatus Vahl

【中药名】香附子。

【生境】生于山坡阳处、路旁草地、溪边及林下。

【分布】分布陕西、湖北、湖南、江苏、浙江、安徽、江西、福建、台湾、广东、广西、贵州、云南、四川等地。

【性味功用】根状茎：辛，温。调经，止痛，行气解表。用于感冒、月经不调、慢性子宫内膜炎、产后腹痛、跌打损伤、风湿性关节炎。全草：辛、微苦，平。祛风止痒，解郁调经。用于皮肤瘙痒、月经不调、血崩。

【植物名】毛大丁草。

【拉丁名】Gerbera piloselloides（L.）Cass.

【中药名】白眉草。

【生境】生于向阳地、山坡、路边或田边。

【分布】分布于兴安、永福、阳朔、富川、北流、玉林、陆川、博白、桂平、贵港、上思、宁明、隆安、上林、马山、田林、乐业、南丹、东兰、都安、环江、来宾、金秀。

【性味功用】苦、辛，凉。宣肺，止咳，发汗，利水，行气，活血。用于伤风咳嗽、百日咳、哮喘、气管炎、水肿、胀满、小儿消化不良、肠炎、痢疾、尿路感染、尿路结石，小便混浊、淋沥不通，胃十二指肠溃疡、闭经、痛疽、疔疮、蛇伤。

【植物名】砂仁。

【拉丁名】Amomum villosum Lour.

【中药名】砂仁。

【生境】生于山谷林下阴湿处或栽培。

【分布】分布于那坡、靖西、德保、隆安、武鸣、邕宁、龙州、凭祥、宁明、防城。

【性味功用】辛，温。化湿开胃，温脾止泻，理气安胎。用于湿浊中阻、脘痞不饥、脾胃虚寒、呕吐泄泻、妊娠恶阻、胎动不安。

【植物名】黄荆。

【拉丁名】Vitex negundo L.

【中药名】黄荆子。

【生境】生于山坡、路旁或灌丛中。

【分布】分布于长江以地南各地。

【性味功用】温，辛，苦。祛风，除痰，行气，止痛。用于感冒、咳嗽、哮喘、风痹、疟疾、胃痛、疝气、痔漏。

【植物名】紫苏。

【拉丁名】Perilla frutescens（L.）Britt.

【中药名】紫苏梗。

【分布】湖北、江苏、河南、四川、广西、山东、广东、浙江、河北、山西等地。

【性味功用】辛，温。理气宽中，止痛，安胎。用于胸膈痞闷、胃脘疼痛、嗳气呕吐、胎动不安。

【植物名】莱菔。

【拉丁名】Raphanus sativus L.

【中药名】莱菔子。

【分布】原产我国，全国各地均有栽培，且有大量的栽培品种。

【性味功用】辛、甘，平。消食去胀，祛痰降气。用于胸腹胀满、气滞作痛、下痢后重、痰喘咳嗽。

【植物名】橘、宽皮柑。

【拉丁名】Citrus reticulata Blanco

【中药名】青皮。

【生境】栽培于丘陵、低山地带、江河湖泊沿岸或平原。

【分布】分布于靖西、南宁、扶绥。

【性味功用】疏肝破气，消积化滞，散结。用于胸胁脘腹胀痛、食积腹痛、乳痈、疝气、冻疮。

【植物名】橘、宽皮柑。

【拉丁名】Citrus reticulata Blanco

【中药名】橘核。

【生境】栽培于丘陵、低山地带、江河湖泊沿岸或平原。

【分布】分布于靖西、南宁、扶绥。

【性味功用】橘核：苦，平。理气，止痛。用于疝气、睾丸肿痛、乳痈、腰痛、膀胱气痛。

【植物名】厚朴和庐山厚朴。

【拉丁名】1. Magnolia officinalis Rehd. et Wils.

2. Magnolia officinalis Rehd. et Wils. Var. BilobaRehd. Et Wils. 〔M. Biloba（Rehd. Et Wils. ）Cheng

【中药名】厚朴。

【生境】喜生于温凉湿润气候和排水良好的酸性土壤。生于山坡山麓及路旁溪边的杂木林中。

【分布】分布于陕西、甘肃、浙江、江西、湖北、湖南、四川、贵州等地。现在有些地区已多栽培。

【性味功用】苦、辛，温。行气，燥湿，消积，平喘。用于湿滞伤中、脘痞吐泻、食积气滞、腹胀便秘、痰饮喘咳。

【植物名】白豆蔻。

【拉丁名】Amomum cardamomum L.

【中药名】白豆蔻。

【生境】生于气候温暖、潮湿、富含腐殖质、排水及保肥性良好的热带林下。

【分布】我国广东、云南有栽培。原产泰国、越南、柬埔寨等国。

【性味功用】辛，温。化湿行气，温中止呕。用于胸脘痞满，食欲不振，呕吐，湿温初起。

【植物名】高良姜。

【拉丁名】Alpinia officinarum Hance

【中药名】高良姜。

【生境】生于山坡草地、灌木丛或人工栽培。

【分布】分布于博白、陆川。

【性味功用】辛，热。温胃散寒，消食止痛。用于脘腹冷痛、胃寒呕吐、嗳气吞酸。

【植物名】草豆蔻。

【拉丁名】Alpinia katsumadai Hayata

【中药名】草豆蔻。

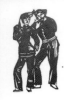

【生境】生于山坡沟谷、河边或林缘。

【分布】分布于阳朔、岑溪、容县、北流、桂平、博白、合浦、防城、武鸣。

【性味功用】辛，温。燥湿健脾，温胃止呕。用于寒湿内阻、脘腹胀满冷痛、嗳气呕逆、不思饮食、痰饮积聚。

【植物名】樟树。

【拉丁名】Cinnamomum camphora （L.） Presl[Laurus camphora L.]

【中药名】樟树二层皮。

【生境】栽培或野生于河旁，或生于较为湿润的平地。

【分布】分布广东、广西、云南、贵州、江苏、浙江、安徽、福建、台湾、江西、湖北、湖南、四川等地。

【性味功用】辛、温、苦。祛风除湿，暖胃和中，杀虫疗疮。主风湿痹痛、胃脘疼痛、呕吐泄泻、脚气肿痛、跌打损伤、疥癣疮毒、毒虫螫伤。

【植物名】马兜铃。

【拉丁名】Aristolochia debilis Sieb. Et Zucc.

【中药名】青木香。

【生境】生于山野林绿、溪流两岸、路旁及山坡灌丛中。

【分布】分布于东北、华北及陕西、甘肃、宁夏、山东、江西、湖北等地。

【性味功用】辛、苦，微寒。行气止痛，解毒消肿。用于肝胃气滞，夏令饮食不慎、秽浊内阻之腹痛吐泻，痈疮疔毒，皮肤湿疮，毒蛇咬伤。

【植物名】玫瑰。

【拉丁名】Rose rugosa Thunb.

【中药名】玫瑰花。

【生境】庭院或花园中多有栽培。

【分布】原产中国北部。全国各地均有栽培。以山东、江苏、浙江及广东最多。

【性味功用】甘、微苦，温。行气解郁，活血止痛。用于肝胃不和、外伤肿痛。

【植物名】枸橼或香圆。

【拉丁名】Citrius medica L.或Citrius Wilsonii Tanaka

【中药名】香橼。

【分布】江苏、浙江、福建、台湾、湖北、湖南、广东、广西、四川、云南等地皆有栽培。

【性味功用】辛、微苦、酸，温。舒肝理气，宽中，化痰。用于胸闷脘痛、腹胀嗳气、呕吐噫气、痰多咳嗽。

【植物名】草果。

【拉丁名】Amomum tsao-ko Crevost et Lemarie

【中药名】草果。

【生境】生于沟谷两旁疏林中，亦有栽培。

【分布】分布于那坡、都安、融水。

【性味功用】辛、温。燥湿温中，除痰截疟。用于寒湿内阻、脘腹胀痛、痞满呕吐、疟疾寒热。

【植物名】郁金。

【拉丁名】Curcuma aromatica Salisb.

【中药名】郁金。

【生境】多为栽培。

【分布】分布于隆安、横县、龙州、那坡、百色、隆林。

【性味功用】辛、苦，寒。行气化瘀，清心解郁，利胆退黄。用于经闭痛经，胸腹胀痛、刺痛，热病神昏，癫痫发狂，黄疸尿赤，跌打损伤。

【植物名】阴香。

【拉丁名】Cinnamomum burmannii（Nees）Blume

【中药名】阴香。

【生境】生于疏林、密林、灌木丛中或溪边路旁。

【分布】分布于广西南部地区。

【性味功用】辛、微甘，温。祛风散寒，温中止痛。用于胃脘寒痛、气滞心痛、腹泻、风湿性关节痛，外用治跌打肿痛、疮疖肿毒、外伤出血。

【植物名】三丫苦。

【中药名】三丫苦。

【生境】生山谷、溪边、林下。

【分布】分布我国南部各地。

【性味功用】苦，寒。清热，解毒，祛风，除湿。治咽喉肿痛、疟疾、黄疸型肝炎、风湿骨痛、湿疹、皮炎、疮疡。

（7）补血养血药

【植物名】何首乌。

【拉丁名】Polygonum multiflorum Thunb.

【中药名】何首乌。

【生境】生于草坡、路边、山坡石隙及灌木丛中。

【分布】分布于崇左、文山。

【性味功用】何首乌：苦、甘、涩，温；解毒，消痈，润肠通

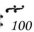

便；用于瘰疬疮痈、风疹瘙痒、肠燥便秘、高血脂。

【植物名】密花豆。

【拉丁名】Spatholobus suberectus Dunn

【中药名】鸡血藤。

【生境】生于山谷林间、溪边及灌丛中。

【分布】分布于福建、广东、广西、云南。

【性味功用】药用根皮、老茎。用于贫血、产后虚弱症、风湿关节痛、月经不调、贫血、跌打内伤、痢疾、白血病。

【注意】孕妇忌服。

【植物名】当归藤。

【拉丁名】Embelia parviflora Wall.

【中药名】当归藤。

【生境】生于灌丛林缘山坡较阴湿处。

【分布】分布于桂西等地。

【性味功用】苦、涩，平。补血调经，强腰膝。用于贫血、闭经、月经不调、带下、腰腿痛。

【植物名】枸杞。

【拉丁名】Lycium chinense Mill.

【中药名】枸杞子。

【生境】生于沟崖及山坡或灌溉地埂和水渠边等处。

【分布】野生和栽培均有。

【性味功用】苦、甘，凉。补虚益精，清热明目。用于虚劳发热、烦渴、目赤昏痛、障翳夜盲、崩漏带下、热毒疮肿。

【植物名】枣。

【拉丁名】Zizipus jujuba Mill.

【中药名】大枣。

【生境】一般多为栽培。

【分布】分布于百色、扶绥、金城江、天峨。

【性味功用】甘，平。补脾和胃，益气生津，调营卫，解药毒。用于胃虚食少、脾弱便溏、气血津液不足、营卫不和、心悸怔忡、妇人脏躁、胁痛、胆囊炎、疟疾、胃脘痛、胃溃疡。

【注意】凡有湿痰、积滞、齿病、虫病者，均不相宜。

【植物名】地黄。

【拉丁名】Rehmannia glutinosa Libosch.

【中药名】熟地。

【分布】主产河南、浙江等地。河北、湖南、湖北、四川等地亦产。

【性味功用】甘，微温。滋阴补血，益精填髓。用于肝肾阴虚、腰膝酸软、骨蒸潮热、盗汗遗精、内热消渴、血虚萎黄、心悸怔忡、月经不调、崩漏下血、眩晕、耳鸣、须发早白。

【植物名】胎盘。

【拉丁名】Placenta Hominis

【中药名】胎盘。

【性味功用】甘、咸，温。益气养血，补肾益精。用于虚劳羸瘦、虚喘劳嗽、气虚无力、血虚面黄、阳痿遗精、不孕少乳。

【植物名】龙眼。

【拉丁名】Dimocarpus longan Lour.

【中药名】龙眼肉（桂圆肉）。

【生境】多栽培于堤岸和园圃。

【分布】分布于扶绥、宁明、环江。

【性味功用】龙眼肉：甘、平，温，无毒；补心脾，益气血，安心神，健脾胃，养肌肉；用于思虑伤脾、头昏、失眠、健忘、心悸怔忡、虚羸、病后或产后体虚、血虚萎黄及由于脾虚所致之下血失血症。

【植物名】当归。

【拉丁名】Angelica sinensis (Oliv.) Diels

【中药名】当归。

【分布】栽培于陕西、甘肃、湖北、四川、云南、贵州等地。

【性味功用】甘、辛，温。补血活血，调经止痛，润肠通便。用于血虚萎黄、眩晕心悸、月经不调、经闭痛经、虚寒腹痛、肠燥便秘、风湿痹痛、跌仆损伤、痈疽疮疡。酒当归活血通经。用于经闭痛经、风湿痹痛、跌仆损伤。

【动物名】驴的皮。

【中药名】阿胶。

【生境】驴性情较温驯，饲养管理方便，饲料粗劣。

【分布】中国北部地区均有饲养。

【性味功用】甘、平。补血，止血，滋阴润燥。

【植物名】芍药。

【拉丁名】Paeonia lactiflora Pall.

【中药名】白芍。

【生境】生于山坡草地和林下或山地灌木丛中。

【分布】分布于东北、华北、陕西及甘肃。各城市和村镇多有栽培。

【性味功用】苦、酸，微寒。平肝止痛，养血调经，敛阴止汗。用于头痛眩晕、胁痛、腹痛、四肢挛痛、血虚萎黄、月经不调、自

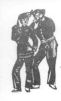

汗、盗汗。

【植物名】滇黄精。

【拉丁名】Polygonatum kingianum Coll. et Hemsl.

【中药名】黄精。

【生境】生于林下、灌丛或阴湿草坡。

【分布】分布于桂西地区。

【性味功用】甘，平。补气养阴，健脾，润肺，益肾。用于脾胃虚弱、体倦乏力、口干食少、肺虚燥咳、精血不足、内热消渴。

【植物名】爬行卫矛、冬青卫矛或无柄卫矛。

【拉丁名】爬行卫矛Euonymus fortunei（Turcz.）Hand.Mazz.、冬青卫矛Euonymus japonicus L.或无柄卫矛Euonymus subsessilis Sprague

【中药名】扶芳藤。

【生境】生于林缘或攀援于树上或墙壁上。

【分布】分布于分布我国华北、华东、中南、西南各地。

【性味功用】微苦，微温。归肝、脾、肾经。益气血，补肝肾，舒筋活络。用于气血虚弱证、腰肌劳损、风湿痹痛、跌打骨折、创伤出血。

【注意】孕妇忌服。

【植物名】弄岗唇柱苣苔。

【拉丁名】Chirita longgangensis W.T.Wang

【中药名】红药。

【性味功用】甘、涩，平。归肝、心经。养血。用于血虚头晕，贫血。

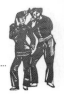

【植物名】构树。

【拉丁名】Broussonetia papyrifera （L.）L'Her.ex Vent.

【中药名】楮实子。

【生境】生于旷野村旁或杂树林中，也有栽培。

【分布】分布于全区各地。

【性味功用】甘，寒。补肾清肝，明目，利尿。用于腰膝酸软、虚劳骨蒸、头晕目昏、目生翳膜、水肿胀满。

【中药名】桃金娘果。

【植物名】桃金娘。

【拉丁名】Rhodomyrtus tomentosa (Ait.)Hassk.

【生境】生于丘陵坡地。

【分布】分布于全区各地。

【性味功用】甘、涩，平。归心、肝经。补血，滋养，止血，涩肠，固精。用于病后血虚、神经衰弱、吐血、鼻衄、便血、泄泻、痢疾、脱肛、耳鸣、遗精、血崩、月经不调、白带过多。

【注意】实热便秘者忌用。

【植物名】白花银背藤。

【拉丁名】Argyreia Pierreana Boiss.

【中药名】白花银背藤。

【性味功用】微涩，微温。补血虚，续筋骨，止血。用于血虚、眩晕、咳嗽、骨折、内伤出血。

（8）补益强壮药

【植物名】枸杞。

【拉丁名】Lycium chinense Mill.

【中药名】枸杞子。

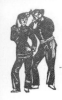

【生境】生于沟崖及山坡或灌溉地埂和水渠边等处。

【分布】野生和栽培均有。

【性味功用】苦，甘，凉。补虚益精，清热明目。用于虚劳发热、烦渴、目赤昏痛、障翳夜盲、崩漏带下、热毒疮肿。

【植物名】山茱萸。

【拉丁名】Cornus officinalis Sieb. Et Zucc.[Macrocarpium officinale (Sidb. Et Zucc.) Nakai]

【中药名】山萸肉。

【生境】生于海拔400～1500m，稀达2100m的林缘或林中。

【分布】分布于山西、陕西、甘肃、山东、灌输、安徽、江西、河南、湖南。四川有引种栽培。

【性味功用】酸，微温。补益肝肾，收敛固脱。用于腰头晕目眩、耳聋耳鸣、腰膝酸软、遗精滑精、小便频数、虚汗不止、妇女崩漏。

【植物名】金樱子。

【拉丁名】Rosa laevigata Michx.

【中药名】金樱子、金樱根。

【生境】生于荒地、路旁、丘陵、灌木丛中。

【分布】分布于南宁、河池、环江、宜山、扶绥、防城。

【性味功用】子：酸、甘、涩，平。固精缩尿，涩肠止泻。用于遗精滑精、遗尿尿频、崩漏带下、久泻久痢。叶：苦，涩，平。清热解毒，生肌止血。用于痈疮肿毒、溃疡、创伤出血。花：酸、涩，平。固精缩尿，涩肠止带。用于久泻久痢、遗精、尿频、遗尿、带下。根：酸、涩，平。固精，涩肠，止血活血。用于遗精遗尿、久泻久痢、吐血便血、崩漏、带下、子宫下垂、跌打损伤。

【植物名】肉苁蓉。

【拉丁名】Cistanche deserticola Y.C.Ma

【中药名】肉苁蓉。

【生境】生于海拔225～1150m的荒漠中，寄生在藜科植物梭梭、白梭梭等植物的根上。

【分布】分布于内蒙古、陕西、宁夏、甘肃、青海、新疆。

【性味功用】温，苦、咸。补肾阳，益精血，润肠通便。用于阳痿、不孕、腰膝酸软、筋骨无力、肠燥便秘。

【植物名】淫羊藿。

【拉丁名】Epimedium brevicornum Maxim.

【中药名】淫羊藿。

【生境】生于山地、密林、岩石缝中、溪旁或阴处潮湿地。

【分布】分布于陕西、甘肃、江苏、安徽、浙江、江西、福建、台湾、湖北、湖南、广东、广西、四川、贵州等地。

【性味功用】辛、甘，温。补肾阳，强筋骨，祛风湿。用于阳痿遗精、筋骨痿软、风湿痹痛、麻木拘挛、更年期高血压。

【植物名】金灯藤。

【拉丁名】Cuscuta japonica Choisy

【中药名】菟丝子。

【生境】生于河谷、林内及灌木丛中，寄生于木本植物及多年生草本植物上。

【分布】分布于兴安、桂林、金秀、贵县、灵山、横县、邕宁、南宁、龙州、靖西、西林、隆林、河池。

【性味功用】辛、甘，平。清热，凉血，补肾。用于头晕耳鸣、腰膝酸软、遗精、遗尿、尿频余沥、阳痿、吐血、便血、淋浊、带下、黄疸、胎动不安、疮疖、热毒痱疹。

【植物名】大叶千斤拔。

【拉丁名】Flemingia macrophylla（Willd.）Prain

【中药名】千斤拔。

【生境】生于空旷草地或灌丛中。

【分布】分布于来宾、扶绥等地。

【性味功用】甘、辛，温。祛风利湿，散瘀解毒，强腰膝。用于风湿筋骨痛、产后关节痛、慢性肾炎、咳嗽、乳腺炎、妇人白带、黄肿、喉蛾、肿毒、牙痛、蛇咬、跌打损伤。

【植物名】杜仲藤。

【拉丁名】Parabarium micranthun（A. DC.）Pierre

【中药名】红杜仲。

【生境】生于山谷、疏林或密林、灌木丛、水旁等地方。

【分布】分布于桂西地区。

【性味功用】苦、涩，微辛，平。祛风活络，壮腰膝，强筋骨，消肿。用于小儿麻痹、风湿骨痛、跌打损伤。

【注意】过量可引起头晕、呕吐等症状。

【昆虫名】双齿多刺蚁。

【拉丁名】Polyrhachis dives Smith

【中药名】黑蚂蚁。

【生境】树上筑巢而居，少数建巢于草丛、石块下。

【分布】分布于浙江、安徽、云南、福建、湖南、广东、广西、海南、台湾。

【性味功用】咸，平。补气虚，祛风毒，除湿毒。用于风湿骨痛、支气管炎、肝炎、失眠、阳痿。

【植物名】黄花倒水莲。

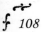

【拉丁名】Polygala fallax Hemsl.

【中药名】黄花倒水莲。

【生境】生于山谷林下、水旁荫湿处。

【分布】分布于全区各地。

【性味功用】甘、微苦，平。补虚健脾，散瘀通络。用于劳倦乏力、子宫脱垂、小儿疳积、脾虚水肿、带下清稀、风湿痹痛、腰痛、月经不调、痛经、跌打损伤。

【植物名】人参。

【拉丁名】Panax ginseng C.A.Mey

【中药名】人参。

【生境】生于山坡密林中，分布于我国东北诸省。

【分布】辽宁和吉林有大量栽培，近年来河北、山西、陕西、甘肃、宁夏、湖北等省区也有种植。

【性味功用】甘、微苦，平。大补元气，复脉固脱，补脾益肺，生津，安神。用于体虚欲脱、肢冷脉微、脾虚食少、肺虚喘咳、津伤口渴、内热消渴、久病虚羸、惊悸失眠、阳痿宫冷、心力衰竭、心原性休克。

【植物名】蚕蛾。

【拉丁名】Bombyx mori L.

【中药名】蚕蛹。

【分布】我国大部地区，均有饲养。

【性味功用】甘、咸，平。杀虫疗疳，生津止渴。主肺痨、小儿疳积、发热、蛔虫病、消渴。

【植物名】韭菜。

【拉丁名】Allium tuberosum Rottl. ex Spreng.

【中药名】韭菜子。

【生境】生于田园，全国各地有栽培。

【性味功用】辛、甘，温。补虚壮阳，固精缩尿。用于阳痿、遗精、腰痛、遗尿。

【植物名】大叶骨碎补。

【拉丁名】Davallia formosana Hayata

【中药名】骨碎补。

【生境】附生于林中石上或树干上。

【分布】分布于南宁、上思、贵港、陆川、金秀、凌云等。

【性味功用】苦，温。强筋壮骨，益肾固精，散瘀止痛。用于肾虚腰痛、风湿骨痛、跌打损伤、痢疾、牙痛、胃脘痛。

【植物名】胡桃。

【拉丁名】Juglans regia L.[J.orientis Dode;J.sinensis(C.DC.)Dode]

【中药名】胡桃仁。

【生境】生于山地及丘陵地带。

【分布】我国南北各地均有栽培。

【性味功用】甘、涩，温。补肾固精，温肺定喘，润肠通便。主腰痛脚弱、尿频、遗尿、阳痿、遗精、久咳喘促、肠燥便秘、石淋及疮疡瘰疬。

【植物名】龙眼。

【拉丁名】Dimocarpus longan Lour.

【中药名】龙眼肉（桂圆肉）、龙眼叶、龙眼。

【生境】多栽培于堤岸和园圃。

【分布】分布于扶绥、宁明、环江。

【性味功用】龙眼肉：甘、平，温，无毒。补心脾，益气血，安心神，健脾胃，养肌肉。用于思虑伤脾、头昏、失眠、健忘、心悸怔忡、虚赢、病后或产后体虚、血虚萎黄及由于脾虚所致之下血失血症。叶：甘、淡，平。清热，解毒，燥湿。用于感冒发热、疟疾、疗疮、湿疹。根或根皮：微苦，平。利湿，通络。用于乳糜尿、白带、风湿性关节痛、丝虫病。

【植物名】高梁、米、大麦、小麦、粟玉米等含淀粉质的粮食为原料，经发酵糖化制成的食品。

【拉丁名】Saccharum　Granorum，Saccharum　Granorum，Glucidtemns

【中药名】饴糖。

【分布】全国各地均产。

【性味功用】甘，温。缓中，补虚，生津，润燥。用于劳倦伤脾、里急腹痛、肺燥咳嗽、吐血、口渴、咽痛、便秘。

【动物名】麻雀。

【拉丁名】Passer montanus（L.）

【中药名】麻雀肉。

【生境】野生。

【分布】分布于全国各地。

【性味功用】药用全体（去毛和内脏）。用于小孩病舌（尤其是麻疹病后效果更佳）体弱、小儿疳积。

【植物名】五加。

【拉丁名】Acanthopanax gracilistylus W. W. Sm.

【中药名】五加皮。

【生境】生长于山坡上或丛林间。

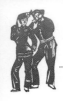

【分布】分布陕西、河南、山东、安徽、江苏、浙江、江西、湖北、湖南、四川、云南、贵州、广西、广东等地。

【性味功用】药用根或根皮、茎。用于风湿性关节炎、跌打损伤、腰痛、肚痛。

【禁忌】忌吃酸、辣食物。

【植物名】仙茅。

【拉丁名】Curculigo orchioides Gaertn.

【中药名】仙茅。

【生境】生于山坡草地上。

【分布】分布于全区各地。

【性味功用】辛，热，有毒。补肾阳，强筋骨，祛寒湿。用于阳痿精冷、筋骨痿软、腰膝冷痹、阳虚冷泻。

【植物名】锁阳。

【拉丁名】Cynomorium songaricum Rupr.

【中药名】锁阳。

【生境】生于多沙地区，寄生于蒺藜科植物白刺的根上。

【分布】分布于西北及内蒙古等地。

【性味功用】甘，温。补肾阳，益精血，润肠通便。用于骨蒸潮热、腿膝痿弱无力、肾虚阳痿及血枯便秘。

【植物名】山茱萸。

【拉丁名】Cornus officinalis Sieb. Et Zucc. [Macrocarpium officinale（Sidb. Et Zucc.）Nakai]

【中药名】山萸肉。

【生境】生于海拔400～1500m，稀达2100m的林缘或林中。

【分布】分布于山西、陕西、甘肃、山东、灌输、安徽、江西、河南、湖南。四川有引种栽培。

【性味功用】酸；微温。补益肝肾，收敛固脱。用于腰头晕目眩、耳聋耳鸣、腰膝酸软、趺精滑精、小便频数、虚汗不止、妇女崩漏。

【植物名】巴戟天。

【拉丁名】Morinda officinalis How

【中药名】巴戟天。

【生境】生于山谷溪边、山地疏林下或栽培。

【分布】分布于福建、酒杯、广东、海南、广西等地。

【性味功用】甘，辛，微温。补肾阳，强筋骨，祛风湿。用于阳痿遗精、宫冷不孕、月经不调、少腹冷痛、风湿痹痛、筋骨痿软。

【动物名】梅花鹿或马鹿的雄鹿未骨化密生茸毛的幼角。

【拉丁名】Cervus nippon Temminck或Cervus elaphus Linnaeus

【中药名】鹿茸。

【生境】栖于混交林、山地草原及森林近缘。

【分布】分布于东北、华北、华东、华南。

【性味功用】甘、咸，温。壮肾阳，益精血，强筋骨，调冲任，托疮毒。用于阳痿滑精、宫冷不孕、赢瘦、神疲、畏寒、眩晕耳鸣耳聋、腰脊冷痛、筋骨痿软、崩漏带下、阴疽不敛。

【植物名】补骨脂。

【拉丁名】Psoralea corylifolia L.

【中药名】补骨脂。

【生境】栽培或野生。

【分布】分布于山西、陕西、安徽、浙江、江西、河南、湖北、广东、四川、贵州、云南。

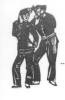

【性味功用】辛、苦，温。温肾助阳，纳气，止泻。用于阳痿遗精、遗尿尿频、腰膝冷痛、肾虚作喘、五更泄泻。外用治白癜风、斑秃。

【植物名】朝天罐。

【拉丁名】Osbeckia crinita Benth. ex Wall.

【中药名】朝天罐。

【生境】生于山谷、溪边、林下等处。

【分布】分布我国南部、东南部。

【性味功用】甘、涩，平。清热利湿，止咳，调经。用于急性胃肠炎、细菌性痢疾、消化不良、慢性支气管炎、吐血、月经不调、白带。

【动物名】蛤蚧。

【拉丁名】Gekko gecko L.

【中药名】蛤蚧。

【生境】多栖于山岩及树洞中，或居于墙壁上，昼伏夜出。

【分布】分布于桂西地区。

【性味功用】咸，平。补肺益肾，纳气定喘，助阳益精。用于虚喘气促、劳嗽咳血、阳痿遗精。

【植物名】胎盘。

【拉丁名】Placenta Hominis

【中药名】胎盘。

【性味功用】甘、咸，温。益气养血，补肾益精。用于虚劳羸瘦、虚喘劳嗽、气虚无力、血虚面黄、阳痿遗精、不孕少乳。

（9）活血祛瘀药

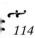

【植物名】丹参。

【拉丁名】Salvia miltiorrhiza Bunge

【中药名】丹参。

【生境】生于山野、草地、沟边向阳处。

【分布】分布于三江、金秀。

【性味功用】苦，微寒。活血祛瘀，通经止痛，清心除烦，凉血消痈。用于胸痹心痛、脘腹胁痛、癥瘕积聚、热痹疼痛、心烦不眠、月经不调、痛经经闭、疮疡肿痛。

【动物名】宽体金线蛭。

【拉丁名】Whitmania pigra（Whitman）fWhitmall）

【中药名】蚂蟥。

【分布】分布于都安、隆林。

【性味功用】咸、苦，平，有毒。用于角膜云翳、跌打筋断。

【动物名】少棘蜈蚣。

【拉丁名】Scolopendra subspinipes mutilans L.Koch

【中药名】蜈蚣。

【生境】栖息于丘陵地带和多砂土的低山区，喜欢在温暖的地方。以小型昆虫及其卵等为食。

【分布】分布于云南省文山、金秀。

【性味功用】辛，温，有毒。息风镇痉，攻毒散结，通络止痛。用于小儿惊风、抽搐痉挛、中风、半身不遂、破伤风、风湿顽痹、疮疡、瘰疬、毒蛇咬伤。

【动物名】鲮鲤。

【拉丁名】Manis pentadactyla L.

【中药名】穿山甲。

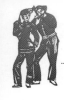

【分布】分布于天峨。

【性味功用】咸，微寒。通经下乳，祛瘀散结，消肿排脓。外用止血。用于经闭、乳汁不下、胃脘痛癥瘕痞块、瘰疬、痈疽肿毒、风湿痹痛、肢体拘挛或强直。

【植物名】百足藤。

【拉丁名】Pothos repens (Lour.)Druce

【中药名】飞天蜈蚣。

【生境】生于深山石壁、古树、墙壁等阴湿地带。

【分布】分布于田东、大新、龙州、凭祥、宁明、武鸣、玉林。

【性味功用】辛，温。消肿止痛。用于跌打损伤、痈肿疮毒、眼生翳膜。

【植物名】川芎。

【拉丁名】Ligusticum chuanxiong Hort.

【中药名】川芎。

【生境】为著名栽培中药材，未见野生。

【分布】主要栽培于四川、云南、贵州、广西、湖北、湖南、江西、浙江、江苏、陕西、甘肃等地。

【性味功用】辛，温。活血行气，祛风止痛。用于月经不调、经闭痛经、癥瘕腹痛、胸胁刺痛、跌仆肿痛、头痛、风湿痹痛。

【植物名】红花青藤。

【拉丁名】Illigera rhodantha Hance

【中药名】红花青藤。

【生境】生于山谷密林或疏林灌丛中或溪边杂木林中。

【分布】分布于桂西地区。

【性味功用】甘、辛，温。祛风散瘀，消肿止痛。用于风湿性关节炎、跌打肿痛、蛇虫咬伤、小儿麻痹后遗症。

【植物名】桃或山桃。

【拉丁名】Prunus persica（L.）Batsch 或Prunus davidiana（Carr.）Franch.

【中药名】桃仁。

【分布】主产四川、云南、陕西、山东、河北、山西、河南等地。

【性味功用】苦、甘，平。活血祛瘀，润肠通便。用于经闭、痛经、癥瘕痞块，跌仆损伤、肠燥便秘。

【植物名】红藤。

【拉丁名】Daemororops margaritae（Hance）Beck.

【生境】生于山地林中。

【分布】分布于金秀。

【性味功用】茎：驱虫，利尿，驱风镇痛。用于蛔虫、蛲虫、小便热淋涩痛、牙痛。

【植物名】三七。

【拉丁名】Panax notoginseng（Burk.）F. H. Chen

【中药名】三七（田七）。

【生境】生于山坡丛林下，今多栽培于山脚斜披、土丘缓坡上或人工荫棚下。

【分布】分布于靖西、那坡等地。

【性味功用】甘，微苦，微温。散瘀止血，消肿定痛。用于咳血、吐血、衄血、便血、崩漏、外伤出血、胸腹刺痛、跌仆肿痛。孕妇慎用。

【植物名】苎麻。

【拉丁名】Boehmeria nivea（L.）Gaud.

【中药名】苎麻根。

【生境】生于荒地、山坡或栽培。

【分布】分布于桂西等地。

【性味功用】甘，寒。止血，安胎。用于胎动不安、先兆流产、尿血。外治痈肿初起。

【植物名】白苞蒿。

【拉丁名】Artemisia lactiflora Wall. ex DC.

【中药名】刘寄奴。

【生境】野生于山坡、树林下。

【分布】分布于扶绥、环江。

【性味功用】辛，微苦，温。破瘀通经，止血消肿，消食化积。用于经闭、痛经、产后瘀滞腹痛、恶露不尽、癥瘕、跌打损伤、金疮出血、风湿痹痛、便血、尿血、痈疮肿毒、烫伤、食积腹痛、泄泻痢疾。孕妇忌服。

【植物名】透骨草。

【拉丁名】Phryma leptostachya L. var. oblongifolia（Koidz.）Honda

【中药名】透骨草。

【生境】生于石山荫处、林下或林边阴湿处。

【分布】分布于隆林、田林、天峨、南丹、环江、那坡。

【性味功用】凉，苦。解毒，杀虫。用于感冒、骨折、疥疮、黄水疮、痈疮肿毒、湿疹。

【植物名】凤仙花。

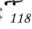

【拉丁名】Impatiens balsamina L.

【中药名】急性子。

【分布】中国南北各地均有栽培。

【性味功用】温，微苦、辛。破血软坚，消积。用于癥瘕痞块、经闭、噎膈。

【植物名】姜叶三七。（土三七）

【拉丁名】Stahlianthus involucratus（King ex Bak.）Craib

【中药名】三七姜。

【生境】生于山涧、林下草丛中。

【分布】分布于桂西地区。

【性味功用】辛，温。活血散瘀，消肿止痛。用于跌打损伤、风湿骨痛、吐血衄血、月经过多；外用治虫蛇咬伤、外伤出血。

【植物名】接骨木。

【拉丁名】Sambucus williamsii Hance

【中药名】接骨木。

【生境】生于山坡、灌丛、沟边或路旁。

【分布】分布于那坡、田林、乐业、南丹、罗城、桂林、富川、融水、金秀、资源、全州。

【性味功用】甘、苦，平。接骨续筋，活血止痛，祛风利湿。用于骨折，跌打损伤，风湿性关节炎，痛风，大骨节病，急、慢性肾炎；外用治创伤出血。

【植物名】宽叶吊石苣苔。

【拉丁名】Lysionotus pauciflorus Maxim. var. latifolius W. T. Wang

【中药名】岩泽兰。

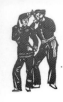

【生境】生于海拔400～1650m山地林中或灌丛中，生树上或石上。

【分布】分布于隆林、凌云、那坡、靖西、德保、天等、龙州、钦州、融安、罗城、东兰、天峨。

【性味功用】消炎，接骨。用于咳嗽、咳血、肾虚腰痛、月经不调、骨折、产褥热、慢性支气管炎、蜂窝织炎。

【植物名】倒扣草。

【拉丁名】Achyranthes aspera L.

【中药名】倒扣草（土牛膝）。

【生境】多野生于旷地、山坡、路边及草地。

【分布】分布于环江、扶绥、宁明、东兰、百色。

【性味功用】苦、甘，寒。清热解毒，凉血利湿，利咽散结。用于暑热头痛、咽喉肿痛、烦渴、肠炎、痢疾、风湿骨痛、泌尿系结石、血淋、痈疽、痈疖、脚气水肿、烫火伤。

【植物名】蓟。

【拉丁名】Cirsium japonicum DC.

【中药名】大蓟。

【生境】生于山坡、草地、路旁。

【分布】分布于河北、陕西、山东、江苏、浙江、江西、福建、台湾、湖北、湖南、广东、广西、四川、贵州、云南等地。

【性味功用】甘，苦，凉。凉血止血，祛瘀消肿。用于衄血、吐血、尿血、便血、崩漏下血、外伤出血、痈肿疮毒。

【植物名】刺儿菜。

【拉丁名】Cirsium setosum（Willd.） MB.

【中药名】小蓟。

【生境】生于山坡、河旁或荒地。

【分布】分布于隆林。

【性味功用】甘、苦，凉。凉血止血，散瘀解毒消痈。用于衄血、吐血、尿血、血淋、便血、崩漏、外伤出血、痈肿疮毒。

【植物名】瓜子金。

【拉丁名】Polygala japonica Houtt.

【中药名】瓜子金。

【生境】生于山坡草丛中、路边。

【分布】分布于广西南部。

【性味功用】辛、苦，平。祛痰止咳，活血消肿，解毒止痛。用于咳嗽、痰多、慢性咽喉炎、跌仆损伤、疔疮疖肿、毒蛇咬伤。

【植物名】卷柏。

【拉丁名】Selaginella tamariscina（Beauv.）Spring

【中药名】卷柏。

【生境】生于向阳山坡或岩石缝内。

【分布】分布于全区各地。

【性味功用】辛，平。活血通经。用于经闭痛经、癥瘕痞块、跌仆损伤。卷柏炭化瘀止血；用于吐血、崩漏、便血、脱肛。

【植物名】醉鱼草。

【拉丁名】Buddleja lindleyana Fort.

【中药名】醉鱼草。

【生境】生于山坡林缘或河岸边。

【分布】分布于岑溪、藤县、昭平、钟山、贺县、富川、恭城、永福、灵川、全州、三江、鹿寨、金秀、罗城。

【性味功用】微辛、苦，温，有毒。清热解表，祛风活血，杀虫止痒。用于流行性感冒、发热、咳嗽、哮喘、小儿肺炎、黄疸型肝炎、风湿性关节痛、蛔虫病、钩虫病、跌打损伤、痄腮、瘰疬、甲状腺肿大、中耳炎、骨鲠喉、红眼病、痢疾、咽喉肿痛、外伤出血、疮疖。

【植物名】剑叶龙血树。

【拉丁名】Dracaena cochinchinensis（Lour.）S.C.Chen

【中药名】龙血竭。

【生境】生于石山林中或栽培。

【分布】分布于崇左、龙州、东兴。

【性味功用】甘、淡，平。归肺经。润肺止咳。用于肺燥咳嗽。

【植物名】地鳖或冀地鳖的雌虫干燥体。

【拉丁名】Eupolyphaga sinensis Walker 或Steleophaga plancyi(Boleny)

【中药名】土鳖虫。

【性味功用】咸，寒，有小毒。破瘀血，续筋骨。用于筋骨折伤、瘀血经闭、癥瘕痞块。

【植物名】芍药或川赤芍。

【拉丁名】Paeonia lactiflora Pall.或Paeonia veitchiiLynch

【中药名】赤芍。

【分布】主产内蒙古、河北、辽宁、黑龙江、吉林。陕西、山西、甘肃、青海、湖北、四川、贵州、云南等地亦产。

【性味功用】苦，微寒。清热凉血，散瘀止痛。用于温毒发斑、吐血衄血、目赤肿痛、肝郁胁痛、经闭痛经、癥瘕腹痛、跌仆损伤、痈肿疮疡。

【植物名】西南菝葜。

【拉丁名】Smilax bockii Warb

【中药名】金刚藤。

【生境】生于山坡林下。

【分布】分布于我国西南部及西藏等地。

【性味功用】微辛，温。祛风，活血，解毒。用于风湿腰腿痛、跌打损伤、瘰疬。

【植物名】酢浆草。

【拉丁名】Oxalis corniculata L.

【中药名】酢浆草。

【生境】生于耕地、荒地或路旁。

【分布】分布于南宁、崇左、环江。

【性味功用】酸，寒。清热利湿，凉血散瘀，消肿解毒。用于泄泻、痢疾、黄疸、淋病、赤白带下、麻疹、吐血、衄血、咽喉肿痛、疔疮、痈肿、疥癣、痔疾、脱肛、跌打损伤、烫火伤。

【植物名】苏木。

【拉丁名】Caesalpinia sappan L.

【中药名】苏木。

【生境】生于山谷、丛林中或栽培。

【分布】分布桂西等地。

【性味功用】甘、咸，平。归心、肝、脾经。活血祛瘀，消肿止痛。用于跌打损伤、骨折筋伤、瘀滞肿痛、经闭痛经、产后瘀阻、胸腹刺痛、痈疽肿痛。

【注意】孕妇慎用。

【植物名】月季花。

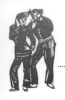

【拉丁名】Rosa chinensis Jacq.

【中药名】月季花根。

【生境】生于山坡或路旁。

【分布】我国各地普遍栽培。全国大部分地区都有生产。

【性味功用】药用根、花。用于月经不调、不孕症。

【植物名】老鼠耳。

【拉丁名】Berchemia lineata（L.）DC.

【中药名】铁包金。

【生境】生于低海拔的山野、矮林、路旁、坡地、丘陵或杂草丛中。

【分布】分布于南宁、武鸣、平果、扶绥、忻城、防城。

【性味功用】微苦，平。消肿定痛，镇咳止血，散瘀消滞，祛风湿，消肿毒。用于肺结核咯血、消化道出血、黄疸型肝炎、肝硬化腹水、肿瘤、风湿骨痛、腹痛、头痛、精神分裂、妇女经痛、乳疮、牙痛、颈淋巴结肿大、睾丸肿痛、痔疮、痈疔疮疖、荨麻疹、跌打损伤等；外用治外伤出血、烫火伤、毒蛇咬伤等。

【植物名】朱蕉。

【拉丁名】Cordyline fruticosa（Linn.）A. Cheval.

【中药名】铁树叶。

【生境】栽培。

【分布】栽培。

【性味功用】铁树叶：甘淡，凉。清热，止血，散瘀。用于痢疾、吐血、便血、胃痛、尿血、月经过多、跌打肿痛。铁树花：止血，下痰。

【植物名】中华青牛胆。

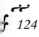

【拉丁名】Tinospora sinensis（Lour.）Merr.

【中药名】宽筋藤。

【生境】生于疏林下或河边、村旁的灌丛中，也有栽培。

【分布】分布于全区各地。

【性味功用】微苦，凉。祛风止痛，舒筋活络。用于风湿痹痛、腰肌劳损、坐骨神经痛、跌打损伤。

【植物名】马鞭草。

【拉丁名】Verbena officinalis L.

【中药名】马鞭草。

【生境】生于山坡、路边、溪旁或林边。

【分布】分布于环江、来宾、南宁。

【性味功用】苦、辛，微寒。清热解毒，活血通经，利水消肿，截疟。用于感冒发热、咽喉肿痛、牙龈肿痛、黄疸、痢疾、癥瘕积聚、血瘀经闭、痛经、癥瘕、水肿、小便不利、疟疾、痈疮肿毒、跌打损伤。

【植物名】广西莪术。

【拉丁名】Curcuma kwangsiensis S.G.Lee et C.F.Liang

【中药名】莪术。

【生境】生于丘陵湿地上，也有栽培。

【分布】分布于武鸣、南宁、凌云、宁明、邕宁、横县、上思、贵县、罗城、金秀、贵港、永福、桂林。

【性味功用】辛、苦，温。行气破血，消积止痛。用于癥瘕痞块、瘀血经闭、食积胀痛、早期宫颈癌。

【注意】孕妇禁用。

（10）收涩固脱止血药

【植物名】石榴。

【拉丁名】Punica granatum L.

【中药名】石榴皮。

【生境】生于向阳山坡或栽培于庭园等处。

【分布】我国大部分地区均有分布。

【性味功用】酸、涩，温。涩肠止泻，止血，驱虫。用于久泻、久痢、便血、脱肛、崩漏、白带、虫积腹痛。

【植物名】棕榈。

【拉丁名】Trachycarpus wagnerianus Becc.

【中药名】棕榈炭。

【生境】生于向阳山坡及村边、庭园、田边、丘陵。

【分布】分布于百色、天等、南宁、柳州、三江、融水、都安、桂林、桂平等地区。

【性味功用】苦、涩，平。收敛止血。用于吐血、咯血、便血崩漏。

【植物名】棕榈。

【拉丁名】Trachycarpus fortunei（Hook.）H. Wendl.

【中药名】棕榈皮。

【生境】生于向阳山坡及村边、庭园、田边、丘陵。

【分布】分布于百色、天等、南宁、柳州、三江、融水、都安、桂林、桂平等地区。

【性味功用】苦、涩，平。收涩止血。治吐血、衄血、便血、血淋、尿血、下痢、血崩、带下、金疮、疥癣。

【植物名】侧柏。

【拉丁名】Bitoa orientalis(L.)Endll.

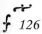

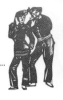

【中药名】侧柏炭。

【生境】生于湿润肥沃地，石灰岩石地也有生长。

【分布】分布于东北南部，经华北向南过广东、广西北部，西至陕西、甘肃，西南至四川、云南、贵州等地。

【性味功用】苦、涩，微寒。凉血止血，止咳。用于吐血、咯血、便血、尿血、崩漏、烧烫伤、咳嗽痰稠。外用适量。止血多炒炭用，祛痰止咳多生用。

【中药名】血余炭。

【性味功用】苦，平。止血消瘀，补阴利尿。用于血淋、崩漏、咯血、便血、小便不通。

【植物名】白及。

【拉丁名】Bletilla　striata（Thunb.）Reichb.f.

【中药名】白及。

【生境】生于林下背阴潮湿处。

【分布】分布于环江、扶绥。

【性味功用】苦、甘、涩，微寒。收敛止血，消肿生肌。用于咳血吐血、外伤出血、疮疡肿毒、皮肤皲裂、肺结核咳血、溃疡病出血、骨折、脚癣。

【植物名】三七。

【拉丁名】Panax notoginseng（Burk.）F.H.Chen

【中药名】三七（田七）。

【生境】生于山坡丛林下，今多栽培于山脚斜坡、土丘缓坡上或人工荫棚下。

【分布】分布于靖西、那坡等地。

【性味功用】甘，微苦，微温。散瘀止血，消肿定痛。用于咳

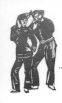

血、吐血、衄血、便血、崩漏、外伤出血、胸腹刺痛、跌仆肿痛。

【注意】孕妇慎用。

【拉丁名】Eclipta prostrata L.

【中药名】墨旱莲（旱莲草）。

【生境】生于湿地、沟边、田间。

【分布】分布于宁明、南宁、扶绥、龙州、崇左。

【性味功用】甘、酸，平。清肝肺热，凉血止血。用于痢疾、肺结核或胃肠各种出血症、白喉、口腔炎，水田皮炎。

【植物名】龙芽草。

【拉丁名】Agrimonia pilosa Legdeb.

【中药名】仙鹤草。

【生境】生于荒坡、丘陵地上或村边、路边的草丛中。

【分布】分布于环江、南宁、都安、天峨。

【性味功用】苦，涩，平。收敛止血，截疟，止痢，解毒疗疮，杀虫。用于吐血、咯血、咳血、鼻衄、牙龈出血、崩漏、大小便出血、偏头痛、脱力劳伤、小儿疳积、眼目障翳、暑热腹痛、妇人经闭、赤白痢疾、绦虫病、痈肿疮毒、阴痒带下、跌打损伤。

【植物名】蓟。

【拉丁名】Cirsium japonicum DC.

【中药名】大蓟。

【生境】生于山坡、草地、路旁。

【分布】分布于河北、陕西、山东、江苏、浙江、江西、福建、台湾、湖北、湖南、广东、广西、四川、贵州、云南等地。

【性味功用】甘，苦，凉。凉血止血，祛瘀消肿。用于衄血、吐血、尿血、便血、崩漏下血、外伤出血、痈肿疮毒。

【植物名】刺儿菜。

【拉丁名】Cirsium setosum（Willd.）MB.

【中药名】小蓟。

【生境】生于山坡、河旁或荒地。

【分布】分布于隆林。

【性味功用】甘、苦，凉。凉血止血，散瘀解毒消痈。用于衄血、吐血、尿血、血淋、便血、崩漏、外伤出血、痈肿疮毒。

【植物名】算盘子。

【拉丁名】Glochidion puberum（L.）Hutch.

【中药名】算盘子根。

【生境】生山坡灌丛中。

【分布】分布于长江流域以南各地。

【性味功用】苦，凉，小毒。清热利湿，行气活血，解毒消肿。主感冒发热、咽喉肿痛、咳嗽、牙痛、湿热痢疾、黄疸、淋浊、带下、风湿痹痛、腰痛、疝气、痛经、闭经、跌打损伤、痈肿、瘰疬、蛇虫咬伤。

【植物名】香椿。

【拉丁名】Toona sinensis（A.Juss.）Roem.［Cedrela sinensis A.Juss.］

【中药名】椿白皮。

【生境】常栽培于海拔2700m以下的房前屋后、村边、路旁。

【分布】分布于华北、华东、中南、西南及台湾、西藏等地。

【性味功用】苦，涩，微寒。清热燥湿，涩肠，止血，止带，杀虫。主泄泻、痢疾、肠风便血、崩漏、带下、蛔虫病、丝虫病、疮癣。

【植物名】覆盆子。

【拉丁名】Rubus chingii Hu

【中药名】覆盆子。

【生境】生于中海拔地区，在山坡、路边阳处或阴处灌木丛中常见。

【分布】分布于江苏、安徽、浙江、江西、福建、广西等地。

【性味功用】甘、酸，温。益肾，固精，缩尿。用于肾虚遗尿、小便频数、阳痿早泄、遗精滑精。

【植物名】小麦。

【拉丁名】Triticum aestivum L.

【中药名】浮小麦。

【分布】全国各地均有栽培，为我国主要食粮之一。

【性味功用】甘、咸、凉。止虚汗，常配麻黄根、生龙骨、生牡蛎。

【植物名】苎麻。

【拉丁名】Boehmeria nivea（L.）Gaud.

【中药名】苎麻根。

【生境】生于荒地、山坡或栽培。

【分布】分布于桂西等地。

【性味功用】甘，寒。止血，安胎。用于胎动不安、先兆流产、尿血。外治痈肿初起。

【植物名】莲。

【中药名】藕节。

【生境】生于水泽、池塘、湖沼或水田内，野生或栽培。

【分布】广布于南北各地。

【性味功用】甘、涩，平。用于吐血、咯血、尿血、崩漏。

【植物名】香蒲。

【拉丁名】Tupha orientalisc. Presl

【中药名】蒲黄。

【生境】生于水边。

【分布】分布于凌云。

【性味功用】甘，平。止血，化瘀，通淋。用于吐血、衄血、咯血、崩漏、外伤出血、经闭痛经、脘腹刺痛、跌仆肿痛、血淋涩痛。

【植物名】烧柴草的土灶灶内底部中心的焦黄土块。

【中药名】灶心土。

【性味功用】辛，微温。温中和胃，止呕，止血，止泻。

【植物名】长叶地榆。

【拉丁名】Sanguisorba officinalis L. var. longifolia（Bert.）T.T.yu et C.L.Li

【中药名】地榆。

【生境】生于丘陵地或山坡草地。

【分布】分布于灌阳、昭平、桂平、来宾。

【性味功用】苦、酸、涩，微寒。凉血止血，解毒敛疮。用于便血、痔血、吐血、衄血、血痢、崩漏。

【植物名】槐。

【拉丁名】Sophora japonica L.

【中药名】槐花。

【生境】栽培于屋边、路边。

【分布】分布于扶绥、南宁。

【性味功用】槐树：苦，微寒。散瘀消肿，杀虫。用于痢疾、喉

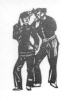

痹、经闭、蛔虫病、痔疮。

【植物名】白茅。

【拉丁名】Imperata cylindrica（L.）Beauv. var. major（Nees）C. E. Hubb. ex Hubb. et Vaughan

【中药名】白茅根。

【生境】生于路旁向阳干草地或山坡上。

【分布】分布于全区各地。

【性味功用】甘，寒。凉血止血，清热利尿。用于血热吐血、衄血、尿血、热病烦渴、黄疸、水肿、热淋涩痛、急性肾炎水肿。花：甘，温。止血，定痛。用于吐血、衄血、刀伤。针：甘，平。止血，解毒。用于衄血、尿血、便血、疮痈肿毒。

【植物名】白茄。

【拉丁名】Solanum melongena L.

【中药名】茄子根炭。

【性味功用】甘，凉。清热利湿，祛风止咳，收敛止血。用于风湿性关节炎、老年慢性气管炎、水肿、久咳、久痢、白带、遗精、尿血、便血、外用治冻疮。

【植物名】乌敛莓。

【拉丁名】Cayratia japonica（Thunb.）Gagnep.

【中药名】乌敛莓。

【生境】生于山坡、路旁灌木林中，常攀援于他物上。

【分布】分布于陕西、甘肃、山东、江苏、安徽、浙江、江西、福建、台湾、河南、湖北、广东、广西、四川等地。

【性味功用】药用根、全株。用于跌打损伤、骨折、疮疖、皮肤瘙痒、毒蛇咬伤。

【植物名】地稔。

【拉丁名】Melastoma dodecandrum Lour.

【中药名】地稔根。

【生境】生于坡地、石崖，特别适宜边坡绿化中。

【分布】分布于长江以南各省区。常生在酸性土壤上。

【性味功用】药用根、果实、全株。根：用于腹泻、白带。果实：补肾益精。全株：用于痢疾、肠炎、习惯性流产、消化不良的呕吐。嫩叶：用于刀伤出血。

【植物名】大乌泡。

【拉丁名】Rubus multibracteatus Lévl. et Vant.

【中药名】大乌泡。

【生境】生于海拔700～2500m的山坡及沟谷阴处灌木林内或林缘及路边。

【分布】分布于广东、广西、云南、贵州。

【性味功用】苦、涩；凉。清热，止血，祛风湿。用于感冒发热、咳嗽咯血、鼻衄、月经不调、外伤出血、痢疾、腹泻、脱肛、风湿痹痛。

【植物名】凤尾草。

【拉丁名】Pteris multifida Poir.

【中药名】凤尾草。

【生境】生于石灰岩缝内或墙缝、井边。

【分布】分布于桂西等地。

【性味功用】淡、微苦，寒。清热利湿，凉血止血，消肿解毒。用于痢疾、泄泻、淋浊、带下、黄疸、疔疮肿毒、喉痹乳蛾、淋巴结核、腮腺炎、乳腺炎、高热抽搐、蛇虫咬伤、吐血、衄血、尿血、便血、外伤出血。

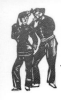

【植物名】鸡冠花。

【拉丁名】Celosia cristata L.

【中药名】鸡冠花。

【生境】原产亚洲热带。

【分布】我国南北各地区均有栽培，广布于温暖地区。

【性味功用】凉，甘、涩。收涩止血，止带，止痢。用于吐血、崩漏、便血、痔血、赤白带下、久痢不止。治菌痢可配马齿苋、白头翁；治白带可用白鸡冠花配乌贼骨。

【动物名】盐肤木、青麸杨或红麸杨叶上的虫瘿。

【拉丁名】Melaphis chinensis (Bell) Baker

【中药名】五倍子

【生境】生于海拔350～2300m的石灰山灌丛、疏林中。

【分布】分布于全国各地（除新疆、青海外）。

【性味功用】酸、涩，寒。敛肺降火，涩肠止泻，敛汗止血，收湿敛疮。用于肺虚久咳、肺热痰嗽、久泻久痢、盗汗、消渴、便血痔血、外伤出血、痈肿疮毒、皮肤湿烂。

【动物名】大刀螂、小刀螂或巨斧螳螂的干燥卵鞘。

【拉丁名】大刀螂Tenodera sinensis Saussure 、小刀螂Statilia maculata （Thunberg）或巨斧螳螂Hierodula patellifera （Serville）的干燥卵鞘。

【中药名】桑螵蛸。

【生境】多栖于向阳背风的灌木、矮小丛及草丛荒地处。

【分布】全国大部分地区均有分布。

【性味功用】甘、咸，平。固精缩尿。用于肾虚之遗精、尿频、遗尿及白带过多等症。配龙骨治遗精，配乌贼骨治白带过多。

【植物名】茜草。

【拉丁名】Rubia cordifolia L.

【中药名】茜草。

【生境】生于原野、山地的林边、灌丛中。

【分布】主产于陕西、河北、河南、山东等地。此外，湖北、江苏、浙江、甘肃、辽宁、山西、广东、广西、四川等地亦产。

【性味功用】苦，寒。行血止血，通经活络，止咳祛痰。治吐血、衄血、尿血、便血、血崩、经闭、风湿痹痛、跌打损伤、瘀滞肿痛、黄疸、慢性气管炎。

【植物名】芡实。

【拉丁名】Euryale ferox Salisb.

【中药名】芡实。

【生境】生于池塘、湖沼及水田中。

【分布】分布于东北、华北、华东、华中及西南等地。

【性味功用】甘、涩，平。益肾固精，补脾止泻，祛湿止带。用于梦遗滑精、遗尿尿频、脾虚久泻、白浊、带下。

【动物名】三趾马、犀类、鹿类、牛类等的骨骼化石或象类门齿的化石。

【中药名】龙骨。

【分布】产于内蒙古、河北、山西、陕西、甘肃、河南、湖北、四川等地。

【性味功用】甘、涩，平。镇静，敛汗涩精，生肌敛疮。用于神经衰弱、心悸、失眠、多梦、自汗、盗汗、遗精、遗尿、崩漏、带下，外用治疮疡久溃不敛。

【动物名】长牡蛎。

【拉丁名】Ostrea gigas Thunb.

【中药名】牡蛎。

【生境】栖息于从潮间带至低潮线以下10多米深的泥滩及泥沙质海底，通常在正常海水中生活的个体小，在盐度较低海水中生活的个体大。我国沿海均有分布，为河口及内湾养殖的优良品种。

【分布】分布于我国沿海，为河口及内湾养殖的优良品种。

【性味功用】咸，微寒。重镇安神，潜阳补阴，软坚散结。用于惊悸失眠、眩晕耳鸣、瘰疬痰核、癥瘕痞块。煅牡蛎收敛固涩。用于自汗盗汗、遗精崩带、胃痛吞酸。

（11）祛风利湿药

【植物名】八角枫（华瓜木）。

【拉丁名】Alangium chinense（Lour.）Harms

【中药名】八角枫。

【生境】生于山野路旁、灌木丛或杂木林中。

【分布】分布于忻城、乐业。

【性味功用】辛，微温，有小毒。祛风除湿，舒筋活络，散瘀止痛。用于风湿关节痛、精神分裂症、泄泻、急性胃肠炎、小儿疳积、跌打损伤。

【注意】有毒，孕妇忌服，小儿和年老体弱者慎用。

【植物名】桑。

【拉丁名】Morus alba L.

【中药名】桑枝。

【生境】生于丘陵、山坡、村旁、田野等处，多为人工栽培。

【分布】分布于崇左、宁明、天峨、龙州。

【性味功用】桑枝：微苦，平。除湿毒，祛风毒。用于风湿骨痛、水肿。

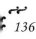

【植物名】鹅掌藤。

【拉丁名】Schefflera arboricola Hagata

【中药名】七叶莲。

【生境】生于山谷或阴湿的疏林中。

【分布】分布贵州、广东、广西、浙江、台湾等地。

【性味功用】药用全株。用于风湿骨痛、跌打肿痛、骨折、肝硬化腹水、慢性肾炎、贫血、皮肤瘙痒。

【植物名】大血藤。

【拉丁名】Sargentodoxa cuneata（Oliv.）Rehd. et Wils.

【中药名】大血藤（槟榔钻）。

【生境】生于山坡疏林、溪边，有栽培。

【分布】分布于桂北地区。

【性味功用】苦、平。清热解毒，活血，祛风。用于肠痈腹痛、经闭痛经、风湿痹痛、跌仆肿痛。

【植物名】川续断。

【拉丁名】Dipsacus asperoides C. Y. Cheng et T. M. Ai （和《中华人民共和国药典》不一样）

【中药名】续断。

【生境】生于沟边、草丛、林缘或路旁。

【分布】分布于贺县、富川、恭城、全州、资源、龙胜、南丹、天峨、乐业、隆林、那坡、凌云、灵川、兴安、灌阳。

【性味功用】苦、辛，微温。补肝肾，强筋骨，调血脉，止崩漏。用于腰背酸痛、肢节痿痹、跌仆创伤、损筋折骨、胎动漏红、血崩、遗精、带下、痈疽疮肿。

【植物名】二色波罗蜜。

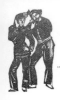

【拉丁名】Artocarpus styracifolius Pierre

【中药名】枫荷桂。

【生境】生于山地林中。

【分布】分布于全区各地

【性味功用】甘，微温。除湿毒，祛风毒。用于风湿骨痛、腰肌劳损、慢性腰腿痛、偏瘫、跌打损伤、胸痛、风湿性心脏病。

【植物名】大叶千斤拔。

【拉丁名】Flemingia macrophylla（Willd.）Prain

【中药名】千斤拔。

【生境】生于空旷草地或灌丛中。

【分布】分布于来宾、罗城、扶绥等地。

【性味功用】甘、辛，温。祛风利湿，散瘀解毒，强腰膝。用于风湿筋骨痛、产后关节痛、慢性肾炎、咳嗽、乳腺炎、妇人白带、黄肿、喉蛾、肿毒、牙痛、蛇咬、跌打损伤。

【植物名】徐长卿。

【拉丁名】Cynanchum paniculatum （Bge.） Kitag.

【中药名】徐长卿（了刁竹）。

【生境】野生于山坡或路旁。

【分布】分布于来宾。

【性味功用】辛，温。祛风化湿，止痛止痒。用于风湿痹痛、胃痛胀满、牙痛、腰腿痛、跌仆损伤、荨麻疹、湿疹、蛇咬伤。

【植物名】五加。

【拉丁名】Acanthopanax gracilistylus W. W. Sm.

【中药名】五加皮。

【生境】生长于山坡上或丛林间。

【分布】分布陕西、河南、山东、安徽、江苏、浙江、江西、湖北、湖南、四川、云南、贵州、广西、广东等地。

【性味功用】药用根或根皮、茎。用于风湿关节炎、跌打损伤、腰痛、肚痛。

【禁忌】忌吃酸、辣食物。

【植物名】草珊瑚。

【拉丁名】Sarcandra glabra（Thunb.）Nakai

【中药名】肿节风、九节风。

【生境】生于山沟、溪谷林阴湿地。

【分布】分布于全区各地。

【性味功用】苦、辛，微温。清热凉血，活血消瘀，祛风通络。用于肺炎、阑尾炎、蜂窝组织炎、血瘀紫斑、紫癜、风湿骨痛、跌打损伤、肿瘤。

【植物名】通城虎。

【拉丁名】Aristolochia fordiana Hemsl.

【中药名】通城虎。

【生境】生于山谷阴湿处。

【分布】分布广西、贵州等地。

【性味功用】苦、辛，温，小毒。祛风，镇痛，消肿，解毒。用于风湿骨痛、胃脘痛、腹痛、咽喉炎、跌打损伤、小儿惊风、毒蛇咬伤。

【植物名】威灵仙。

【拉丁名】Clematis chinensis Osbeck

【中药名】威灵仙。

【生境】生于山坡、山谷灌木丛中、沟边路旁草丛中。

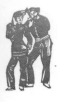

【分布】分布于广西南部。

【性味功用】辛、咸、微苦，温，小毒。祛风除湿，通络止痛。用于风湿痹痛、肢体麻木、筋脉拘挛、屈伸不利、脚气肿痛、疟疾、骨鲠咽喉、痰饮积聚。

【注意】气血亏虚及孕妇慎服。

【植物名】秦艽、麻花秦艽、粗茎秦艽、小秦艽。

【拉丁名】Gentiana macrophylla Pall.

【中药名】秦艽。

【生境】生于海拔800～4500m的田埂、路旁、河滩沙地、向阳山坡及干草原等地。

【分布】分布于桂西等地。

【性味功用】苦、辛，微寒。祛风除湿，和血舒筋，清热利尿。用于风湿痹痛、筋骨拘挛、黄疸、便血、骨蒸潮热、小儿疳热、小便不利。

【植物名】马甲子。

【拉丁名】Paliurus ramosissimus Poir.

【中药名】马甲子。

【生境】生于山地或旷野，野生或栽培。

【分布】分布于西南及江苏、安徽、浙江、江西、福建、台湾、湖北、湖南、广东、广西等地。

【性味功用】叶：清热拔毒。外敷治眼热痛、痈疽溃脓、皮肤溃疡。根：苦，平。祛风散瘀，解毒消肿。用于风湿痹痛、跌打损伤、咽喉肿痛、痈疽。

【动物名】蚯蚓。

【拉丁名】Pheretima aspergillum(E.Perrier)

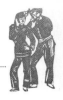

【中药名】地龙。

【生境】生于潮湿、疏松之泥土中。

【分布】分布于全区各地。

【性味功用】药用全体（去内脏）。水煎服或鲜品开水冲焗，服药液治小儿高热不退、脑中风后遗症。研粉开水冲服治小儿急慢性肠胃炎、小儿高热抽搐。鲜品捣烂布包水煎有治小儿哮喘。炒黄后加水蛇服治高热。鲜品加入白糖内，待蚯蚓溶化后取药液涂患处治烧烫伤，与苦地胆共捣烂敷患处治甲沟炎。

【植物名】腺梗豨莶。

【拉丁名】Siegesbeckia pubescens Makino

【中药名】豨莶草。

【生境】生于山坡、山谷林缘、灌丛林下的草坪中，河谷、溪边、河槽潮湿地、旷野、耕地边等处也常见。

【性味功用】苦，寒。祛风湿，利筋骨，降血压。用于四肢麻痹、筋骨疼痛、腰膝无力、疟疾、急性肝炎、高血压病、疔疮肿毒、外伤出血。

【植物名】异型南五味子。

【拉丁名】Kadsura heteroclita（Roxb.）Craib

【中药名】广西海风藤（海风藤）、红吹风。

【生境】生于海岸或深山的树林中。

【分布】分布于桂南地区。

【性味功用】辛、苦，微温。祛风散寒，行气止痛，舒筋活络。用于风湿性痹痛、腰肌劳损、感冒、产后风瘫。

【植物名】络石。

【拉丁名】Trachelospermum jasminoides（Lindl.）Lem.

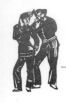

【中药名】络石藤。

【生境】喜半阴湿润的环境，耐旱也耐湿，对土壤要求不严，以排水良好的砂壤土最为适宜。

【分布】分布于全区各地。

【性味功用】苦，微寒。祛风通络，凉血消肿。用于风湿热痹、筋脉拘挛、腰膝酸痛、筋骨痛、喉痹、痈肿、跌仆损伤，蛇、犬咬伤。

【植物名】龙骨马尾杉。

【拉丁名】Phlegmariurus carinatus（Desv.）Ching

【中药名】大伸筋草。

【生境】附生于岩壁或密林树干上。

【分布】分布于那坡、靖西、天等、龙州、防城、玉林。

【性味功用】微苦，温，小毒。祛风除湿，舒筋活络，消肿止痛。用于风湿痹痛，跌打损伤。

【动物名】蟋蟀。

【拉丁名】Scaopipedus aspersus Walker

【中药名】蟋蟀。

【生境】生活于杂草丛中，也见于枯枝烂叶及砖石之下。

【分布】全国各地均有分布。

【性味功用】辛、咸，温，小毒。利尿消肿。用于癃闭、水肿；腹水；小儿遗尿。

【植物名】钻地风。

【拉丁名】Schizophragma integrifolium（Franch.）Oliv.[S.hydrangeoides Sieb. et Zucc.var. integrifolium Franch.]

【中药名】钻地风。

【生境】生于海拔900～1500m的山坡疏林内，以及路边裸岩旁，常蔓延岩石上及攀缘树木上升。

【分布】分布于西南及陕西、安徽、浙江、江西、福建、台湾、湖北、湖南、广东、广西等地。

【性味功用】凉，淡。舒筋活络，祛风活血。用于风湿脚气、风寒痹证、四肢关节酸痛。

【植物名】千年健。

【拉丁名】Homalomena occulta（Lour.）Schott

【中药名】千年健。

【生境】生于山谷林中湿处，也有栽培。

【分布】分布于金秀、宁明、凭祥、龙州、那坡、百色。

【性味功用】苦、辛，温。祛风湿，健筋骨，止痹痛。用于风寒湿痹、筋骨无力、腰膝冷痛、下肢拘挛麻木。

【植物名】桫椤。

【拉丁名】Alsophila spinulosa（Wall.ex Hook.）Tryon[Cyathea spinutosa Wall.ex Hook.]

【中药名】龙骨风。

【生境】生于海拔100～1000m的溪边林下草丛中或阔叶林下。

【分布】分布于西南及福建、台湾、广东、广西、西藏等地。

【性味功用】微苦，平。祛风除湿，活血通络，止咳平喘，清热解毒，杀虫。用于风湿痹痛、肾虚腰痛、跌打损伤、小肠气痛、风火牙痛、咳嗽、哮喘、疥癣、蛔虫病、蛲虫病及预防流感。

【植物名】飞龙掌血。

【拉丁名】Toddalia asiatica（L.）Lam.

【中药名】飞龙掌血。

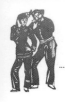

【生境】生于山林、路旁、灌丛或疏林中。

【分布】分布于桂西等地。

【性味功用】辛、苦，温。归肝、肾经。祛风止痛，散瘀止血。用于风湿痹痛、胃痛、跌打损伤、吐血、刀伤出血、痛经、闭经、痢疾、牙痛、疟疾。

【注意】孕妇忌服。

【动物名】蝼蛄。

【拉丁名】Gryllotalpa africana Palisot et Beauvois

【中药名】蝼蛄。

【生境】生活于潮湿温暖的沙质土壤中，特别是在大量施过有机质肥料的地中更多。春、秋两季最为活跃，常在晚间出动开掘土面成纵横隧道，白天隐伏洞中。趋光性强，能飞翔。

【分布】分布于全区各地。

【性味功用】利水，通便。用于水肿、石淋、小便不利、瘰疬、痈肿恶疮。

【植物名】枫香树。

【拉丁名】Liquidambar formosana Hance

【中药名】路路通。

【生境】生于湿润及土壤肥沃的地方。

【分布】分布于南宁、河池、天峨、都安、环江、扶绥、宁明。

【性味功用】树脂：辛、苦，平。解毒，凉血，活血，止痛。用于痈疮肿毒、跌打损伤、骨折肿痛、风湿痹痛、吐血、咯血、外伤出血。叶：辛、苦，平。祛风除湿，行气止痛。用于急性胃肠炎、痢疾、泄泻、湿疹、痈肿发背、产后风、小儿脐风。树皮：辛，平，有小毒。祛风，止泻，止痢。用于泄泻、痢疾、大风癞疮。树根：辛、苦，温。祛风止痛，解毒消肿。用于风湿关节痛、牙痛、泄泻、痢疾、痈疽、疔疮。路路通：苦，平。祛风通络，利水除湿。用于肢体痹痛、手足拘挛、胃痛、水肿、胀满、经闭、乳少、痈疽、痔漏、疥癣、湿疹。

【植物名】鸡矢藤。

【拉丁名】Paederia scandens (Lour.) Merr.

【中药名】鸡屎藤。

【生境】生于丘陵、林边、灌丛及荒山草地。

【分布】分布于龙州、大新、岑溪、金秀、龙胜、田林、灵川、桂林、阳朔、昭平、防城、宁明、天等、隆林。

【性味功用】甘、苦，微温。消食健胃，止痛，化痰止咳，清热解毒。用于消化不良、小儿疳积、胃肠瘀痛、胆绞痛、肾绞痛、各种外伤骨折、神经痛、风湿痛、痰热咳嗽、痢疾、肝炎、咽喉肿痛、疮疗痈肿、烫火伤、毒蛇咬伤。

【植物名】白英。

【拉丁名】Solanum lyratum Thunb.

【中药名】白英。

【生境】生于山谷草地或路旁、田边。

【分布】分布于江苏、山东、福建、江西、广东、四川。

【性味功用】苦，微寒，有小毒。清热解毒，利湿消肿，抗癌。全草：用于感冒发热、乳痈、恶疮、湿热黄疸、腹水、白带、肾炎水肿，外用治痈疖肿毒。根：风湿痹痛。

【植物名】石南藤。

【拉丁名】Piper wallichii (Miq.) Hand.-Mazz. var hupehense (DC.) Hand.-mazz.

【中药名】石南藤。

【生境】生于山地林边。

【分布】分布桂西等地。

【性味功用】辛，温。祛风湿，强腰膝，止痛，止咳。用于风湿痹痛、扭挫伤、腰膝无力、痛经、风寒感冒、咳嗽气喘。

【植物名】南蛇藤。

【拉丁名】Celastrus orbiculatus Thunb.

【中药名】南蛇藤。

【生境】生于山地林中。

【分布】分布于金秀、龙州。

【性味功用】茎：祛风除湿，活血脉。用于筋骨疼痛、四肢麻木、小儿惊风、痧症、痢疾。根或根皮：用于跌打、风湿、痧症、带状疱疹、肿毒。叶：用于湿疹、痛疖、蛇咬伤。果：调理心脾，安神，散瘀。用于神经衰弱、失眠、跌打肿痛。

【注意】本品有小毒，内服宜慎。

【植物名】走马胎。

【拉丁名】Ardisia gigantifolia Stapf

【中药名】走马胎。

【生境】生于林下、山谷或溪旁等潮湿处。

【分布】分布于广西东南部地区。

【性味功用】辛，微温。祛风毒，壮筋骨，活血祛瘀。用于风湿筋骨疼痛、跌打损伤、产后血瘀、痈疽溃疡。

【植物名】天麻

【拉丁名】Gastrodia elata Bl.

【中药名】天麻

【生境】生于海拔1200～1800m的林下阴湿、腐殖质较厚的地方。

【分布】分布于吉林、辽宁、河北、陕西、甘肃、安徽、河南、湖北、四川、贵州、云南、西藏等地。

【性味功用】甘，平。平肝息风止痉。用于头痛眩晕、肢体麻木、小儿惊风、癫痫抽搐，破伤风。

【植物名】乌头。

【拉丁名】Aconitum carmichaeli Debx.

【中药名】川乌。

【生境】生于山地草坡或灌木丛中。

【分布】分布于辽宁南部、陕西、甘肃、山东、江苏、安徽、浙江、江西、河南、湖北、湖南、广东北部、广西、四川、贵州、云南。主要栽培于四川。陕西、湖北、湖南、云南等地也有栽培。

【性味功用】辛、苦，热，有大毒。祛风除湿，温经止痛。用于风寒湿痹、关节疼痛、心腹冷痛、寒疝作痛，麻醉止痛。生品内服宜慎。不宜与贝母类、半夏、白及、白蔹、天花粉、瓜蒌类同用。

【植物名】北乌头。

【拉丁名】Aconitumkusnezoffii Reichb.

【中药名】草乌。

【生境】生于山坡草地或疏林中。

【分布】主产山西、河北、内蒙古及东北。

【性味功用】热，辛、苦。祛风除湿，温经止痛。用于风寒湿痹、关节疼痛、心腹冷痛、寒疝作痛、麻醉止痛。

【植物名】白茄。

【拉丁名】Solanum melongena L.

【中药名】茄子根。

【性味功用】甘，凉。清热利湿，祛风止咳，收敛止血。用于风湿性关节炎、老年慢性气管炎、水肿、久咳、久痢、白带、遗精、尿血、便血，外用治冻疮。

【植物名】辣蓼。

【拉丁名】Polygonum hydropiper L. var. flaccidum（Meissn.）Steward[Polygonum flaccidu Meissn.]

【中药名】红辣蓼。

【生境】生于近水边阴湿处。

【分布】分布于华东、中南及台湾、云南等地。

【性味功用】辛，温。解毒，除湿，散瘀，止血。主痢疾、泄泻、乳蛾、疟疾、风湿痹痛、跌打肿痛、崩漏、痈肿疔疮、瘰疬、毒蛇咬伤、湿疹、脚癣、外伤出血。

【植物名】了哥王。

【拉丁名】Wikstroemia indica C. A. Mey.

【中药名】了哥王。

【生境】生于村边、路旁、山坡灌丛中。

【分布】分布于全区各地。

【性味功用】苦、辛，微温，有毒。清热解毒，散瘀逐水。用于支气管炎、肺炎、腮腺炎、淋巴结炎、风湿病、晚期血吸虫病腹水、疮疖痈疽。

【注意】孕妇忌服。粉碎或煎煮时易引起皮肤过敏，宜注意防护。

【植物名】鹅掌柴。

【拉丁名】Schefflera octophylla（Lour.）Harms

【中药名】鸭脚木。

【生境】生于山野溪边、山谷、山坡脚的小灌木丛中。

【分布】分布于天等、大新。

【性味功用】叶：辛、苦，凉。祛风化湿，解毒，活血。用于风热感冒、咽喉肿痛、斑疹发热、风疹瘙痒、风湿疼痛、湿疹、下肢溃疡、疮疡肿毒、烧伤、跌打肿痛、骨折、刀伤出血。根皮，茎皮：辛、苦，凉。清热解表，祛风除湿，舒筋活络。用于感冒发热、咽喉肿痛、风湿痹痛、劳倦骨痛、木薯中毒、烫伤、无名肿毒、带状疱疹、骨折、跌打损伤。根：淡，微苦，平。活血祛瘀。用于流行性感冒、风湿骨痛。

（12）清泄湿热药

【植物名】薏苡。
【拉丁名】Coix lacryma-jobi L. var. mayuen（Roman.）Stapf
【中药名】薏苡仁。
【生境】生于屋旁、荒野、河边、溪涧或阴湿山谷中。
【分布】大部分地区均有分布。一般为栽培品。
【性味功用】甘、淡，凉。归脾、胃、肺经。健脾渗湿，除痹止泻，清热排脓。用于水肿、脚气、小便不利、湿痹拘挛、脾虚泄泻、肺痈、肠痈、扁平疣。

【植物名】尖距紫堇。
【拉丁名】Corydalis sheareri S. Moore[C. susaveolens Hance]
【中药名】护心胆。
【生境】生于海拔达1600m的山地林下沟边阴处。
【分布】分布于江苏、安微、浙江、江西、福建、湖北、湖南、广东、广西、四川、贵州云南等地。
【性味功用】苦，辛，寒，小毒。活血止痛，清热解毒。用于腹痛泄泻、跌打损伤、痈疮肿毒、目赤肿痛、胃痛。

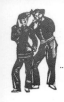

【植物名】飞扬草。

【拉丁名】Euphorbia hirta L.

【中药名】大飞扬草。

【生境】生于向阳山坡、山谷、路旁或灌丛下。

【分布】分布于浙江、江西、福建、台湾、湖南、广东、海南、广西、四川、贵州、云南。

【性味功用】辛、酸，凉，小毒。清热解毒，利湿止痒，通乳。用于肺痈、乳痈、痢疾、泄泻、热淋、血尿、湿疹、脚癣、皮肤瘙痒、疔疮肿毒、牙疳、产后少乳。

【植物名】艾纳香。

【拉丁名】Blumea balsamifera（L.）DC.

【中药名】大风艾。

【生境】生于田边、路旁、草地。

【分布】分布于环江、宁明、上林。

【性味功用】辛，微苦，微温。祛风消肿，活血散瘀。用于感冒、急性结膜炎、风湿骨痛、产后身骨痛、关节痛、痛经，外用治跌打损伤、疮疖痈肿、湿疹、皮炎。

【植物名】翠云草。

【拉丁名】Selaginella uncinata（Desv.）Spring

【中药名】翠云草。

【生境】生于山谷林下或溪边阴湿处以及岩洞石缝内。

【分布】全区各地。

【性味功用】甘、淡，凉。清热利湿，解毒，消瘀，止血。用于黄疸、胆囊炎、肠炎、痢疾、水肿、风湿痹痛、咳嗽吐血、喉痛、泌尿系感染、痔漏、烧烫伤、跌打损伤、外伤出血。

【植物名】铁苋菜。

【拉丁名】Acalypha australis L.

【中药名】铁苋菜（人苋）。（海蚌含珠）

【生境】生于山坡、沟边、路旁、田野。

【分布】分布于来宾、百色。

【性味功用】苦、涩，凉。清热解毒，消积，止痢，利湿，收敛止血。用于肠炎、细菌性痢疾、阿米巴痢疾、小儿疳积、肝炎、疟疾、吐血、衄血、尿血、便血、子宫出血，外用治痈疖疮疡、外伤出血、湿疹、皮炎、毒蛇咬伤。

【植物名】地胆草。

【拉丁名】Elephantopus scaber L.

【中药名】地胆草、草鞋根。

【分布】分布于南宁、环江、武鸣。

【性味功用】苦，凉。清热解毒，利尿消肿。用于感冒发热、急性扁桃体炎、咽喉炎、眼结膜炎、流行性乙型脑炎、百日咳、急性黄疸型肝炎、肝硬化腹水、急慢性肾炎、痢疾、痈疮肿毒、疖肿、湿疹。

【植物名】扛板归。

【拉丁名】Polygonum perfoliatum L.

【中药名】扛板归（杠板归）。

【生境】生于荒芜的沟岸、河边。

【分布】分布于环江、上林、都安。

【性味功用】酸、苦，平。利水消肿，清热解毒，止咳。用于感冒发热、肺热咳嗽、百日咳、急性扁桃体炎、乳痈痛结、下肢关节肿痛、肾炎水肿、黄疸、泄泻、疟疾、痢疾、淋浊、丹毒、瘰疬、湿疹、带状疱疹、痈肿、跌打肿痛、蛇虫咬伤。

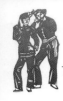

【植物名】凤尾草。

【拉丁名】Pteris multifida Poir.

【中药名】凤尾草。

【生境】生于石灰岩缝内或墙缝、井边。

【分布】分布于桂西等地。

【性味功用】淡、微苦，寒。清热利湿，凉血止血，消肿解毒。用于痢疾、泄泻、淋浊、带下、黄疸、疔疮肿毒、喉痹乳蛾、淋巴结核、腮腺炎、乳腺炎、高热抽搐、蛇虫咬伤、吐血、衄血、尿血、便血、外伤出血。

【植物名】茯苓。

【拉丁名】Poria cocos（Schw.）Wolf.［Pavhyma cocos Fr.］

【中药名】茯苓。

【生境】生于松树根上。

【分布】分布于吉林、安徽、浙江、福建、台湾、河南、湖北、广西、四川、贵州、云南。

【性味功用】甘、淡，平。利水渗湿，健脾，安神。用于水肿尿少、痰饮眩悸、脾虚食少、便溏泄泻、心神不安、惊悸失眠。

【植物名】土茯苓。

【拉丁名】Smilax glabra Roxb.

【中药名】土茯苓。

【生境】生于山坡林下、路旁或沟谷。

【分布】分布于凌云、田林、都安、邕宁、南宁、防城、博白、浦北、陆川、北流、全州、岑溪、贺县、忻城、金秀。

【性味功用】甘、淡，平。除湿，解毒，通利关节。用于湿热淋浊、带下、痈肿、瘰疬、疥癣、梅毒及汞中毒所致的肢体拘挛、筋骨疼痛。

【植物名】马齿苋。

【拉丁名】Portulaca oleracea L.

【中药名】马齿苋。

【生境】生于园地及阳光充足之草地、田间及较湿润的地方。

【分布】分布于全区各地。

【性味功用】酸，寒。清热解毒，凉血止血。用于热毒血痢、热淋血淋、丹毒瘰疬、便血、痔血、崩漏下血、痢疾、疮疡、皮炎、湿疹、痈肿疔疮、蛇虫咬伤。

【植物名】马鞭草。

【拉丁名】Verbena officinalis L.

【中药名】马鞭草。

【生境】生于山坡、路边、溪旁或林边。

【分布】分布于环江、来宾、南宁。

【性味功用】苦、辛，微寒。清热解毒，活血通经，利水消肿，截疟。用于感冒发热、咽喉肿痛、牙龈肿痛、黄疸、痢疾、癥瘕积聚、血瘀经闭、痛经、水肿、小便不利、疟疾、痈疮肿毒，跌打损伤。

【植物名】天胡荽。

【拉丁名】Hydrocotyle sibthorpioides Lam.

【中药名】天胡荽（满天星）。

【生境】生于湿润的路旁、草地、沟边及林下。

【分布】分布于南部地区。

【性味功用】苦、辛，寒。清热解毒，利湿退黄，止咳，消肿散结。用于湿热黄疸、咳嗽、百日咳、咽喉肿痛、赤目云翳、淋病、湿疹、带状疱疹、疮疡肿毒、跌打损伤。

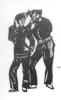

【植物名】马蹄金。

【拉丁名】Dichondra repens Forst.

【中药名】马蹄金。

【生境】栽培。

【分布】全区各地均有栽培。

【性味功用】辛，平。清热利湿，解毒消肿。用于湿热黄疸、肝炎、胆囊炎、痢疾、肾炎水肿、泌尿系感染、泌尿系结石、扁桃体炎、疮疡肿毒、跌打损伤。

【植物名】叶下珠。

【拉丁名】Phyllanthus urinaria L.

【中药名】叶下珠。

【生境】生于园边、路旁、坡地。

【分布】分布于全区各地。

【性味功用】微苦、甘，微寒。清肝明目，除湿利水，解毒消积。用于肾炎水肿、小儿疳积、风火赤眼、夜盲、黄疸型肝炎、泌尿系感染、结石、肠炎、腹泻、痢疾、痛疖，外用治青竹蛇咬伤。

【植物名】车前。

【拉丁名】Plantago asiatica L.

【中药名】车前草。

【生境】生于山野、路旁、花圃、菜圃以及池塘、河边等地。

【分布】分布于来宾、都安、扶绥、崇左、宁明。

【性味功用】甘，寒。利水，清热，明目，祛痰。用于小便不通、淋浊、带下、尿血、咳嗽、肺炎、黄疸、水肿、风湿关节痛、产后腹痛、肝炎、痢疾、泄泻、鼻衄、目赤肿痛、喉痹乳蛾、皮肤溃疡。

【植物名】半边莲。

【拉丁名】Lobelia chinensis Lour.

【中药名】半边莲。

【生境】生长于稻田岸畔、沟边或潮湿的荒地。

【分布】分布于全区各地。

【性味功用】辛，微寒。利水消肿，清热解毒。用于大腹水肿、面足浮肿、毒蛇咬伤、蜂蝎刺咬、疔疮。

【植物名】地稔。

【拉丁名】Melastoma dodecandrum Lour.

【中药名】地稔根。

【生境】生于坡地、石崖，特别适宜边坡绿化中。

【分布】分布于长江以南各省区。常生在酸性土壤上。

【性味功用】药用根、果实、全株。根：用于腹泻，白带。果实：补肾益精。全株：用于痢疾、肠炎、习惯性流产、消化不良的呕吐。嫩叶：用于刀伤出血。

【植物名】香椿。

【拉丁名】Toona sinensis（A. Juss.）Roem.〔Cedrela sinensis A. Juss.〕

【中药名】椿白皮。

【生境】常栽培于海拔2700m以下的房前屋后、村边、路旁。

【分布】分布于华北、华东、中南、西南及台湾、西藏等地。

【性味功用】苦、涩，微寒。清热燥湿，涩肠，止血，止带，杀虫。用于泄泻、痢疾、肠风便血、崩漏、带下、蛔虫病、丝虫病、疮癣。

【植物名】淡竹叶。

【拉丁名】Lophatherum gracile Brong

【中药名】淡竹叶。

【生境】野生于山坡林下及阴湿处。

【分布】分布于全区各地。

【性味功用】甘，淡，寒。清热除烦，利尿。用于热病烦渴、小便赤涩淋痛、尿血、肾炎、口舌生疮。

【动物名】蟋蟀。

【拉丁名】Scaopipedus aspersus Walker

【中药名】蟋蟀。

【生境】生活于杂草丛中，也见于枯枝烂叶及砖石之下。

【分布】全国各地均有分布。

【性味功用】辛、咸，温，小毒。利尿消肿。用于癃闭、水肿、腹水、小儿遗尿。

【植物名】鸡冠花。

【拉丁名】Celosia cristata L.

【中药名】鸡冠花。

【生境】原产亚洲热带。

【分布】我国南北各地区均有栽培，广布于温暖地区。

【性味功用】凉，甘，涩。收涩止血，止带，止痢。用于吐血、崩漏、便血、痔血、赤白带下、久痢不止。治菌痢可配马齿苋、白头翁，治白带可用白鸡冠花配乌贼骨。

【植物名】鸡眼草。

【拉丁名】Kummerowia striata（Thunb.）ScHindl.

【中药名】鸡眼草。

【生境】生于向阳山坡的路旁、田中、林中及水边。

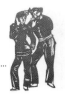

【分布】分布于南宁、河池、南丹、扶绥。

【性味功用】甘、淡，微寒。清热解毒，活血，利湿止泻。用于感冒发热、胃肠炎、小儿疳积、痢疾、肝炎、夜盲症、泌尿系感染、跌打损伤、疔疮疖肿。

【植物名】黄皮树或黄檗。

【拉丁名】Phellodendron chinense Schneid. 或 Phellodendronamurense Rupr.

【中药名】黄柏。

【生境】生于山地杂木林中或山谷溪流附近。

【分布】分布于陕西南部、浙江、江西、湖北、四川、贵州、云南、广西等地。

【性味功用】苦，寒。清热燥湿，泻火除蒸，解毒疗疮。用于湿热泻痢、黄疸、带下、热淋、脚气、痿痹、骨蒸劳热、盗汗、遗精、疮疡肿毒、湿疹瘙痒。盐黄柏滋阴降火。用于阴虚火旺、盗汗骨蒸。

【植物名】苦参。

【拉丁名】Sophora flavescens Ait.

【中药名】苦参。

【生境】生于沙地或向阳山坡草丛中及溪沟边。

【分布】分布于全区各地。

【性味功用】苦，寒。清热燥湿，祛风杀虫。用于湿热泻痢、肠风便血、黄疸、小便不利、水肿、带下、阴痒、疥癣、麻风、皮肤瘙痒、湿毒疮疡。

【植物名】黄连、三角叶黄连或云南黄连

【拉丁名】Coptis chinensis Franch.〔C. teeta Wall. var. chinensis Finet et Gagnep.〕

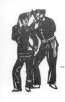

【中药名】黄连

【生境】生于海拔1000～2000m山地密林中或山谷阴凉处。野生或栽培。

【分布】分布于陕西、湖北、湖南、四川、贵州等地。

【性味功用】苦，寒。清热泻火，燥湿，解毒。用于热病邪入心经之高热、烦躁、谵妄或热盛迫血妄行之吐衄、湿热胸痞、泄泻、痢疾、心火亢盛之心烦失眠、胃热呕吐或消谷善饥、肝火目赤肿痛、以及热毒疮疡、疔疮走黄、牙龈肿痛、口舌生疮、聤耳、阴肿、痔血、湿疹、烫伤。

【植物名】蕺菜。

【拉丁名】Houttuynia cordata Thunb.

【中药名】鱼腥草。

【生境】生于沟边、溪边及潮湿的疏林下。

【分布】分布于宁明、南宁、龙州、扶绥。

【性味功用】辛，微寒。清热解毒，消痈排脓，利尿通淋。用于肺痈吐脓、痰热喘咳、热痢、热淋、痈肿疮毒。

【植物名】半枝莲。

【拉丁名】Scutellaria barbata D. Don

【中药名】半枝莲。

【生境】生于水田边、溪边或湿润草地上。

【分布】分布于我国南方各省以及河北、陕西、山东等地。

【性味功用】辛、苦，寒。清热解毒，散瘀止血，利尿消肿。用于热毒痈肿、咽喉疼痛、肺痈、肠痈、瘰疬、毒蛇咬伤、跌打损伤、吐血、衄血、血淋、水肿、腹水及癌症。

【植物名】夏枯草。

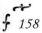

【拉丁名】Prunella vulgaris L.

【中药名】夏枯草。

【生境】生于荒地、路旁及山坡草丛中。

【分布】分布于陕西、甘肃、新疆、河南、湖北、湖南、江西、浙江、福建、台湾、广东、广西、贵州、四川及云南等省区。

【性味功用】苦、辛，寒。清肝明目，散结解毒。用于目翳羞明、目珠疼痛、头痛眩晕、耳鸣、瘰疬、瘿瘤、乳痈、疖腮、痈疖肿毒，急、慢性肝炎、高血压病。

【植物名】鸭跖草。

【拉丁名】Commelina communsi Linn.

【中药名】鸭跖草。

【生境】生于田野、路边、宅旁墙角、山坡及林缘阴湿处。

【分布】分布于龙胜、兴安、临桂、恭城、贺县、钟山、昭平、苍梧、容县、桂平、玉林、上思、上林、武鸣、南宁、龙州、靖西、乐业、南丹、罗城、三江、金秀。

【性味功用】甘、苦，寒。清热解毒，利水消肿。用于感冒高热、目赤肿痛、急性咽喉炎、扁桃体炎、丹毒、腮腺炎、黄疸型肝炎、肠炎腹泻、热痢、疟疾、小便不利、水肿、腹水、尿路感染、肾炎水肿、白带、痈疽疔疮、麦粒肿、脚气、鼻衄、尿血、血崩、早期血吸虫病、目赤肿痛、外伤出血、毒蛇咬伤。

【植物名】灯心草。

【拉丁名】Juncus effusus L.

【中药名】灯心草、灯心草根。

【生境】生于湿地或沼泽边缘、水边。

【分布】分布于龙胜、临桂、恭城、贺县、玉林、宾阳、武鸣、南宁、那坡、南丹、罗城、融水、柳州、金秀、百色、博白。

【性味功用】甘、淡，微寒。清心火，利小便。用于心烦失眠、尿少涩痛、口舌生疮、水肿、湿热黄疸、乳痈初起、小儿夜啼、喉痹、创伤。

【植物名】石生黄堇。

【拉丁名】Corydalis saxicola Bunting

【中药名】岩黄连。

【生境】生于山地林缘岩石隙缝中。

【分布】分布于河池、东兰、都安。

【性味功用】苦，凉。清热解毒，利湿，散瘀消肿，止痛止血。用于肝炎、肝硬化、肝癌、口舌糜烂、火眼、目翳、痢疾、腹泻、腹痛、痔疮出血、疮疖肿毒。

【植物名】火炭母。

【拉丁名】Polygunum chinense L.

【中药名】火炭母。

【生境】生于山谷、水边、湿地。

【分布】分布于全区各地。

【性味功用】微酸、微涩，凉。清热解毒，利湿消滞，凉血止痒，明目退翳。用于痢疾、肠炎、消化不良、肝炎、感冒、扁桃体炎、咽喉炎、白喉、百日咳、角膜云翳、霉菌性阴道炎、白带、乳腺炎、疖肿、小儿脓疱疮、湿疹、毒蛇咬伤。

【植物名】海金沙。

【拉丁名】Lygodium japonicum（Thunb.）Sw.

【中药名】金沙藤。

【生境】生于林中或溪边灌丛中。

【分布】分布于广西南部地区。

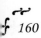

【性味功用】淡，寒。清热利尿。用于砂淋、热淋、血淋、水肿、小便不利、痢疾、火眼、风湿疼痛。

【植物名】金线草。

【拉丁名】Antenoron filiforme（Thunb.） Roberty et Vautier

【中药名】金钱草。

【生境】多生于阴湿的山沟。

【分布】分布于广西全区各地。

【性味功用】辛，凉。凉血止血，祛瘀止痛。用于吐血、肺结核咯血、子宫出血、淋巴结结核、胃痛、痢疾、跌打损伤、骨折、风湿痹痛、腰痛。

【植物名】白茅。

【拉丁名】Imperata cylindrica（L.）Beauv. var. major（Nees）C.E.Hubb. ex Hubb. et Vaughan

【中药名】白茅根。

【生境】生于路旁向阳干草地或山坡上。

【分布】分布于全区各地。

【性味功用】甘，寒。凉血止血，清热利尿。用于血热吐血、衄血、尿血、热病烦渴、黄疸、水肿、热淋涩痛、急性肾炎水肿。花：甘、温。止血，定痛。用于吐血、衄血、刀伤。针：甘，平。止血，解毒。用于衄血、尿血、便血、疮痈肿毒。

【植物名】泽泻。

【拉丁名】Alisma orientale（Sam.）Juz.

【中药名】泽泻、泽泻叶、泽泻实。

【生境】生于浅泽边缘或水田中。

【分布】分布于三江、来宾、平南、桂平、贵港、容县、北流、玉林、陆川、博白、横县、武鸣、那坡、隆林、乐业、南丹。

【性味功用】甘、淡，寒。清热，利湿。用于小便不利、尿路感染、水肿、尿血、痰饮、眩晕、呕吐、淋病、血带、泻痢、黄疸、风虚多汗、脚气。

【植物名】猪苓

【拉丁名】Polyporus umbellatus（Pers.）Fries

【中药名】猪苓

【生境】生于林中树根旁地上或腐木桩旁。

【分布】分布于黑龙江、吉林、辽宁、河北、山西、陕西、甘肃、河南、湖北、四川、贵州、云南。

【性味功用】甘、淡，平。利水渗湿。用于小便不利、水肿、泄泻、淋浊、带下。

【植物名】石韦。

【拉丁名】Pyrrosia lingua（Thunb.）Farwell

【中药名】石韦。

【生境】生于阴湿岩石上。

【分布】分布全区各地。

【性味功用】平，苦、甘。利水通淋，清泄肺热。用于肾炎水肿、泌尿系感染、尿道结石、肺热咳嗽、咯血、支气管哮喘、咽喉炎等症。

【植物名】玉蜀黍

【拉丁名】Zea mays L.

【中药名】玉米须。

【分布】全国各地广泛栽培。

【性味功用】甘、平。利尿退肿，利湿退黄，降血糖，止血。用于小便短赤、淋沥疼痛、黄疸、糖尿病、齿龈出血、出血性紫癜、高血压病。

【植物名】茅苍术或北苍术。

【拉丁名】Atractylodes lancea（Thunb.）DC. 或Atractylodes chinensis（DC.）Koidz.

【中药名】苍术。

【生境】生于山坡灌丛、草丛中。

【分布】分布于山东、江苏、安徽、浙江、江西、河南、湖北、四川等地，各地多有栽培。

【性味功用】苦、辛，温。燥湿健脾，祛风，散寒，明目。用于脘腹胀满、泄泻、水肿、脚气萎痹、风湿痹痛、风寒感冒、雀目夜盲。

【植物名】佩兰。

【拉丁名】Eupatorium fortunei Turcz.

【中药名】水泽兰。

【生境】生于溪边、河边较湿润地方。

【分布】分布于资源、桂林、富川、钟山、贺县、昭平、苍梧、岑溪、北流、陆川、博白、平南、桂平、贵港、金秀、武鸣、西林、隆林、凌云、凤山。

【性味功用】辛，平。芳香化湿，醒脾开胃，发表解暑。用于湿浊中阻、脘痞呕恶、口中甜腻、口臭、多涎、暑湿表证、湿温初起、发热倦怠、胸闷不舒。

（13）温经散寒药

【植物名】乌头。

【拉丁名】Aconitum carmichaeli Debx.

【中药名】附子。

【生境】生于山地草坡或灌木丛中。

【分布】分布于辽宁南部、陕西、甘肃、山东、江苏、安徽、浙江、江西、河南、湖北、湖南、广东北部、广西、四川、贵州、云南。主要栽培于四川。陕西、湖北、湖南、云南等地也有栽培。

【性味功用】辛、甘，热。有毒。回阳救逆，助阳补火，散寒止痛。

【植物名】姜。

【拉丁名】Zingiber officinale Roscoe.

【中药名】生姜。

【生境】栽培。

【分布】栽培。

【性味功用】辛，微温。解表散寒，温中止呕，化痰止咳。用于风寒感冒、胃寒呕吐、寒痰咳嗽。

【植物名】姜。

【拉丁名】Zingiber officinale Rosc.

【中药名】干姜。

【生境】栽培。

【分布】栽培。

【性味功用】辛、热。干姜温中散寒，回阳通脉，燥湿消痰。用于脘腹冷痛、呕吐泄泻、肢冷脉微、痰饮喘咳。

【植物名】大香附子。

【拉丁名】Mariscus umbellatus Vahl

【中药名】香附子。

【分布】陕西、湖北、华东、华南、西南。

【性味功用】根状茎：辛，温。全草：辛、微苦，平。根状茎：调经，止痛，行气解表。主治感冒、月经不调、慢性子宫内膜炎、产后腹痛、跌打损伤、风湿性关节炎。全草：祛风止痒，解郁调经。主治皮肤瘙痒，月经不调、血崩。

【植物名】茴香。

【拉丁名】Foeniculum uulgare Mill

【中药名】小茴香。

【生境】全国各地普遍栽培。

【分布】主产山西、内蒙古、甘肃、辽宁。

【性味功用】药用叶、种子、全草。用于腰痛、气胀痛、跌打肿痛。

【植物名】肉桂。

【拉丁名】Cinnamomum cassia Presl

【中药名】桂枝。

【生境】生于常绿阔叶林中，多为栽培。

【分布】分布于广西南部地区。

【性味功用】辛、甘，温。散寒解表，温通经脉，助阳化气。用于风寒感冒、脘腹冷痛、血寒经闭、寒湿痹痛、癥瘕结块、痰饮、水肿、心悸、小便不利。

【注意】热病高热、阴虚火旺、血热妄行者禁服。有出血倾向者及孕妇慎用，不宜与赤石脂同用。

【植物名】肉桂。

【拉丁名】Cinnamomum cassia Presl

【中药名】肉桂。

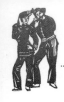

【生境】生于常绿阔叶林中，多为栽培。

【分布】分布于广西南部地区。

【性味功用】辛、甘，温。肉桂：补火助阳，引火归源，散寒止痛，活血通经。用于阳痿、宫冷、腰膝冷痛、肾虚作喘、阳虚眩晕、目赤咽痛、心腹冷痛、虚寒吐泻、寒疝、奔豚、经闭、痛经。

【注意】热病高热、阴虚火旺、血热妄行者禁服。有出血倾向者及孕妇慎用，不宜与赤石脂同用。

【植物名】高良姜。

【拉丁名】Alpinia officinarum Hance

【中药名】高良姜。

【生境】生于山坡草地、灌木丛或人工栽培。

【分布】分布于博白、陆川。

【性味功用】辛，热。温胃散寒，消食止痛。用于脘腹冷痛、胃寒呕吐、嗳气吞酸。

【植物名】山鸡椒。

【拉丁名】Litsea cubeba（Lour.）Pers.

【中药名】豆豉姜、木姜子。

【生境】生于溪旁、坡地或杂木林缘。

【分布】分布于南宁、天峨。

【性味功用】辛，香，温。健脾，燥湿，调气，消食，止痛。用于感冒、风湿痹痛、胃寒腹痛、泄泻、食滞饱胀、脚气、跌打损伤肿痛。

【植物名】草果。

【拉丁名】Amomum tsao-ko Crevost et Lemarie

【中药名】草果。

【生境】生于沟谷两旁疏林中，亦有栽培。

【分布】分布于那坡、都安、融水。

【性味功用】辛、温。燥湿温中，除痰截疟。用于寒湿内阻、脘腹胀痛、痞满呕吐、疟疾寒热。

【植物名】草豆蔻。

【拉丁名】Alpinia katsumadai Hayata

【中药名】草豆蔻。

【生境】生于山坡沟谷、河边或林缘。

【分布】分布于阳朔、岑溪、容县、北流、桂平、博白、合浦、防城、武鸣。

【性味功用】辛，温。燥湿健脾，温胃止呕。用于寒湿内阻、脘腹胀满冷痛、嗳气呕逆、不思饮食、痰饮积聚。

【植物名】乌头。

【拉丁名】Aconitum carmichaeli Debx.

【中药名】川乌。

【生境】生于山地草坡或灌木丛中。

【分布】分布于辽宁南部、陕西、甘肃、山东、江苏、安徽、浙江、江西、河南、湖北、湖南、广东北部、广西、四川、贵州、云南。主要栽培于四川。陕西、湖北、湖南、云南等地也有栽培。

【性味功用】辛、苦，热，有大毒。祛风除湿，温经止痛。用于风寒湿痹、关节疼痛、心腹冷痛、寒疝作痛、麻醉止痛。生品内服宜慎。不宜与贝母类、半夏、白及、白蔹、天花粉、瓜蒌类同用。

【植物名】北乌头。

【拉丁名】Aconitumkusnezoffii Reichb.

【中药名】草乌。

【生境】生于山坡草地或疏林中。

【分布】主产山西、河北、内蒙古及东北。

【性味功用】热，辛、苦。祛风除湿，温经止痛。用于风寒湿痹、关节疼痛、心腹冷痛、寒疝作痛、麻醉止痛。

【植物名】细辛。

【拉丁名】Asarum heteroTCMLIBopoides Fr.Schmidtvar. mandshuricum（mAaxim.）Kitag.

【中药名】细辛。

【生境】生于林下坡地或山沟阴湿而肥沃的地上。

【分布】分布于陕西、山东、安徽、浙江、江西、河南、湖北、四川等地。

【性味功用】辛，温，小毒。散寒祛风，止痛，温肺化饮，通窍。用于风寒表证、头痛、牙痛、风湿痹痛、痰饮咳喘、鼻塞、鼻渊、口疮。

【植物名】黄荆。

【拉丁名】Vitex negundo L.

【中药名】黄荆子。

【生境】生于山坡、路旁或灌丛中。

【分布】分布于长江以地南各地。

【性味功用】温，辛、苦。祛风，除痰，行气，止痛。用于感冒、咳嗽、哮喘、风痹、疟疾、胃痛、疝气、痔漏。

【植物名】吴茱萸。

【拉丁名】Evodia rutaecarpa（Juss.）Benth.var.Bodinieri （Dode）Huang

【中药名】吴茱萸。

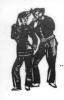

【生境】生于温暖地带的山地、疏林下或林缘空旷地，或有栽培。

【分布】分布于田林、乐业、河池、武鸣、南宁、桂平、平南、贺州、钟山、桂林、灵川、全州。

【性味功用】辛、苦，热，小毒。散寒止痛，降逆止呕，助阳止泻。用于脘腹胀痛、肝气郁滞、呕逆吞酸、厥阴头痛、脏寒吐泻、寒湿脚气、疝气、口疮溃疡、湿疹、黄水疮、风湿痹痛、高血压症。

【植物名】光轴苎叶蒟。

【拉丁名】Piper boehmeriaefolium（Miq.）C. DC.var. tomkinense C.DC.

【中药名】十八症。

【生境】生于密林下、山谷中或林绿与溪旁。

【分布】分布于桂西等地。

【性味功用】辛，温。祛风散寒，活血调经，消肿止痛。用于风寒感冒、风湿痹痛、脘腹冷痛、牙痛、月经不调、跌打肿痛、蛇虫咬伤。

【注意】孕妇忌服。

【植物名】艾。

【拉丁名】Artemisia argyi Lévl. et Vant.

【中药名】艾叶。

【生境】生于山坡、荒地、路旁或河边，也有栽培。

【分布】分布于龙胜、三江、兴安、临桂、南宁、环江、防城、金秀、都安。

【性味功用】辛、苦，温，有小毒。温经止血，散寒止痛，祛湿止痒。用于吐血、衄血、崩漏、月经过多、胎漏下血、少腹冷痛、经寒不调、宫冷不孕，外治皮肤瘙痒。醋艾炭温经止血，用于虚寒性出

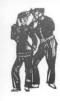

血。

（14）催吐毒积药

【植物名】常山。

【拉丁名】Dichrooa febrifuga Lour.

【中药名】常山。

【生境】生于林荫湿润山地，或栽培于林下。

【分布】分布江西、湖北、湖南、陕西、四川、贵州、云南、广东、福建、广西、甘肃、西藏、台湾等地。

【性味功用】苦、辛，寒，有毒。归肺、肝、脾经。截疟，涌吐痰涎。用于疟疾、痰结胸膈。

【植物名】甜瓜。

【拉丁名】Cucumis melo L.

【中药名】甜瓜蒂。

【生境】排水良好、土层深厚的冲积砂壤土栽培。

【分布】全国各地广泛栽培。

【性味功用】苦，寒，有毒。涌吐痰食，除湿退黄。用于中风、癫痫、喉痹、痰涎壅盛、呼吸不利、宿食不化、胸脘胀痛、湿热黄疸。

（15）止呕吐、呃逆药

【植物名】半夏。

【拉丁名】Pinellia ternate (Thunb.) Breit.

【中药名】半夏。

【生境】生于山坡、溪边阴湿的草丛中或林下。

【分布】分布于资源、全州、兴安、临桂、桂林、永福、阳朔、平乐、荔浦、富川、贺县、昭平、柳城、罗城、南丹、天峨、乐业。

【性味功用】辛，温，有毒。燥湿化痰，降逆止呕，消痞散结。用于痰多咳喘，痰饮眩悸，风痰眩晕，痰厥头痛，呕吐反胃，胸脘痞闷，梅核气；生用外治痈肿痰核。姜半夏多用于降逆止呕。

【植物名】姜。

【拉丁名】Zingiber officinale Roscoe.

【中药名】生姜。

【生境】栽培。

【分布】栽培。

【性味功用】辛，微温。解表散寒，温中止呕，化痰止咳。用于风寒感冒，胃寒呕吐，寒痰咳嗽。

【植物名】青秆竹、大头典竹或淡竹。

【拉丁名】Bambusa tuldoides Munro、Sinocalamus beecheyanus (Munro) Mc-Clure var. pubescens P.F.Li 或 Phyllostachys nigra (Lodd.) Munro var. henonis (Mitf.)Stapf ex Ren-dle

【中药名】竹茹

【生境】淡竹通常栽植于庭园。青竿竹多生于平地、丘陵。大头典竹生于山坡、平地工路旁。

【分布】淡竹分布于山东、河南及长江流域以南各地。青竿竹分布于广东、广西。大头典竹分布于广东、海南及广西。

【性味功用】甘，微寒。清热化痰，除烦止呕。用于痰热咳嗽、胆火挟痰、烦热呕吐、惊悸失眠、中风痰迷、舌强不语、胃热呕吐、妊娠恶阻、胎动不安。

【植物名】橘、宽皮柑。

【拉丁名】Citrus reticulata Blanco

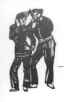

【中药名】陈皮。

【生境】栽培于丘陵、低山地带、江河湖泊沿岸或平原。

【分布】分布于靖西、南宁、扶绥。

【性味功用】苦、辛，温。理气健脾，燥湿化痰。用于胸脘胀满、上气烦满、嗳气、呕吐、咳嗽痰多。

【植物名】草豆蔻。

【拉丁名】Alpinia katsumadai Hayata

【中药名】草豆蔻。

【生境】生于山坡沟谷、河边或林缘。

【分布】分布于阳朔、岑溪、容县、北流、桂平、博白、合浦、防城、武鸣。

【性味功用】辛，温。归脾、胃经。燥湿行气，温中止呕。用于寒湿内阻、脘腹胀满冷痛、嗳气呕逆、不思饮食、痰饮积聚。

【植物名】白豆蔻。

【拉丁名】Amomum cardamomum L.

【中药名】白豆蔻。

【生境】生于气候温暖、潮湿、富含腐殖质的林下。

【分布】我国广东、云南有栽培。原产泰国、越南、柬埔寨等国。

【性味功用】辛，温。化湿行气，温中止呕。用于胸脘痞满、食欲不振、呕吐、湿温初起。

【植物名】藿香。

【拉丁名】Agastache rugosa（Fisch. et Mey.）O. Ktze.

【中药名】藿香。

【生境】生于丘陵、山坡、路旁或林下。现有栽培。

【分布】分布于桂平、马山、凌云、隆林、罗城、融水。

【性味功用】辛，微温。祛风化湿，和中止呕。用于感冒发热、感暑兼湿、消化不良、胸闷腹胀、呕吐、腹泻、风湿骨痛、头痛、痢疾、口臭、湿疹、皮肤瘙痒。

【植物名】紫苏。

【拉丁名】Perilla frutescens（L.）Britt.

【中药名】苏梗。

【分布】产湖北、江苏、河南、四川、广西、山东、广东、浙江、河北、山西等地。

【性味功用】辛，温。理气宽中，止痛，安胎。用于胸膈痞闷、胃脘疼痛、嗳气呕吐、胎动不安。

【植物名】烧柴草的土灶灶内底部中心的焦黄土块。

【中药名】灶心土。

【性味功用】辛，微温。温中和胃，止呕，止血，止泻。用于脾胃虚寒、呕吐恶心、吐血、衄血、尿血、便血、崩漏、脾虚久泻。

【植物名】氧化物类矿物刚玉族赤铁矿，主含三氧化二铁（Fe_2O_3）。

【中药名】代赭石。

【分布】主产于河北、山西。山东、河南、湖南、广东、四川等地亦产。

【性味功用】苦，寒。平肝潜阳，降逆，止血。用于眩晕耳鸣、呕吐、噫气、呃逆、喘息、吐血、衄血、崩漏下血。

【植物名】柿。

【拉丁名】Diospyros Kaki L.f.

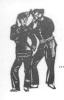

【中药名】柿蒂。

【生境】多为栽培种。

【分布】分布于华东、中南及辽宁、河北、山西、陕西、甘肃、台湾等地。

【性味功用】苦，平。降逆止呕。用于胸满呃逆。

【植物名】丁香罗勒。

【拉丁名】Ocimum gratissimum L. var. suave（Willd.）Hook.

【中药名】丁香罗勒。

【生境】多为栽培。

【分布】分布于苍梧、岑溪、平南、陆川、博白、灵山、德保、凌云。

【性味功用】辛，温。行气止痛，健胃止呕。用于外感风寒、脾虚泄泻、呃逆、风湿痹痛、跌打损伤。

【植物名】吴茱萸。

【拉丁名】Evodia rutaecarpa （Juss.） Benth.

【中药名】吴茱萸（茶辣）。

【生境】生长于低海拔向阳的疏林下或林缘旷地。

【分布】分布于桂西等地。

【性味功用】辛、苦，热，小毒。散寒止痛，降逆止呕，助阳止泻。用于脘腹胀痛、肝气郁滞、呕逆吞酸、厥阴头痛、脏寒吐泻、寒湿脚气、疝气、口疮溃疡、湿疹、黄水疮、风湿痹痛、高血压症。

【植物名】构树。

【拉丁名】Broussonetia papyrifera（L.）Vent.

【中药名】楮实子。

【生境】生于旷野村旁或杂树林中，也有栽培。

【分布】分布于全区各地。

【性味功用】甘，寒。补肾清肝，明目，利尿。用于腰膝酸软、虚劳骨蒸、头晕目昏、目生翳膜、水肿胀满。

【植物名】沉香或白木香。

【拉丁名】Aquilaria agallocha Roxb.或Aquilaria sinensis (Lour) Gilg

【中药名】沉香。

【生境】野生或栽培于热带地区。生于平地、丘陵的疏林或荒山中，有少量栽培。

【分布】国外分布于印度、印度尼西亚、越南、马来西亚等国。我国热带地区有引种。

【性味功用】辛、苦，温。行气止痛，温中散寒，降逆平喘。用于胸腹气滞、胀闷作痛、手足逆冷、脐部疼痛、呕吐呃逆、气逆痰喘。

（16）驱虫消疳积药

【植物名】楝树和川楝树。

【拉丁名】Melia azedarach L.和M. toosendan Sieb. et Zucc.

【中药名】苦楝皮。

【生境】生于海拔500～2100m的杂木林和疏林内或平坝、丘陵地带湿润处，常栽培于村旁附近或公路边。

【分布】分布于甘肃、河南、湖北、湖南、广西、四川、贵州、云南等地。

【性味功用】苦，寒。有毒。杀虫，疗癣。

【植物名】使君子。

【拉丁名】Quisqualis indica L.

【中药名】使君子。

【生境】生于平地、山坡、路旁等向阳灌丛中，亦有栽培。

【分布】分布于西南及江西、福建、台湾、湖南、广东、广西等地。

【性味功用】甘，温。驱虫消积。

【植物名】雷丸菌。

【拉丁名】Polyporus mylittae Cook .et Mass.

【中药名】雷丸。

【生境】多寄生于病竹根部。

【分布】主产四川、贵州、云南、湖北、广西、陕西。此外，浙江、湖南、广东、安徽、福建等省亦产。

【性味功用】苦，寒，有小毒。杀虫。用于绦虫、钩虫、蛔虫。

【植物名】梅。

【拉丁名】Pranus mun s,et Z

【中药名】乌梅。

【生境】各地均有栽培。

【分布】以长江流域以南各地最多。

【性味功用】酸、涩，平。敛肺，涩肠，生津，安蛔。用于肺虚久咳、久痢滑肠、虚热消渴、蛔厥呕吐腹痛、胆道蛔虫症。

【植物名】鸡矢藤。

【拉丁名】Paederia scandens （Lour.）Merr.

【中药名】鸡屎藤。

【生境】生于丘陵、林边、灌丛及荒山草地。

【分布】分布于龙州、大新、岑溪、金秀、龙胜、田林、灵川、桂林、阳朔、昭平、防城、宁明、天等、隆林。

【性味功用】甘、苦，微温。消食健胃，止痛，化痰止咳，清热解毒。用于消化不良、小儿疳积、胃肠瘀痛、胆绞痛、肾绞痛、各种外伤骨折、神经痛、风湿痛、痰热咳嗽、痢疾、肝炎、咽喉肿痛、疮疗痈肿、烫火伤、毒蛇咬伤。

【植物名】小叶三点金草。

【拉丁名】Desmodium microphyllum (Thunb.)DC.

【中药名】小叶三点金草。

【生境】生于丘陵及山坡草丛中。

【分布】分布于资源、兴安、临桂、荔浦、平乐、恭城、富爪、贺州、钟山、昭平、蒙山、岑溪、桂平、灵山、武鸣、德保、靖西、田林、隆林、天峨、宜山、金秀、鹿寨、三江。

【性味功用】甘，平。健脾利湿，止咳平喘，解毒消肿。用于小儿疳积、黄疸、痢疾、咳嗽、哮喘、支气管炎，外用治毒蛇咬伤、痈疮溃烂、漆疮、痔疮。

【植物名】乌敛莓。

【拉丁名】Cayratia japonica（Thunb.）Gagnep.

【中药名】乌敛莓。

【生境】生于山坡、路旁灌木林中，常攀援于他物上。

【分布】分布于陕西、甘肃、山东、江苏、安徽、浙江、江西、福建、台湾、河南、湖北、广东、广西、四川等地。

【性味功用】药用根、全株。用于跌打损伤、毒蛇咬伤、骨折、疮疗、皮肤瘙痒。

【植物名】六月雪。

【拉丁名】Serissa foetida（L.F.）Comn

【中药名】白马骨。

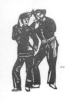

【生境】生于山坡、路边、溪旁、灌木丛中。

【分布】分布于我国中部及南部。

【性味功用】苦辛，凉。祛风，利湿，清热，解毒。用于风湿腰腿痛、痢疾、水肿、目赤肿痛、喉痛、齿痛、妇女白带、痈疽、瘰疬。

【植物名】瓜子金。

【拉丁名】Polygala japonica Houtt.

【中药名】瓜子金。

【生境】生于山坡草丛中、路边。

【分布】分布于广西南部。

【性味功用】辛、苦，平。祛痰止咳，活血消肿，解毒止痛。用于咳嗽、痰多、慢性咽喉炎、跌仆损伤、疔疮疖肿、毒蛇咬伤。

【植物名】独脚金。

【拉丁名】Striga asiatica（L.）O.Ktze.

【中药名】独脚金、独脚柑。

【生境】生于庄稼地和荒草地，寄生于寄主的根上。

【分布】分布于桂平、南宁、宁明。

【性味功用】甘、淡，凉。健脾消积，清热杀虫。用于小儿疳积、小儿夏季热、小儿腹泻、黄疸型肝炎、夜盲、蜈蚣咬伤。

【植物名】截叶铁扫帚。

【拉丁名】Lespedeza cuneata（Dum. cours.）G. Don

【中药名】铁扫帚。

【生境】生于山坡、路旁、田边、林下以及丘陵等处。

【分布】分布于全区各地。

【性味功用】甘、涩，微寒。补肝肾，益肺阴，散瘀消肿。用于遗精、遗尿、白浊、带下、哮喘、胃痛、小儿疳积、泻痢、跌打损伤、视力减退、目赤、乳痈。

【植物名】饿蚂蝗。

【拉丁名】Desmodium sambuense（D. Don）DC.

【中药名】饿蚂蝗。

【生境】生于山坡、草地或林缘。

【分布】分布江西、福建、台湾、广西、广东、四川、贵州、云南等省区。

【性味功用】药用根、叶、全株。用于小儿疳积、胃痛、消化不良、皮肤瘙痒、慢性肝炎。

【植物名】地耳草。

【拉丁名】Hypericum japonicum Thunb. ex Murray

【中药名】田基黄。

【生境】生于田边、沟边的湿草丛中。

【分布】分布于来宾、武鸣、扶绥、都安、柳江。

【性味功用】苦、甘、凉。清热解毒，利水，消肿散瘀。用于急慢性肝炎、早期肝硬化、阑尾炎、痧症吐泻、痢疾、喉蛾、毒蛇咬伤、疮疡肿毒、跌打肿痛等。

【植物名】水蜈蚣。

【拉丁名】Kyllinga brevifolia Rottb.

【中药名】水蜈蚣。

【生境】生于田边、旷野潮湿处。

【分布】分布于兴安、苍梧、岑溪、平南、容县、陆川、横县、南宁、上林、马山、隆安、凌云、东兰、金秀。

【性味功用】微辛，平。祛风利湿，止咳化痰。用于感冒咳嗽、

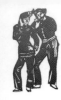

小儿高热、痢疾、小儿惊风、肝炎、黄疸、乳糜尿、刀伤出血、毒蛇咬伤、皮肤瘙痒。

【植物名】石仙桃。

【拉丁名】Pholidota chinensis Lindl.

【中药名】石仙桃。

【生境】生于山林下岩石上或附生于他树上。

【分布】福建、广东、广西、云南等地。

【性味功用】甘、微苦，凉。养阴润肺，清热解毒，利湿，消瘀。用于肺热咳嗽、咳血、吐血、眩晕、头痛、梦遗、咽喉肿痛、风湿疼痛、湿热浮肿、痢疾、白带、疳积、瘰疬、跌打损伤。

【植物名】半边莲。

【拉丁名】Lobelia chinensis Lour.

【中药名】半边莲。

【生境】生长于稻田岸畔、沟边或潮湿的荒地。

【分布】分布于全区各地。

【性味功用】辛，微寒。利水消肿，清热解毒。用于大腹水肿、面足浮肿、毒蛇咬伤、蜂蝎刺咬、疔疮。

【植物名】天胡荽。

【拉丁名】Hydrocotyle sibthorpioides Lam.

【中药名】天胡荽（满天星）。

【生境】生于湿润的路旁、草地、沟边及林下。

【分布】分布于南部地区。

【性味功用】苦、辛，寒。清热解毒，利湿退黄，止咳，消肿散结。用于湿热黄疸、咳嗽、百日咳、咽喉肿痛、赤目云翳、淋病、湿疹、带状疱疹、疮疡肿毒、跌打损伤。

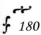

【植物名】红根草。

【拉丁名】Lysimachia fortunei MaXim.

【中药名】大田基黄（星宿菜）。

【生境】生于沟边、田边等低湿处。

【分布】分布于华东、中南、西南各地。

【性味功用】苦、辛，凉。清热利湿；凉血活血；解毒消肿。用于黄疸、泻痢、目赤、吐血、血淋、白带、崩漏、痛经、闭经、咽喉肿痛、痈肿疮毒、流火、瘰疬、跌打、蛇虫咬伤。

【动物名】鸡。

【拉丁名】Gallus gallus domesticus Brisson

【中药名】鸡内金。

【生境】饲养

【分布】全国各地均有饲养。

【性味功用】药用鸡蛋、鸡毛、砂胃的内壁（俗称鸡肫皮、鸡内金）、小雄鸡。鸡蛋用于支气管哮喘。鸡毛水煎洗身治皮肤过敏，水煎服兼洗身（自上而下）治羊毛痧。鸡肫皮水煎服治消化不良，研粉敷舌上治舌头发炎。小雄鸡（90～120克重1只）剖肚敷患处，24小时后改敷生盐治骨折。

【禁忌】用于治疗骨折时忌吃鸡肉、牛肉。

【动物名】大头金蝇及其近缘动物的幼虫或蛹壳。

【拉丁名】Chrysomyia megacephala（Fabricius）

【中药名】五谷虫。

【生境】喜食甜品、瓜、果、新鲜粪便、腥臭物质，主要在茅厕或粪坑附近土表下面。

【分布】全国均有分布。

【性味功用】咸、甘，寒。健脾消积，清热除疳。主疳积发热、食积泻痢、疳疮、疳眼、走马牙疳。

【植物名】谷精草。

【拉丁名】Eriocaulon buergerianum Koern.

【中药名】谷精草。

【生境】生于水稻田中或浅水池边。

【分布】分布于资源、临桂、阳朔、岑溪、金秀、南宁。

【性味功用】甘，平。疏散风热，明目退翳。用于明目、退热、退翳、目赤肿痛、角膜云翳、眼结膜炎、夜盲症、视网膜脉络膜炎、小儿疳积、尿路结石、肺结核、感冒、牙痛、高血压。

【植物名】马齿苋。

【拉丁名】Portulaca oleracea L.

【中药名】马齿苋。

【生境】生于园地及阳光充足之草地、田间及较湿润的地方。

【分布】分布于全区各地。

【性味功用】酸，寒。清热解毒，凉血止血。用于热毒血痢、热淋血淋、丹毒瘰疬、便血、痔血、崩漏下血、痢疾、疮疡、皮炎、湿疹、痈肿疔疮、蛇虫咬伤。

【植物名】铁苋菜。

【拉丁名】Acalypha australis L.

【中药名】铁苋菜（人苋）。（海蚌含珠）

【生境】生于山坡、沟边、路旁、田野。

【分布】分布于来宾、百色。

【性味功用】苦、涩，凉。清热解毒，消积，止痢，利湿，收敛止血。用于肠炎、细菌性痢疾、阿米巴痢疾、小儿疳积、肝炎、疟疾、吐血、衄血、尿血、便血、子宫出血，外用治痈疖疮疡、外伤出血、湿疹、皮炎、毒蛇咬伤。

【动物名】美洲大蠊、东方蜚蠊、澳洲蜚蠊的全体。

【拉丁名】Periplaneta americana（Linnaeus）

【中药名】骚甲（蟑螂）。

【生境】喜居于家室内，特别是温暖有食物的地方。

【分布】全国各地均有分布。

【性味功用】咸；寒。散瘀，化积，解毒。用于癥瘕积聚、小儿疳积、喉痹、乳蛾、痈疮肿毒、虫蛇咬伤。

【植物名】鹅不食草。

【拉丁名】Centipeda minima（L.）A.Br. et Aschers.

【中药名】鹅不食草。

【生境】生于路旁田野、田埂及阴湿草地上。

【分布】分布于环江、扶绥、武鸣、宁明、上思、龙州、田东。

【性味功用】辛，温。祛风通窍，解毒消肿。用于感冒、头痛、鼻渊、鼻息肉、咳嗽、喉痹、耳聋、目赤翳膜、小儿疳积、小儿急慢惊风、急性结膜炎、疟疾、风湿痹痛、跌打损伤、肿毒、疥癣。

【植物名】元宝草。

【拉丁名】Hypericum sampsonii Hance

【中药名】元宝草。

【生境】生于山坡草丛中或矿野路旁阴湿处。

【分布】分布于全区各地。

【性味功用】苦、辛，寒。凉血止血，清热解毒，活血调经，通络。用于吐血、咯血、衄血、血淋、月经不调、痛经、白带、跌打损伤、风湿痹痛、腰腿痛，外用治头癣、口疮、目翳。孕妇忌服。

第四节　文献记载罗城有分布的仫佬医常用药物

1. 石松科Lycopodiaceae

藤石松：伸筋草（上林、罗城、藤县）、吊壁伸筋（全州、贺县）、灯笼草（龙胜）。

Lycopodiastrum casurinoides(Spring)Holub

全草：舒筋活络，祛风除湿，止血。用于风湿骨痛、跌打损伤、夜盲症、小儿盗汗、哮喘。

产地：上思、崇左、武鸣、宾阳、上林、田阳、隆林、南丹、罗城、融安、龙胜、全州、贺县、蒙山、藤县、岑溪、桂平。

灯笼石松：伸筋草（平乐、富川、博白）。

Palhinhaea cernua(L.)A. Franci et Vasc

全草：驱风，止血。用于风湿骨痛、腰痛、刀伤、小儿惊风、小儿疳积、盗汗、水肿、脚气肿。

产地：上思、龙州、南宁、邕宁、武鸣、上林、百色、凤山、罗城、融安、临桂、兴安、阳朔、平乐、富川、梧州、岑溪、藤县、平南、贵县、陆川、博白。

2. 观音座莲科Angiopteridaceae

广西莲座蕨

Angiopteris kwangsiensis Ching

根状茎：清热止咳，消肿散结。用于肺热咳嗽、腮腺炎、瘰疬、蛇咬伤、骨折。

产地：罗城。

3. 凤尾蕨科Pteridaceae

井栏边草：小凤尾草（全州）、九把连环剑（阳朔）。

Pteris multifida Poir.

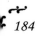

全草：用于跌打损伤、咳嗽、吐血、痢疾。

产地：玉林、梧州、富川、阳朔、临桂、兴安、全州、柳江、罗城、凌云。

4. 中国蕨科Sinopteridaceae

野鸡尾：霍乱草（罗城）、石孔雀尾（陆川）、小金花草（各地区）。Onychium japonicum(Thunb)Kze.

全草：清热解毒。用于痢疾、农药中毒、预防感冒，外用治跌打损伤。

产地：各地区。

5. 鳞毛蕨科Dryopteridaceae

贯众：阉鸡尾（西林）。

Cyrtomium fortunei J.Smith

根状茎：用于流感、蛔虫病。

产地：西林、隆林、乐业、南丹、罗城、金秀、阳朔、桂林、全州。

6. 水龙骨科Polypodiaceae

掌叶线蕨：一包针（蒙山）。

Colysis digitata(Bak.)Ching

叶：用于跌打损伤。

产地：罗城、蒙山、苍梧、岑溪、玉林、博白、南宁、龙州。

断线蕨：石韦（贺县）。

Colysis hemionitidea（Wall.）Presl

叶：用于小便不利、尿路感染。

产地：灌阳、兴安、临桂、阳朔、贺县、蒙山、金秀、融水、罗城、上林、武鸣、南宁、扶绥、凌云。

矩圆线蕨：边那坡草（西林）。

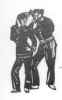

Colysis henryi（Bak.）Ching

全草：用于骨折。

产地：龙胜、临桂、阳朔、金秀、罗城、隆林、西林、龙州、上思。

内质伏石蕨：棚梗（龙州）。

Lemmaphyllum carnosum（Wall.）Presl

叶：用于跌打损伤、毒蛇咬伤。

产地：龙州、河池、罗城。

伏石蕨两广变种：上石田螺（金秀）。

Lemmaphyllum microphyllum Prest var.obovatum（Harr.）C.Chr.

全草：用于梅毒。

产地：金秀、罗城。

斯第星蕨：鸡蹼（龙州）。

Microsorium steerei（Harr.）Ching

全草：用于脾脏肿大、小便不利。

产地：罗城、大新、龙州。

庐山石韦：大石韦（全州）。

Pyrrosia sheareri（Bak.）Ching

全草：用于吐血、小便不利、痢疾、肺热咳嗽。

产地：全州、阳朔、金秀、三江、融安、罗城、德保、龙州。

越南石韦：石韦（马山）。

Pyrrosia tonkinensis（Gies.）Ching

全草：用于小便不利、尿路感染、急性肾炎浮肿、肺热咳嗽。

产地：宁明、上林、马山、罗城。

石蕨：回阳生（资源）。

Saxiglossum angustissimum（Gies.）Ching

全草：用于肺热咳嗽、跌打损伤。

产地：全州、资源、兴安、阳朔、罗城、乐业。

7. 槲蕨科Drynariaceae

槲蕨：猴子姜（罗城、贵县）、飞蛾草（凤山）、大飞龙（容县）。

Drynaria fortaneic(Kze.)J.Smith

根状茎：用于风湿骨痛、跌打损伤、小儿疳积，外用治疮疖。

产地：龙州、邕宁、来宾、贵县、桂平、平南、玉林、容县、藤县、梧州、贺县、富川、灌阳、全州、资源、龙胜、罗城、南丹、凤山。

8. 柏科Cupressaceae

侧柏

Platycladus orientalis （L.） Franco

枝梢、叶：止血。用于咳嗽、痰中带血、衄血、吐血、便血、崩漏、风湿骨痛。

种仁：用于心悸怔忡，失眠，便秘。

产地：那坡、罗城、柳江、来宾、桂平、容县、博白。

9. 买麻藤科Gnetaceae

买麻藤：麻骨风（那坡）、果米藤（贺县）。

Gnetum montanum Markgr.

根、茎、叶：用于风湿骨痛、跌打损伤。

产地：贺县、容县、上思、宾阳、上林、马山、宁明、龙州、天等、那坡、天峨、罗城。

小叶买麻藤

Gnetum parvifolum （Warb.） C.Y.Cheng ex Chun

根、茎、叶：用于风湿骨痛、筋骨酸软、跌打损伤。

产地：上思，邕宁、那坡、罗城、阳朔。

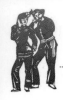

10. 八角科Illiciaceae

短梗八角：毒八毒（上思）、樟木钻（三江）。

Illicium pachyphyllum A.C.Smith

根、树皮：消肿止痛。用于风湿骨痛、跌打损伤。有毒。

产地：上思、马山、罗城、金秀、融水、三江、龙胜。

11. 五味子科Schizandraceae

厚叶五味子：冷饭团（各地区）。

Kadsura coccinea(Lem.)A.C.Smith

根：行气活血、祛风止痛。用于风湿骨痛、痛经、胃脘痛、跌打损伤。

叶：外用治皮肤湿疹。

产地：德保、大新、龙州、马山、武鸣、上思、平南、贺县、昭平、金秀、三江、融水、罗城。

棱枝五味子

Schisandra henryi Clarke

根、茎：用于风湿骨痛、脉管炎。

果实：用于咳喘、盗汗、神经衰弱。

产地：乐业、天峨、罗城、金秀、全州。

12. 番荔枝科Annonaceae

香港鹰爪花：钩枝藤（上思）、铁钩藤（来宾）。

Artabotrys hongkongensis Hance

全株：用于风湿骨痛。

钩：用于狂犬咬伤。

产地：钦州、上思、龙州、德保、那坡、隆林、南丹、环江、罗城、来宾。

黑风藤：牛耳枫（忻城）。

Fissistigma polyanthum (Hook. f. et Thoms.) Merr.

茎：祛风湿，强筋骨，活血止痛。用于小儿麻痹后遗症、风湿骨痛。

产地：防城、龙州、武鸣、马山、隆安、德保、那坡、罗城、忻城、富川、昭平、岑溪、桂平、博白。

野独活：木吊灯（宾阳）、铁皮青（融安）。

Miliusa chunii W. T. Wang

根：用于胃脘痛、肾虚腰痛。

产地：防城、宾阳、崇左、宁明、龙州、那坡、凌云、南丹、都安、河池、环江、宜山、罗城、融安。

13. 樟树科Lauraceae

山胡椒：见风消（金秀、全州、灵山）。

Lindera glauca(Sieb. et Zucc.)Bl.

根、叶、果实：用于风湿骨痛，外用治痈疮肿毒、皮肤瘙痒。

产地：龙胜、全州、灵川、金秀、罗城。

假柿木姜子

Litsea monopetala(Roxb.)Pers.

叶：用于骨折、脱臼。

产地：龙州、平果、那坡、隆林、罗城、金秀。

14. 莲叶桐科Hernandiaceae

宽药青藤Illigera celebica Miq.

根、茎：祛风除湿，用于风湿骨痛。

产地：龙州、邕宁、武鸣、马山、罗城。

15. 毛茛科Ranunculaceae

钝齿铁线莲（变种）

Clematis apiifolia DC. var. obtusidentata Rehd. et Wils.

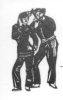
茎：用于尿路感染、小便不利、水肿、经闭、乳汁不通。

产地：隆林、乐业、罗城、金秀、融水、三江、龙胜、全州、灵山、临桂、蒙山、昭平。

柱果铁线莲：土木通（忻城）。

Clematis uncinata Champ.

根：祛风除湿，舒筋活络。用于风湿骨痛、牙痛、骨鲠喉。

茎：利尿。用于小便不利。

产地：龙州、天等、隆安、武鸣、上林、凌云、罗城、宜山、忻城、象州、贺县。

尖叶唐松草

Thalictrum acutifolium（Hand.Mazz.）Boivin

根、根状茎：用于肝炎、痢疾、目赤肿痛。

产地：上思、武鸣、上林、罗城、融水、三江、资源、全州。

盾叶唐松草：水香草（乐业）。

Thalictrum ichangense Lecoy.ex Oliv.

全草：用于小儿惊风、鹅口疮、目赤肿痛。

产地：隆林、凌云、乐业、风山、罗城、柳江、融安、临桂、昭平。

16. 小檗科Berberidaceae

粉叶小檗

Berberis pruinosa Franch.

根、茎：用于痢疾、肠炎，黄疸、上呼吸道感染。

产地：罗城、融水、龙胜。

八角莲：红八角莲（全州）。

Dysosma vereipellis（Hance）M.Cheng

根状茎：用于毒蛇咬伤、痢疾，痈疮肿毒。

上林、龙州、德保、都安、金秀、三江、全州、贺县、容县。

17. 木通科Lardizabalaceae

白木通：三叶藤（资源、全州）。

Akebia trifoliate（Thunb.）Koidz. Var. australis（Diels）Rehd.

根、茎：舒肝理气、活血止痛、利尿。用于胃脘胸胁胀痛、痛经、小便不利、肾炎水肿、尿路感染、风湿骨痛。

果实：用于肾炎水肿、尿路感染。

产地：德保、那坡、隆林、南丹、罗城、鹿寨、资源、全州、灵川。

18. 防己科Menispermaceae

樟叶木防己：木防己（乐业）、山桂枝（昭平）。

Cocculus laurifolius DC.

全株：用于风湿骨痛、腹痛泄泻、疝气。

产地：乐业、天峨、都安、罗城、忻城、昭平、钟山。

粉叶轮环藤：金线风（各地区）。

Cyclea hypoglauca（Schauer）Diels

根、茎：镇痛，镇静，有肌松作用。用于咽喉肿痛、咳嗽、风火牙痛、毒蛇咬伤、高血压病。

产地：天峨、都安、罗城、全州、恭城、富川、贺县、岑溪、玉林、防城、宁明、龙州、天等、隆安、武鸣、邕宁。

小花轮环藤：槟榔花（罗城）。

Cyclea tonkinensis Gagnep.

根、茎：用于风湿骨痛、咽喉肿痛。

产地：那坡、隆林、天峨、南丹、罗城、灵川。

苍白秤钩风

Diploclisia glaucescens（Bl.）Diels

茎、叶：用于风湿骨痛、胆囊炎、尿路感染、毒蛇咬伤。

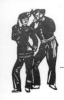
产地：上思、那坡、宜山、罗城。

金线吊乌龟：白药（恭城）、山乌龟（柳江）。

Stephania cepharantha Hayata ex Yamamoto

块根：散瘀消肿，止痛。用于腮腺炎、毒蛇咬伤、痢疾、肝炎、过敏性鼻炎、升高白细胞。

产地：南丹、罗城、柳江、永福、全州、资源、恭城、博白。

血散薯：一点血（金秀）。

Stephania dielsiana Y.C.Wu

块根：消肿止痛。用于胃脘痛、毒蛇咬伤、瘰疬、乳痈。

产地：桂平、防城、邕宁、上林、隆林、天峨、南丹、东兰、罗城、金秀、荔浦、永福、灵川。

19.马兜铃科Aristolochiaceae

金耳环：龙须草（灵川）、细辛（永福）。

Asarum insigne Diels

全草：用于风寒咳嗽、哮喘，外用治铁打损伤、毒蛇咬伤。有小毒。

产地：罗城、金秀、融水、融安、三江、龙胜、兴安、灵川、永福。

20.胡椒科 Piperaceae

石蝉草：石瓜子（龙州）、三叶稔（融安）。

Peperomia dindygulensis Miq

全草：用于肺结核，烧、烫伤，肝炎，痈疮肿毒，跌打刀伤。

产地：宁明、龙州、大新、天等、靖西、地坡、河池、罗城、融安。

光轴苎叶蒋：大肠风（武鸣）、石条花（宾阳）、十八症（桂平）。

Piper biehmeriaefolium（Miq.）C.DC.

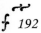

Var. tonkinense C. DC.

全草：用于感冒、风湿骨痛、胃脘痛，外用治毒蛇咬伤、蜈蚣咬伤。

产地：桂平、灵山、宾阳、上林、武鸣、隆安、宁明、那坡、田阳、凌云、天峨、罗城、融水、融安。

变叶胡椒

Piper mutabile C. DC.

全草：祛风消肿。用于跌打损伤。

产地：龙州、上思、防城、平南、罗城。

21. 金粟兰科Chloranthaceae

华南金粟兰：四块瓦（罗城）。

Chloranthus sessilifolius K. F. Wu

Car. austro. sinensis K. F. Wu

全草：散瘀活血。用于跌打损伤。

产地：乐业、南丹、罗城。

22. 白花菜科Capparidaceae

广州山柑

Capparis cantoniensis Lour.

根：用于咳嗽、跌打损伤。

种子：用于咽喉肿痛、癫痫、胃脘痛。

产地：隆林、天峨、罗城、昭平、藤县、陆川、宾阳。

尾叶山柑

Capparis urophylla F. Chum

叶：消肿。用于毒蛇咬伤。

产地：龙州、马山、罗城、鹿寨、金秀、平乐、阳朔。

23. 堇菜科Violaceae

三角叶堇菜：扣子兰（恭城）。

Viola triangulifolia W.Beck.

全草：清热解毒。用于结膜炎。

产地：罗城、灵川、灌阳、恭城。

紫花地丁：马蹄草（临桂）。

Viola yedoensis Makino

全草：清热解毒，消肿止痛。用于痢疾、毒蛇咬伤、痈疮肿毒。

产地：东兰、罗城、忻城、柳江、龙胜、兴安、临桂、富川。

24. 远志科Polygalaceae

小花远志：瓜子金（三江）、红丝线（隆林）。

Polygala arvensis Willd.

全草：用于咳嗽胸痛、肺结核、毒蛇咬伤、肺炎、小儿疳积。

产地：隆林、罗城、融安、三江、兴安、阳朔、贺县、昭平、贵县、上林、武鸣。

黄花倒水莲：黄花参（贺县）、观音串（恭城）。

Polygala fallax Hemsl.

根：补气血，壮筋骨。用于月经不调，肾虚腰痛，风湿骨痛。

产地：上林、武鸣、天等、靖西、那坡、隆林、天峨、罗城、金秀、龙胜、全州、灵川、恭城、平乐、富川、岑溪、桂平、容县。

睫毛齿果草：金瓜草（上林）。

Salomonia oblongifolia DC.

全草：用于痈疮肿毒、毒蛇咬伤。

产地：防城、武鸣、上林、河池、罗城。

25. 景天科Crassulaceae

珠芽景天

Sedum bulbiferum Makino

全草：用天疟疾、食积腹痛。

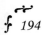

产地：罗城、昭平。

大叶火焰草：龙鳞草、毛舌辣草（柳城）。

Sedum drymarioides Hance

全草：清热凉血。用于吐血、过敏性鼻炎。

产地：罗城、柳城、柳江、桂林、平乐。

火焰草

Sedum stellariifolium Franch.

全草：用于过敏性鼻炎。

产地：罗城。

26. 石竹科Caryophyllaceae

牛繁缕

Myosoton aquaticum Moench

全草：清热解毒，活血消肿。用于小儿疳积，痔疮，痢疾，乳腺炎，痈疮肿毒。

产地：邕宁、田林、天峨、罗城。

27. 蓼科 Polygonaceae

虎杖：阴阳莲（北流、博白）、大力王（陆川）。

Polygonum cuspidatum Sieb.et Zucc.

全株：清热利湿，活血止痛，止咳化痰。用于肝炎、肠炎、痢疾、支气管炎、肺炎、尿路感染，外用治烧、烫伤，毒蛇咬伤。

产地：罗城、资源、富川、钟山、贺县、昭平、苍梧、岑溪、北流、陆川、博白。

米子蓼：萹蓄（马山、天峨）、地茜（藤县）。

Polygonum plebeium R.Br.

全草：用于尿路感染、黄疸、湿疹、阴道滴虫。

产地：隆安、宾阳、上林、马山、天峨、南丹、罗城、兴安、藤县。

华赤胫散：花蝴蝶（凤山）。

Polygonum runcinatum Bech. Ham. var. sinemse Hemsl.

全草：用于痈疮肿毒、乳痈、跌打损伤。

28. 小二仙草科Haloragidaceae

小二仙草：地茜（平南、武宣）、白粘草（陆川）、同丹药（三江）。

Haloragis micrantha（Thunb.）B. Br. ex Sieb. et Zucc.

全草：用于蛇咬伤、麻疹、跌打损伤、骨折。

产地：武鸣、隆安、西林、罗城、三江、忻城、武宣、金秀、陆川、平南、灌阳。

29. 瑞香科Thymelaeaceae

长柱瑞香：白地菊（昭平）、一叶一枝花（恭城）。

Daphne championii Benth.

根皮、茎：用于腰痛、痈疮肿毒、跌打损伤。

产地：灵山、钦州、上思、天峨、罗城、融水、金秀、恭城、贺县、昭平。

30. 海桐花科Pittosporaceae

短萼海桐：木辣椒（大新）、山桂花（凌云）。

Pittosporum brevicalyx（Oliv.）Gagnep.

全株、茎皮：祛风，消肿，止痛。用于腰椎肥大、腰痛、小儿惊风。

产地：龙州、平果、那坡、隆林、天峨、南丹、环江、罗城、融安、永福、钟山。

卵果海桐

Pittosporum ovoideum Gowda

叶：止血。

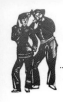

产地：南丹、环江、罗城、桂林。

Pittosporum perryanum Gowda

全株：用于泄泻、胃脘痛。

产地：天峨、罗城、融水、永福、岑溪。

崖花子：山茶辣（隆安）。

Pittosporum truncatum Pritz.

全株：用于肝痛、风湿骨痛。

产地：隆安、都安、罗城。

31.大风子科Flacourtiaceae

山桂花

Bennettiodendron brevipes Merr.

全株：用于消化不良。

产地：防城、上思、横县、宁明、龙州、德保、田林、凤山、东兰、南丹、河池、环江、罗城、三江、鹿寨、金秀、平乐。

南岭柞木：猛公刺（那坡）、红穿破石（平南）。

Xylosma controversum Clos

根、叶：用于跌打肿痛。

产地：防城、宁明、龙州、平果、德保、靖西、那坡、隆林、凌云、南丹、罗城、平乐。

32.葫芦科Cucurbitaceae

翼蛇莲：石黄连（三江）。

Hemsleya dipteriga Kuang et A.M.Lu

块根：用于牙痛、牙周炎。

产地：罗城、融水、三江、龙胜、资源、全州。

凹萼木鳖：山苦瓜（上林）、野苦瓜（武鸣、凌云、南丹）、山水瓜（邕宁）。

Momordica subangulata Bl.

根：用于腮腺炎、咽喉肿痛、瘰疬、结膜炎、痈疮肿毒、肿瘤。

产地：上林、武鸣、邕宁、宁明、龙州、那坡、凌云、天峨、南丹、河池、罗城。

球果赤瓟

Thladiantha globicarpa A.M.Lu et Z.Y.Zhang

全草：清热解毒。用于深部脓肿、名种化脓性感染。

产地：南宁、龙州、靖西、那坡、德保、田阳、百色、隆林、乐业、凌云、南丹、环江、罗城、融水、金秀、昭平、贺县、平乐、恭城、兴安、龙胜。

华中栝楼

Trichosanthes rosthornii Harms

根：用于热病口渴、痈疮肿毒。

种子：用于痰热咳嗽、燥结便秘。

产地：钦州、防城、上思、德保、那坡、环江、罗城、融水、金秀、平南、贺县、临桂、全州。

33. 秋海棠科Begoniaceae

盾叶秋海棠

Begonia cavaleriei Levl.

全草：用于食滞。

产地：龙州、那坡、都安、南丹、罗城。

团扇叶秋海棠：老虎耳（罗城）。

Begonia eprosa Hance

全草：用于疮疖、蛇咬伤。

产地：南丹、河池、罗城、来宾、上林。

34. 山茶科Theaceae

亮叶黄瑞木

Adinandra nitida Merr.ex.Li

叶：用于肝炎。

产地：上思、上林、马山、环江、罗城、金秀、桂平。

四角枪：驳骨柴（鹿寨）、野桂花（贺县）。

Eurya tetragonoclada Mert.er Chun

根：消肿止痛。用于跌打损伤。

产地：田林、南丹、罗城、鹿寨、龙胜、临桂、恭城、富川、钟山、贺县、北流、钦州、上思。

尖萼厚皮香：木铁老虎（钟山）。

Ternstroemia luteoflora Hu ex L.K.Ling

叶：消肿止痛、止泻。

产地：环江、罗城、融水、金秀、昭平、钟山、平乐、全州。

35.猕猴桃科Actinidiaceae

毛花猕猴桃：毛藤里公（资源）。

Actinidia eriantha Benth.

根：用于泄泻。

产地：罗城、三江、龙胜、资源、兴安、灵川、临桂、永福、富川、钟山。

阔叶猕猴桃：狐狸桃（防城）、羊奶子（全州、资源）。

Actinidia latifolia（Gardn.et Champ.）Merr.

全株：外用治高血压偏瘫、疮疖红肿。

根：用于腰痛、乳痛、痔疮。

叶：外用治毒蛇咬伤、痔疮。

产地：防城、宁明、武鸣、隆安、那坡、百色、宜山、罗城、融水、来宾、金秀、桂平、昭平、荔浦、恭城、灌阳、全州、资源、龙胜、兴安、灵川。

红茎猕猴桃：五月花（乐业）。

Actinidia rubricaulis Dunn

根：消肿、止痛。

产地：隆林、田林、凌云、乐业、天峨、南丹、罗城。

36. 水东哥科Saurauiaceae

水东哥：鼻涕果（隆林）、水自环（平南）。

Saurauia tristyla DC.

根：清热解毒，止痛。用于风火牙痛、小儿麻疹、高热。

叶：用于外伤、刀伤。

产地：岑溪、平南、桂平、灵山、上林、武鸣、邕宁、龙州、隆林、乐业、罗城、金秀。

37. 野牡丹科Melastomataceae

匙萼柏拉木：丁锅树（武鸣）。

Blastus cavaieriei Levl. et Vant.

叶：止血。用于白带多。

产地：武鸣、罗城、金秀。

谷木：爬石榕（天等）。

Memecylon ligustrifium Champ.

枝、叶：用于腰背疼痛、跌打损伤。

产地：灵山、防城、上思、天等、宾阳、上林、罗城、金秀、昭平、贺县。

锦香草：白毛虎舌毡（鹿寨）、老虎耳（金秀）。

Phyllagathis cavaleriei (Levl.et Vant.) Guillaum.

叶：外用治疮疡溃烂、刀伤。

产地：武鸣、上林、凌云、隆林、天峨、罗城、融水、鹿寨、金秀、桂平、荔浦、灌阳。

38. 金丝桃科Hypericaceae

金丝桃：山狗木（柳州）。

Hypercum monogynum L.

全草：用于急性咽喉炎、肝炎、痔疮。

产地：凌云、天峨、南丹、都安、罗城、柳州、柳江。

39.椴树科Tiliaceae

甜麻：水丁香（桂平）。

Corchorus acutangulus Lam.

全草：用于头痛、白带多、小儿疳积。

产地：宁明、隆安、武鸣、上林、凌云、天峨、南丹、罗城、恭城、岑溪、桂平、玉林。

40.梧桐科Sterculiaceae

翻白叶树

Pterospermum heterophyllum Hance

根：活血祛风。用于风湿骨痛。

枝、叶：外用治刀伤出血。

产地：凌云、罗城、金秀、苍梧。

假苹婆：九层皮（上林、隆林）、鸡皮树（柳江）。

Sterculia lanceolata Cav.

树皮：用于白带多、淋浊。

叶：用于跌打损伤。

产地：上思、宁明、龙州、大新、宾阳、上林、那坡、隆林、天峨、东兰、环江、罗城、柳江、金秀、岑溪。

41.锦葵科Malvaceae

木槿：枝槿（苍梧）、牡丹皮（平南、昭平）。

Hibiscus syriacus L .

根皮、茎皮：清热利湿，杀虫止痒。用于痢疾、白带多、阴囊湿疹、体癣、脚癣。

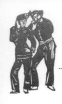

花：清湿热，凉血。用于痢疾、泄泻、白带多、外用治痈疮肿疖。

产地：龙州、宾阳、田东、乐业、天峨、罗城、象州、金秀、平南、桂平、岑溪、苍梧、昭平。

42.大戟科Euphorbiaceae

大戟：空心塔（全州）。

Euphorbia pekinensis Rupr.

根：泻水逐饮。用于水肿、痰饮、胸膜炎积水、血吸虫病、肝硬化腹水。有毒。

产地：罗城、全州、灌阳。

毛果算盘子：毛七公（马山、上林）。

Glochidion eriocarpum Champ.

根：用于痢疾。

枝、叶：外用治湿疹、过敏性皮炎。

产地：贺县、平南、防城、上林、马山、靖西、那坡、乐业、罗城、柳江。

尾叶黑钩叶（新拟）

Leptopus esquirolii (Levl.) P.T.Li

叶：止血，固脱。用于子宫脱垂。

产地：德保、那坡、隆林、南丹、罗城。

草鞋木：入骨风（上林）。

Macaranga henryi (Pax et Hoffm.) Rehd.

根：用于风湿骨痛，跌打损伤。有毒。

产地：桂平、防城、上思、宁明、宾阳、武鸣、马山、德保、靖西、东兰、环江、罗城、融水、金秀。

粉背叶珠木

Phyllanthodendron hypoglauca Levl.

根：用于牙龈出血、痢疾、咽喉肿痛。

产地：马山、平果、靖西、那坡、隆林、凌云、天峨、南丹、东兰、都安、环江、罗城。

密甘草：夜关门（罗城）。

Phyllanthus matsumurae Hayata

全草：用于小儿疳积、毒蛇咬伤、肠炎。

产地：邕宁、资源、罗城。

黄珠子草：珍珠草（南宁）。

Phyllanthus virgatus Forst.f.

全草：用于小儿疳积、乳腺炎、尿路感染。

产地：隆林、天峨、东兰、罗城、三江、贺县、岑溪、平南、马山、武鸣、龙州。

广东地构叶

Speranskia cantoniensis(Hance)Pax et Hoffm.

全草：用于咳嗽、瘰疬。

产地：乐业、南丹、罗城、融安、全州、临桂、阳朔、昭平。

43. 蔷薇科Rosaceae

光叶石楠

Photinia glabra (Thunb.) Maxim.

叶：清热，利尿，止痛。

产地：上林、罗城、融水、金秀、全州。

毛叶石楠

Photinia villosa (Thunb.)DC.

根、果实：除湿热，止吐泻，消肿止痛。用于跌打损伤、小儿消化不良、神经性头痛。

产地：罗城、融水、柳江、金秀、苍梧、昭平、临桂。

蛇含委陵菜

Potentill kleiniana Wight et Arn.

全草：清热解毒。用于痢疾、阑尾炎、跌打损伤、骨折、狂犬咬伤，外用治疮疖。

全缘火棘

Pyracantha atalantioides(Hance) Stapf

全株：用于跌打损伤。

根：用于腹泻。

叶：止血。

产地：都安、罗城、融安、桂平、兴安、昭平。

大乌泡：牛毛泡刺（凌云、天峨）、六月泡（罗城）、石泡果（东兰）。

Rubus multubracteatus Levl.et Vant.

全株：解热止咳，收敛，消肿止痛。

根：用于痢疾。

产地：凌云、乐业、天峨、东兰、罗城。

红毛悬钩子：毛虫泡（罗城）。

Rubus pinfaensis Levl.et Vant.

根：祛风除湿。用于风湿痹痛。

产地：罗城。

红泡刺：七爪风（灵山）、山烟筒子（桂平）。

Rubus reflexus Ker .var .lanceoloba Metc.

根：用于崩漏、月经不调、小儿疳积。

产地：桂平、容县、昭平、灵川、罗城。

44.含羞草科Mimosaceae

围涎树：猴耳环（上思、邕宁）、尿桶弓（陆川）。

Pithecellobium clypearia Benth.

叶：外用治烧、烫伤。

产地：上思、邕宁、南宁、宁明、龙州、那坡、东兰、罗城、融安、金秀、陆川。

45.云实科Caesalpiniaceae

马鞍羊蹄甲：羊蹄藤（隆林）、木夜关门（罗城）。

Bauhinia brachycarpa Wall .ex Benth.

全株：驱风湿。用于风湿，胃痛，肺、胃出血，腹泻，痢疾；外用治烧、烫伤。

产地：天等、德保、那坡、西林、隆林、凌云、乐业、天峨、南丹、东兰、河池、罗城、柳江、鹿寨。

大叶云实：鹰爪刺（来宾）、猫爪藤（东兰）。

Caesalpinia magnifoliolata Metc.

根：消肿止痛。用于跌打损伤。

产地：靖西、那坡、隆林、凌云、天峨、南丹、东兰、河池、罗城、都安、上林、宾阳、来宾。

46.蝶形花科Papilionaceae

铺地蝙蝠草：半边钱（南宁、隆安、崇左）、蝴蝶草（柳江）。

Christia obcordata（Poir.）Bahn.f.

全草：清热解毒，消炎。用于乳痈、目赤肿痛、肝炎，外用治毒蛇咬伤。

产地：罗城、柳江、象州、上林、武鸣、隆安、崇左、北海、玉林、北流、钟山。

翅荚香槐

Cladrastis platycarpa（Maxim.）Makino

根：用于风湿骨痛。

产地：罗城、南丹。

中南鱼藤

Derris fordii Oliv

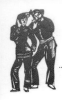

茎、叶：止痛，散瘀，杀虫。外用治跌打损伤、肿痛、关节疼痛、皮肤湿疹。根有毒。

产地：罗城、昭平。

大叶山蚂蝗：小百解菜（阳朔）、籽蚂蝗（凤山）。

Desmodium gangeticum（L.）DC.

全草：祛瘀消肿。外用治跌打损伤、骨折、疮疖。

产地：阳朔、罗城、河池、南丹、凤山、巴马、百色、隆安、宁明、南宁、岑溪。

大叶千斤拔：大猪尾（容量）、千斤力（罗城）。

Flemingia macrophylla（Willd.）Merr.

根：舒筋活络，祛风止痛，散瘀消肿，生津止渴。用于胃脘痛、哮喘、咽喉肿痛、风湿骨痛，外用治跌打损伤、骨折、狂犬咬伤、外伤出血、疮疖。

产地：各地区。

庭藤：泡颈亮（金秀）。

Indigofera decora Lindl.

全株：用于咽喉肿痛、胃脘痛。

叶：用于外伤出血。

产地：环江、罗城、融安、金秀、贺县、临桂、龙胜。

宜昌庭藤（变种）：铁饭豆（天峨）。

Indigofera decora Lindl. var. ichangensis（Craib）Y. Y. Fang etC. Z. Zheng

根：用于咽喉痛、牙龈肿痛、肺炎。

产地：天峨、南丹、罗城、临桂、全州、陆川。

越南槐：山豆根（德保、靖西、那坡、乐业）。

Sophora tonkinensis Gagnep.

根、根状茎：用于咽喉肿痛、肺热咳嗽、肝炎、便秘、牙龈肿痛、疮疖、癣疥、毒虫咬伤、肿瘤。

产地：武鸣、龙州、德保、靖西、那坡、田阳、田林、乐业、凤山、南凡、河池、都安、罗城。

47. 金缕梅科Hamamelidaceae

杨梅叶蚊母树

Distylium myricoides Hemsl.

根：用于水肿。

产地：乐业、罗城、金秀。

马蹄荷：马蹄樟（罗城）、三角枫（贺县）、白克木（靖西）、马蹄木（那坡）。

Exbucklandia populnea(R. Br.)R. W. Br.

根：清热，消肿。外用治疮疡肿毒。

产地：防城、靖西、那坡、罗城、贺县。

48. 榆科Ulmaceae

紫弹朴

Celtis biondii Pamp.

全株：清热解毒，祛痰，利尿。

产地：那坡、隆林、乐业、天峨、罗城。

假玉桂：香胶木（钦州）。

Celtis cinnamomea Lindl.ex planch.

叶：止血。外用治外伤出血。

产地：罗城、天峨、隆林、那坡、钦州。

光叶山黄麻：麻木（金秀）、双思草（钟山）、茶木（上林）、细叶麻木（东兰）。

Trema cannabina Lour.

根：外用治小儿麻疹。

叶：解毒消肿。

产地：南宁、上林、平果、东兰、环江、罗城、金秀、贺县、钟

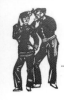

山、富川。

49. 桑科Moraceae

构树：沙纸树（马山）、木沙树（都安）、沙树木（罗城）。

Broussonetia papyrifera（L.）L'Her.ex Vent.

根皮：用于水肿、黄疸、慢性气管炎。

果穗：滋肾，清肝明目。用于虚劳、目翳、水肿。

产地：南宁、马山、隆林、乐业、南丹、都安、罗城、资源、桂平、北流。

毛柘藤：穿破石（南宁、邕宁、龙州）。

Cudrania pubescens Trecul.

根：用于肝炎。

产地：龙州、邕宁、南宁、武鸣、桂平、金秀、罗城。

石榕树：牛奶木（昭平）。

Ficus abellii Miq.

根、茎：用于风湿痹痛，乳痈，哮喘。

叶：清热解毒，止血。用于崩漏、糖尿病、痢疾。

产地：桂平、合浦、隆安、平果、罗城、三江、金秀、昭平、平乐、兴安。

披针叶天仙果：水牛奶（上林）、满山香（桂平）。

Ficus erecta Thunb.var.beechegana（Hook.et Arn.）Kyng

根：用于跌打损伤、腰肌劳损、风湿痹痛、咳嗽、乳痈。

产地：天峨、南丹、河池、罗城、桂林、贺县、桂平、贵县、忻城、上林、龙州。

异叶榕：羊奶子（三江）。

Ficus heteromorpha Hemsl.

全株：预防产后风。

根：壮筋骨。用于跌打损伤。

花托：补血，催乳。用于脾胃虚弱、乳汁不足。

产地：上思、龙州、德保、隆林、凌云、凤山、东兰、罗城、来宾、融水、三江、资源、全州。

条叶榕：小叶牛奶（鹿寨）、长叶狗奶木（三江）。

Ficus pandurata Hance var.angustifolia Cheng

根：行气活血，祛风湿，止痹痛。

叶：外用治乳痈。

产地：防城、上思、宁明、南宁、金秀、鹿寨、融水、三江、罗城。

褐叶榕：石山榕（横县）。

Ficus pebigera（Wall.ex Miq.）Miq.

叶：消肿止痛，止血。外用治跌打损伤。

产地：防城、灵山、横县、靖西、德保、都安、罗城。

爬藤榕：抓石榕（天等）、山牛奶（钟山）。

Ficus sarmentosa Buch、Ham.ex J.E.Smith

var.impresa（Champ.）Corner

根、茎：用于风湿骨痛、跌打损伤、小儿惊风。

产地：上林、马山、隆安、大新、天等、德保、那坡、隆林、乐业、天峨、南丹、东兰、河池、罗城、都安、来宾、昭平。

50.荨麻科Urticaceae

大叶苎麻：水升麻（全州）。

Boehmeria longispica Sreud.

全株：祛风除湿，接骨，清热解毒。用于风湿痹痛、小儿麻疹、疮疖，外用治跌打骨折。

产地：罗城、灵川、兴安、灌阳、阳朔、昭平、贺县。

广西紫麻

Oreocnide kwangsiensis Hand. Mazz.

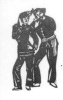

根：外用治骨折。

叶：外用治疮疖。

产地：那坡、凌云、凤山、罗城、宜山、忻城。

赤车Pellionia radicans（Sieb. et Zucc.）Wedd.

全草：消肿，止痛。用于跌打损伤。

产地：防城、宁明、南宁、武鸣、罗城、融水、龙胜、兴安、灵川、临桂、平乐、桂平。

波缘冷水花：石油菜（马山）。

Pilea cavaleriei Levl.

全草：清热利尿，消肿止痛。用于胃炎、肺结核病、小儿疳积，外用治烧、烫伤，跌打损伤。

产地：上林、马山、罗城、柳城、融水、龙胜、兴安、灵川、临桂、恭城、富川、北流。

盾叶冷水花：铜钱草（那坡）、石油菜（宁明）。

Pilea peltata Hance

全草：用于骨折、肺结核吐血、肺脓疡，外用治疮疡肿毒，跌打损伤。

叶：用于疳积。

产地：南宁、宁明、龙州、大新、那坡、河池、环江、罗城、融安、柳江、贵县、陆川。

矮冷水花：水石油菜（罗城）、虎牙草（全州）。

Pilea peplodes（Gaud.）Hook. et Arn.

全草：外用治外伤感染、疮疡肿毒。

产地：罗城、融水、三江、全州、昭平。

疣果冷水花

Pilea cerrucosa Hand, Mazz.

全草：清热解毒。外用治疮疡肿毒。

产地：那坡、都安、罗城、柳城、融水、龙胜。

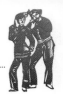

51. 冬青科Aquifoliaceae

榕叶冬青：上山虎（鹿寨）。

Ilex ficoidea Hemsl.

根：清热解毒，祛风止痛。用于肝炎、跌打肿痛。

产地：环江、罗城、鹿寨、金秀、富川、资源。

海南冬青：胶树（融水）、山绿茶（上林）、小叶熊胆（灵山）。

Ilex hainanensis Merr.

根：用于治跌打损伤、疮疖。

产地：马山、上林、宾阳、武鸣、隆安、邕宁、宁明、上思、防城、灵山、北流、桂平、金秀、融水、罗城。

冬青：一口血（钟山）。

Ilex purpurea Hassk.

叶：清热解毒，止血。外用治外伤出血，烧、烫伤。

产地：乐业、天峨、罗城、金秀、钟山。

三花冬青：小冬青（龙胜）。

Ilex triflora Bl.

根：用于疮疡肿毒。

产地：隆林、田林、百色、那坡、德保、平果、天等、宁明、邕宁、上思、防城、钦州、合浦、桂平、北流、岑溪、钟山、昭平、金秀、桂林、罗城。

52. 卫矛科Celastraceae

裂果卫矛：土杜仲（金秀）。

Euonymus dielsianus Loes.

树皮：用于肾虚腰痛、高血压病。

产地：隆林、乐业、环江、罗城、金秀。

扶芳藤：爬墙虎（罗城）。

Euonymus fortunei（Turcz.）Hand-Mazz.

全株：祛风除湿。用于跌打损伤、风湿痹痛。

茎、叶：用于吐血、抗衰老。

产地：那坡、宁明、上林、罗城、永福、兴安、恭城。

大果卫矛：梅风（三江）。

Euonymus myrianthus Hemsl.

全株：用于风湿痹痛、跌打骨折。

产地：隆林、乐业、天峨、南丹、罗城、金秀、融安、三江、龙胜、全州、兴安、富川、贺县。

无柄卫矛：接骨树（罗城）。

Euonymus Sebsessilis Sprague

全株：外用治跌打损伤、骨折。

产地：全州、灵川、罗城、乐业、天峨。

53. 翅子藤科 Hippocrateaceae

五层龙

Salacia prinoides（Willd.）DC.

根：祛风除湿，通经活络。用于风湿痹痛、腰肌劳损。

产地：来宾、罗城。

54. 茶茱萸科 Icacinaceae

瘤枝微花藤：丁公藤（龙州）。

Iodes seguini(Levl.)Rehd.

根：外用治外伤出血。

茎：用于风湿痹痛。

叶：用于毒蛇咬伤。

产地：玉林、宁明、龙州、隆安、那坡、罗城。

小果微花藤：构芭（马山）、吹风藤（龙州）、双飞蝴蝶（来宾）。

Iodes vitigingea(Hance) Hemsl.

根、茎：用于风湿痹痛、急性结膜炎。

产地：凭祥、龙州、大新、武鸣、上林、马山、平果、田东、田阳、那坡、德保、百色、凌云、隆林、天峨、东兰、罗城、来宾。

定心藤：假丁公藤（武鸣、上林）、铜钻（贺县）。

Mappianthus iodoides Hand. Mazz.

根、茎：通经活络，祛风除湿。用于风湿痹痛，外用治毒蛇咬伤。

产地：防城、上思、宁明、武鸣、上林、罗城、金秀、贺县。

55. 铁青树科Olacaceae

华南青皮木：退骨王（陆川）、土续断（昭平）、骨碎木（玉林）。

Schoepfia chinensis Garda. et Champ

根：用于肝炎。

茎、树皮、叶：用于淋证，外用治骨折。

产地：灵川、昭平、桂平、玉林、陆川。

青皮木：刀把木（金秀）。

Schoepfia jasminodra Sieb. et Zucc.

全株：用于产后腹痛、腰痛。

叶：用于跌打损伤、骨折。

产地：那坡、罗城、融水、金秀。

56. 桑寄生科Loranthaceae

离瓣寄生

Helixanthera parasitica Lour.

全株：化痰，止咳，祛风除湿。用于痢疾、风湿、肺结核，外用治角膜炎。

产地：罗城、都安、乐业、德保、靖西、龙州、横县、宾阳、上思、桂平、容县、贺县、金秀、忻城。

油茶离瓣寄虫：牛筋缆寄生（罗城）。

Helixanthera sampsoni(Hance) Danser

全株：用于肺结核咳嗽、风湿痹痛。

产地：上思、靖西、隆林、罗城、融安、贺县。

双花鞘花

Macrosolen bibracteolatus(Hance)Banser

全株：用于风湿痹痛。

上思、龙州、邕宁、靖西、那坡、凌云、罗城、金秀、平南、桂平。

鞘花：樟木寄生（北流）。

Macrosolen cochinensis (Lour.) Van Tiegh.

全株：用于风湿痹痛、跌打损伤。

叶：用于水肿病、感冒发热。

产地：靖西、那坡、隆林、乐业、天峨、东兰、罗城、都安、宾阳、武鸣、龙州、凭祥、宁明、上思、博白、陆川、北流、桂平、平南、昭平、贺县。

红花寄生：桃树寄生（生流）。

Scurrula parasitica L.

全株：用于胃脘痛、疝气痛、风湿痹痛。

产地：龙州、邕宁、南宁、武鸣、靖西、那坡、田阳、凌云、凤山、南丹、都安、罗城、桂林、阳朔、平乐、蒙山、苍梧、北流、博白、上思。

大苞寄生

Tolypanthus maclurei (Merr.) Danser

全株：用于风湿痹痛。

产地：上思、武鸣、那坡、环江、宜山、罗城、全州、恭城、昭平、贺县。

枫香槲寄生

Viscum liquidambaricolum Hayata

全株：用于胃脘痛、小儿惊风、肺结核咳嗽、支气管炎、高血压病，外用治跌打损伤。

产地：乐业、靖西、武鸣、宾阳、邕宁、扶绥、宁明、灵山、陆川、北流、贵县、忻城、罗城、全州、阳朔、昭平。

瘤果槲寄生

Viscum ovalifolium DC.

全株：用于风湿痹痛、小儿疳积、痢疾、跌打损伤。

产地：罗城、武鸣、隆安、天等、龙州、邕宁、南宁、北流、容县、苍梧、梧州。

57. 鼠李科Rhamnaceae

枳椇：万寿果（苍梧）。

Hovenia acerba Lindl.

茎、枝：用于风湿痹痛，产后胎衣不下。

果实：解酒毒。

产地：南宁、上林、乐业、河池、环江、罗城、临桂、平南、藤县、苍梧。

铜钱树：麻介刺（融安）。

Paliurus hemsleyanus Rehd.

全株：用于痢疾、风湿痹痛，外用治跌打损伤。

产地：上林、天峨、南丹、环江、罗城、融安、桂林。

冻绿

Rhamnus utilis Decne.

全株：外用治跌打损伤、骨折。

产地：贵县、上林、隆林、乐业、天峨、南丹、东兰、都安、河池、罗城、全州。

印度枣

Ziziphus incurve Roxb.

叶：外用治跌打损伤。

产地：金秀、罗城、凌云。

58. 葡萄科Vitaceae

苦郎藤：红背丝绸（平乐）、野葡萄（马山）。

Cissus assamica（Laws.）Craib

全株：用于毒蛇咬伤、跌打损伤、湿疹、疮疖。

产地：隆林、那坡、百色、马山、上林、北流、贺县、昭平、金秀、平乐、临桂、灵川、龙胜、罗城。

爬山虎：爬树龙（乐业）、红风藤（南丹）。

Parthenocissus tricuspidata（Sied. et Zucc.）Planch.

根、叶：清热解毒，消肿。用于疮疖、乳痈。

产地：乐业、天峨、南丹、罗城、平南。

桦叶葡萄

Vitis betulifolia Diels et Gilg

全株：外用治疮疡肿毒。

产地：德保、隆林、南丹、东兰、都安、罗城、桂平。

59. 芸香科Rutaceae

小芸木：野茶辣（凌云）、小黄皮（龙州、钟山）。

Micromelum integerrimum（Buch-Ham.）Roem.

根：用于风湿痹病、跌打损伤。

茎：用于疟疾。

叶：用于骨髓炎。

产地：上林、武鸣、宁明、龙州、天等、靖西、那坡、田阳、隆林、凌云、天峨、南丹、都安、罗城、阳朔、平乐、钟山。

刺壳花椒：血见飞（乐业）。

Zanthoxylum echinocarpum Hemsl.

根：止泻。

产地：那坡、隆林、乐业、天峨、南丹、环江、罗城、钟山、桂平、灵山。

60. 苦木科Simaroubaceae

苦树

Picrasma quassiodes（D.Don）Benn.

全株：清热燥湿解毒，杀虫止痒。用于痢疾、肠胃炎、胆道感染蛔虫病、毒蛇咬伤、湿疹。根皮、树皮和叶有毒。

产地：龙州、宁明、宾阳、田阳、隆林、天峨、罗城。

61. 楝科Meliaceae

海木

Trichilia connaroides(Wight et Arn.)Bentvelzenf.glabra Benvelzen

根：用于风湿痹痛、咽喉炎、扁桃体炎、胃脘痛。

产地：环江、罗城、融水、平南、防城、上思。

62. 槭树科Aceraceae

青榨槭

Acer davidii Franch.

花：用于结膜炎、小儿消化不良。

产地：防城、那坡、隆林、天峨、东兰、环江、罗城、融水、三江、金秀、平乐、全州。

63. 漆树科Anacardiaceae

清香木：假椿（贵县）。

Pistacia weinmannifolia J.Poiss.ex Franch.

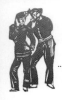

根：用于肺结核、跌打损伤、骨折。

叶：外用治头疮。

产地：贵县、崇左、靖西、田东、罗城。

64. 山茱萸科Cornaceae

西藏青荚叶：叶上果（三江）。

Helwingia himalaica Hook.f.et Thoms. et Thoms.ex Clarke

全株：活血散瘀，清热解毒。用于跌打损伤、骨折、风湿痹痛、月经不调、淋巴结结核。

茎髓：通乳。

产地：那坡、隆林、凌云、乐业、天峨、罗城、融水、三江、龙胜。

65. 八角枫科Alangiaceae

小花八角枫：三角枫（金秀）。

Alangium faberi Oliv.

根：用于风湿骨痛。

产地：那坡、天峨、南丹、罗城、融水、三江、金秀、富川、灌阳、龙胜。

阔叶八角枫（变种）：猴疳药（恭城）、鸡肾棱木（上林）。

Alangium faberi Oliv.var.platyphyllum Chun et How

全株：用于结膜炎、疮疖。

根：用于小儿疳积、风湿骨痛。

产地：横县、邕宁、上林、龙州、靖西、天峨、宜山、罗城、鹿寨、平乐、恭城、富川、贺县、昭平。

66. 兰果树科Nyssaceae

喜树

Camptotheca acuminate Decne.

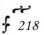

根皮、树皮、果实：抗癌。

产地：南宁、上林、马山、凌山、隆林、罗城、金秀、平乐、桂林。

67. 伞形科Umbelliferae

莳萝：小茴香（罗城、来宾、凌云）。

Anethum graveolene L.

果实：用于胃寒痛，疝气痛。

罗城、来宾、南宁、凌云。

直刺变豆菜

Sanicula orthacantha S.Moors

全草：用于麻疹、跌打损伤。

产地：乐业、环江、罗城、融水、金秀、全州。

68. 杜鹃花科Ericaceae

滇白珠：满山香（桂平）、石灵香（贺县、蒙山）。

Caultheria leucocarpa Bl.

var. crenulata（Kurz）T. Z. Hsu

全株：用于感冒，小儿咳嗽，咽痛，月经不调，烧、烫伤，风湿骨痛，跌打损伤，皮肤瘙痒，疮疖。

产地：上林、马山、那坡、隆林、凌云、乐业、天峨、南丹、罗城、融安、三江、鹿寨、金秀、蒙山、贺县、钟山、平乐、临桂、兴安、全州、资源。

狭叶南烛：灯笼草（上林）、蚂虫另 骨（金秀）。

Lyonia ovalifolia（Wall.）Drude

Var. lanceolata（Wall.）Hand-Mazz.

全株：用于骨鲠喉、疮疖。

根：用于感冒。全株有毒，以嫩叶较毒。

产地：上林、武鸣、天等、那坡、隆林、天峨、南丹、东兰、河池、罗城、融水、金秀、桂平、昭平、桂林、临桂、全州。

岭南杜鹃：土牡丹（桂平）。

Rhododendron mariae Hance

根、叶：用于慢性气管炎。

产地：凌云、罗城、融水、来宾、金秀、桂平、贺县、阳朔。

羊踯躅：闹羊花（临桂）、三钱三（凌云）、黄杜鹃（桂林）。

Rhododendron molle G.Don

根：用于麻醉，跌打损伤、风湿痹痛。全株有毒。

产地：凌云、罗城、临桂、全州、钟山。

69. 越桔科Vaccinaceae

米饭花：石榴红（融安）。

Vaccinium sprengelii(G..Don)Sieumer

叶：消肿止痛。用于白带多、跌打损伤。

产地：德保、隆林、天峨、罗城、融水、融安、昭平。

70. 紫金牛科研成果Myrsinaceae

细罗伞：矮脚凉伞（钟山）、小朗伞（来宾）。

Ardisia affinis Hemsl.

全株：用于扁桃体炎、牙痛、骨折、风湿痹痛、跌打损伤。

产地：南丹、环江、罗城、融安、来宾、贵县、钟山、全州。

小紫金牛

Ardisia chinensis Benth.

全株：用于肺结核、咯血、吐血、经闭、跌打损伤。

产地：防城、上林、环江、罗城、金秀、桂林、阳朔、昭平、苍梧。

散花紫金牛：大罗伞（龙州）、铁凉伞（三江）。

Ardisia conspersa Walker

根、叶：用于跌打损伤、拔弹头。

产地：钦州、上思、宁明、龙州、邕宁、宾阳、马山、天等、德保、田东、凌云、天峨、罗城、融安、三江、金秀、岑溪、博白。

大叶百两金（变种）：红走马胎（罗城）。

Ardisia crispa（Thunb.）A.DC.var.amplifolia Walker

根：用于跌打损伤、风湿痹痛。

产地：宁明、天峨、南丹、罗城、融水、钟山。

月月红：白毛金钢（隆林）。

Ardisia faberi Hemsl.

根：用于感冒咳嗽、扁桃体炎。

产地：那坡、隆林、凌云、乐业、天峨、南丹、凤山、罗城、融水、金秀、资源。

灰色紫金牛

Ardisia fordii Hemsl.

全株：用于跌打损伤。

产地：防城、上思、大新、天等、凤山、河池、罗城、昭平、岑溪、博白。

走马胎

Ardisia gigantifolia Stapf

全株：用于风湿痹痛、半身不遂、产后血瘀痛、跌打肿痛、疮疡肿毒。

产地：上思、上林、天等、那坡、隆林、凌云、罗城、金秀。

心叶紫金牛：铺地走马（蒙山）、红铺地毯（藤县）。

Ardisia maclurei Merr.

全株：用于咳嗽、月经不调、产后恶露不尽、跌打损伤。

产地：平果、都安、罗城、武宣、金秀、蒙山、昭平、藤县。

山血丹：血党（北流）、山狮子（岑溪）。

Ardisia punctata Lindl.

根：活血调经，散瘀止痛。用于月经不调、风湿痹痛、跌打损伤、瘫痪。

产地：南丹、罗城、平乐、贺县、苍梧、平南、桂平。

九节龙：五兄弟（贺县、苍梧）、五托莲（桂平）。

Ardisia pusilla A. DC.

全草：用于黄疸、月经不调。

产地：马山、罗城、平乐、贺县、苍梧、平南、桂平。

瘤皮孔酸藤子：乌肺叶（大新）。

Embelia scandens(Lour.)Mez

根：用于肺结核、小儿疳积、风湿痹病。

产地：上林、武鸣、龙州、大新、天等、德保、那坡、东兰、都安、环江、罗城、鹿寨、来宾、贵县。

金珠柳：大叶良箭（宾阳）、白胡椒（资源）、红斑鸠米（邕宁）。

Maesa Montana A. DC.

根、叶：用于肺结核咯血、胃肠道出血、衄血、便血、月经过多、肝硬化、疟疾、跌打损伤、疮疖。

产地：上林、宾阳、邕宁、南宁、隆安、德保、那坡、天峨、都安、罗城、资源、昭平、藤县、岑溪、桂平。

密花树

Rapanea neriifolia（Sieb. et Zucc.）Mez

叶：用于跌打损伤。

产地：合浦、防城、上思、那坡、隆林、河池、罗城。

白花树

Styrax tonkinensis（Pierre）Craib ex Hartwichk

树脂：开窍，行气活血，止痛。用于中风昏厥、产后血晕、心腹疼痛、小儿惊风。

产地：上思、上林、宁明、凭祥、龙州、大新、南丹、罗城、龙胜、金秀、博白。

71. 山矾科Symplocaleae

光叶山矾：假垒木（宜山）。

Symplocos lancifolia Sieb .et Zucc.

根：用于跌打损伤。

叶：外用治疮疖、鸡眼、外伤出血。

产地：西林、宜山、罗城、融水、金秀、昭平。

72. 马钱科Loganiaceae

水田白：大薙草（三江）。

Mitrasacme pygmaea R.Br.

全草：用于小儿疳积、小儿惊风。

产地：北流、合浦、钦州、武鸣、隆安、罗城、融安、三江、金秀、龙胜。

73. 木犀科Oleaceae

厚叶素馨：青竹藤（岑溪、贺县）、胆草（桂平）。

Jasminum pentaneurum Hand-Mazz.

全株：清热利胆，去瘀生新，驳骨止痛。用于口腔炎、咽喉炎、疮疖、跌打损伤。

产地：灵山、防城、上思、上林、巴马、罗城、鹿寨及梧州、玉林地区。

亮叶素馨：川骨头（凌云）。

Jasminum seguinii Levl.

根：健胃，强壮。

产地：玉林、武鸣、德保、那坡、隆林、凌云、南丹、罗城。

华素馨

Jasminum sinense Hemsl.

花：清热解毒。用于疮疖。

产地：灵山、那坡、隆林、乐业、东兰、南丹、罗城、三江、资源、全州、恭城、阳朔、钟山、贺县。

74. 夹竹桃科Apocynaceae

广西香花藤

Aganosma kwangsiensis Tsiang

全株：用于水肿。

产地：宁明、龙州、德保、那坡、百色、凤山、天峨、罗城。

筋藤

Alyxia levinei Merr.

全株：用于风湿痹痛、小儿疳积、疮疖。

产地：防城、上林、罗城、融安、金秀、阳朔、全州。

酸叶胶藤：红背酸藤（宁明）、酸藤子（隆安）。

Ecdysanthera rosea Hook.et Arn.

全株：清热，消肿，解毒。用于骨髓炎、急性睾丸炎、目赤肿痛、蛇伤。

产地：横县、宁明、龙州、隆安、平果、隆林、凌云、罗城、昭平。

腰骨藤

Ichnocarpus frutescens（L.）W.T.Ait.

叶：用于小儿消化不良。

产地：龙州、天等、百色、田林、罗城。

尖山橙：驳筋树（桂平）、青竹藤（容县）。

Melodinus fusiformis Champ.ex Benth.

全株：活血祛风。用于风湿痹痛、跌打损伤。果实有毒。

产地：武鸣、上林、南丹、罗城、忻城、金秀、桂平、平南、容县、岑溪。

长节珠

Parameria laevigata（Juss.）Moldenke

茎、叶：用于吹风蛇咬伤。

产地：罗城。

广西同心结

Parsonsia goniostemon Hand-Mazz.

全株：用于肝脾肿大。

产地：龙州、天等、德保，那坡、凌云、河池、环江、罗城。

75.萝藦科Asclepiadaceae

乳突果：细老鼠偷瓜（邕宁）、乳浆藤（田林）。

Adelostemma gracillimum（Wall.ex Wight）Hook.f.

果实：外用治疮疖、蛇伤。

产地：武鸣、邕宁、龙州、天等、田东、田林、隆林、凌云、天峨、南丹、东兰、罗城。

白叶藤：扛棺回（藤县）、红羊角扭（陆川）。

Cryptolepis sinensis（Lour.）Merr.

全株：用于蛇伤、疮疡肿毒、跌打损伤。茎、叶和树液有毒。

产地：灵山、北海、防城、龙州、马山、平果、东兰、罗城、平乐、昭平、贺县、苍梧、藤县、北流、陆川、博白。

醉魂藤：对叶羊角扭（藤县）。

Heterostemma alatum Wight

茎：用于产后虚弱。

叶：外用治跌打损伤。

产地：防城、龙州、天等、那坡、百色、巴马、天峨、环江、罗城、阳朔、藤县、桂平。

绒毛蓝叶藤：羊角豆（阳朔）。

Marsdenia tincroria R .Br. var.romenrosa Masamune

果实：用于胃脘痛。

产地：上思、宁明、龙州、大新、德保、百色、隆林、天峨、罗城、融水、阳朔。

三分丹：双飞蝴蝶（鹿寨）、白脚藤（上林）。

Tylophora atrofolliculata Metc.

根：用于气管炎、哮喘、蛇伤。

产地：罗城、融安、鹿寨、来宾、忻城、马山、上林、武鸣、隆安、龙州、德保。

76. 茜草科Rubiaceae

细叶水团花：水杨梅（南宁、罗城、贵县、全州）。

Adina rubella Hance

茎、叶：用于痢疾、肠炎、皮肤湿疹、阴道滴虫。

产地：南宁、武鸣、南丹、罗城、三江、全州、昭平、贵县。

鱼骨木：白骨木（上思）。

Canthium dicoccum (Gaertn.) Merr.

树皮：解热。

产地：上思、龙州、隆安、平果、百色、天峨、罗城、金秀。

风箱树：水泡木（南宁）、水鸭木（金秀）、红扎树（三江）。

Cephalanthus occidentalis L.

弯管花：水松罗（邕宁）、银锦（大新）、假蓝枕（靖西）。

Chasalis curviflora Thwaites

根：用于肺热咳嗽。

叶：清热解毒，消肿止痛。用于腰痛、风火牙痛、肠炎、皮肤瘙痒。

全株：用于风湿骨痛、跌打损伤。

产地：防城、上林、邕宁、隆安、大新、龙州、靖西、那坡、凌云、隆云、隆林、天峨、南丹、河池、环江、罗城、金秀、蒙山、昭平、岑溪。

流苏子：癞另藤（金秀）、小青藤（资源）。

Coptosapelta diffusa(Champ. ex Benth.)Van Steenis

地上部：用于疥疮、湿疹。

产地：灵山、宁明、靖西、乐业、罗城、融安、金秀、岑溪、昭平、贺县、钟山、全州、资源、龙胜。

短刺虎刺：岩石羊（灌阳）、树莲藕（临桂）、半球莲（恭城）。

Damnacanthus subspinosus Hand -Mazz.

根：补气，安神，止咳。用于神经衰弱、贫血、肝炎、瘰疬、骨结核、小儿疳积、肿瘤。

叶：用于跌打损伤。

产地：龙胜、灌阳、临桂、阳朔、恭城、金秀、三江、融水、罗城、环江。

四叶葎：四方草（马山、隆林）。

Galium bungei Steud.

全草：用于口腔炎、皮肤溃疡、骨折。

产地：横县、马山、隆安、天等、隆林、乐业、东兰、都安、环江、罗城、金秀。

粗叶耳草：锅老根（武鸣）、杀虫草（大新）。

Hedyotis hispida Retz.

全草：止血，杀虫。用于肺结核咳血。

产地：龙州、大新、武鸣、东兰、罗城、金秀、岑溪。

污毛粗叶木：沙莲树（融水）、节节花（桂平）。

Lasianthus hartii Thunb.

全株或根：用于肝炎、肾炎，外用治湿疹。

叶：用于刀伤。

产地：天峨、罗城、融水、金秀、桂平、上林。

羊角藤：龙骨风（全州）、麻骨风（灵山）、乌藤（金秀）。

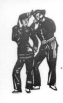

Morinda umbellate L.

根、茎：消肿止痛，祛风活络。用于风湿、水肿、脊椎骨痛、跌打损伤。

产地：罗城、环江、三江、金秀、平乐、灵川、龙胜、全州、富川、贺县、苍梧、玉林、陆川、上林。

楠藤：胶鸟藤（上思）、大白纸扇（邕宁）。

Mussaneda erosa Champ.

茎、叶：清热解毒，消肿。用于感冒，疥疮。

产地：防城、上思、宁明、龙州、大新、隆安、邕宁、横县、宾阳、上林、马山、田阳、都安、环江、罗城、金秀、昭平、岑溪、桂平、博白。

玉叶金花

Mussaneda pubescens Ait.f.

茎、叶：清热解毒，止血。用于伤风感冒、中暑、麻疹、刀伤出血。

产地：桂平、贵县、北流、陆川、博白、北海、防城、龙州、南宁、马山、隆安、德保、隆林、乐业、罗城。

广西鸡矢藤：毛鸡矢藤（罗城、鹿寨、桂林、资源）、狗屁藤（全州）。

Paederia pertomentosa Merr.ex Li

全株：用于痈疮肿毒。

叶：止血。

产地：资源、全州、桂林、金秀、鹿寨、三江、罗城、邕宁、玉林。

大沙叶：红皮狗骨（钦州）、狗骨木（博白）。

Pavetta arenosa Lour.

根：用于肺结核。

叶：用于跌打损伤。

产地：罗城、融水、金秀、永福、昭平、岑溪、博白、钦州、宁明、宾阳，上林。

毛九节：百样化(罗城、融安)、茶山虫（田阳）。

Psychotria siamica (Craib) Hutch

全株：用于肝炎、骨折、小儿疳积、肠炎、痢疾。

叶：消肿。用于疔疮，烫伤。

产地：龙州、大新、平果、田阳、靖西、那坡、隆林、凌云、乐业、天峨、东兰、河池、罗城、融安、来宾、钟山。

黄脉九节

Psychotria straminea Hutch.

全株：解毒，消肿，止血，解木薯、断肠草中毒。用于风湿骨痛、刀伤出血。

产地：天等、罗城、融安、三江、桂平。

白皮乌口树：杂桂（龙州）、假枝子（邕宁）。

Tarenna depauperata Hutch.

叶：外用治痈疮溃疡。

产地：横县、邕宁、龙州、隆安、那坡、隆林、天峨、南丹、宜山、罗城。

毛钩藤

Uncaria hirsute Havil.

带钩茎枝：清热平肝，息风定惊，降血压。用于头晕目眩、风热头痛、小儿高热惊厥，高血压病。

产地：宁明、龙州、大新、德保、靖西、巴马、罗城、金秀、平南。

77.忍冬科Caprifoliaceae

大花忍冬：金银花（灵川、那坡）。

Lonicera macrantha(D. Don)Spreng.

花蕾：用于风热感冒、咽喉肿痛、肺炎、痢疾、疮疡肿毒、丹毒。

产地：灵川、贺县、岑溪、平南、忻城、罗城、凌云、那坡。

接骨木：五加皮（桂林）。

Sambucus williamsii Hance

全株：用于骨折、风湿骨痛、肾炎。

产地：那坡、田林、乐业、南丹、罗城、桂林、富川。

球核荚蒾：臭药（阳朔）。

Viburnum propinquum Hemsl.

全株：用于跌打损伤、风湿骨痛。

产地：那坡、靖西、南丹、罗城2、柳江、桂林、阳朔。

78. 菊科Compositae

熊耳草

Ageratum houstonianum Mill.

全草：外用治中耳炎。

产地：那坡、龙州、南宁、柳州、罗城。

奇蒿：六月白（全州）。

Artemisia anomala S.Moore

全草：用于传染性肝炎、月经不调、感冒，外用治麻风。

产地：全州、灌阳、灵川、桂林、平乐、富川、贺县、昭平、金秀、来宾、柳江、鹿寨、融安、罗城、宜山、环江。

白莲蒿：蚊烟草（罗城）。

Artemisia gmelinii Web.ex Stechm.

叶：外用治刀伤。

产地：罗城。

拟毛毡草

Blumea sericans(Kurz)Hook.f.

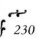

全草：用于毒蛇咬伤。

产地：龙胜、桂林、金秀、柳江、罗城、南宁、扶绥。

香丝草

Conyza bonariensis (L.)Cronq.

全草：用于感冒，风湿骨痛。

产地：贺县、龙胜、罗城、都安、大新、龙州、崇左。

白酒草

Conyza japonica(Thunb.)Less.

根：用于小儿肺炎、惊风。

产地：灵川、罗城、南丹。

野筒蒿：神仙菜（南宁）、革命菜（罗城）。

Gynura crepidioides Benth.

全草：用于胃肠炎、痢疾、营养不良性水肿。

产地：灵川、灌阳、钟山、博白、灵山、南宁、罗城、乐业。

细叶苦荬：蛇箭草（金秀）。

Ixeris gracilis(DC.)Stebb.

全草：用于酒糟鼻、白带多、尿路感染、蛇伤。

产地：临桂、永福、金秀、融水、罗城、宾阳、上思、乐业、隆林。

台湾莴苣

Lactuca formosana Maxim.

全草：用于乳腺炎、扁桃体炎、痔疮、毒蛇咬伤。

产地：全州、桂林、罗城。

银胶菊：假芹（凌云）。

Parthum hystetophorus L.

全草：用于疮疡肿毒。

产地：来宾、贵县、合浦、北海、凭祥、宁明、南宁、隆林、凌云、天峨、东兰、罗城。

蒲儿根：黄菊莲（天等）。

Senecio oldhamianus-Maxim.

全草：外用治疮疡肿毒。

产地：武鸣、天等、天峨、南丹、融水、资源、灵川。

广西斑鸠菊：大阳关（忻城）。

Vernonia chingiana Hand-Mazz.

根：用于小儿惊风，目赤肿痛。

产地：龙州、靖西、都安、宜山、罗城、忻城、来宾、柳江。

茄叶斑鸠菊：大消藤（灵山）。

Vernonia solanifolia Benth.

全株：用于胃肠炎、头痛、风湿骨痛。

产地：武鸣、宁明、上思、灵山、博白、北流、桂平、岑溪、藤县、昭平、金秀、罗城。

79. 龙胆科Gentianaceae

华南龙胆：紫花地丁（桂平）。

Gentiana loureirii(D.Don)Griseb.

全草：清热解毒。用于痈疮肿毒、肝炎、痢疾。

产地：龙胜、兴安、金秀、桂平、上思、宁明、宾阳、马山、南丹、罗城。

80. 报春花科Primulaceae

广西过路黄：四叶一支花（临桂）、大散血（三江）。

Lysimachia alfredii Hance

全草：用于黄疸型肝炎、尿路感染、痢疾、腹泻、骨折、跌打损伤。

产地：罗城、三江、全州、灵川、临桂、永福、平乐、苍梧。

过路黄：对坐草（东兰）、枯疮药（天峨）。

Lysimachia christinae Hance

全草：用于湿热黄疸、胆囊结石、尿路结石、疮疖、痔疮。

产地：罗城、河池、东兰、天峨。

临时救：鸡肠菜（临桂）、蛇头黄（宾阳）、水边黄（武鸣）。

Lysimachia congestiflora Hemsl.

全草：用于黄疸、月经不调、产后腹痛、痢疾、疮疖、目赤肿痛。

产地：宾阳、马山、武鸣、隆安、田东、百色、那坡、隆林、凌云、东兰、都安、罗城、临桂。

延叶珍珠菜：疬子草（崇左）、黑疬草（临桂）。

Lysimachia decurrens Forst.f.

全草：用于月经不调、尿路结石、跌打损伤、骨折、疮疡肿毒、蛇伤。

产地：灵山、邕宁、崇左、宁明、大新、天等、那坡、隆林、乐业、天峨、东兰、都安、罗城、融安、金秀、昭平、永福、临桂。

假婆婆纳：五星草（临桂）、密碎子（金秀）。

Stimpsonia chamaedryoides Wight

全草：用于疮疡肿毒、毒蛇咬伤。

产地：临桂、融水、金秀、罗城、武鸣、隆安。

81. 桔梗科Campanulaceae

轮叶沙参：南沙参（武鸣、富川）。

Adenophora tetraphylla（Thunb.）Fisch.

根：用于咳嗽痰黏、口燥咽干。

产地：隆林、乐业、罗城、全州、富川、蒙山、容县、北流、武鸣、马山。

蓝花参：了哥利、清明草（桂平）。

Wahlenbergia（Thunb.）A.DC.

全草：用于小儿疳积、自汗盗汗、白带多、咳嗽痰多。

产地：武鸣、南宁、桂平、象州、金秀、平乐、全州、三江、罗城、天峨。

82. 半边莲科Lobeliaceae

广西铜锤草：土半边莲（武鸣）。

Pratia wollastonii S.Moore

全草：用于蛇伤，疮疡肿毒。

产地：武鸣、罗城。

83. 紫草科Boraginaceae

柔弱斑种草

Bothriospermum tenellum (Horn.)Fisch.etvMey.

叶：用于蛇伤。

产地：桂平、上林、马山、罗城、凌云、德保、那坡。

紫草

Lithospermum erythrorhizon Sieb.et.Zucc.

根：用于发斑发疹、肝炎、痈肿，外用治冻疮，湿疹，烧、烫伤。

产地：全州、灌阳、兴安、三江、罗城、都安、南丹、隆林。

盾果草：黑骨风（兴安）、铺墙草（桂林）。

Thyrocarpus sampsonii Hance

全草：用于痢疾、胃肠炎、疮疡肿毒。

产地：兴安、桂林、桂平、柳江、罗城、宜山、都安、天峨。

84. 旋花科Convolvulaceae

马蹄金：金挖耳（靖西）。

Dichondra repens Forst.

全草：用于痢疾。

产地：靖西、罗城、金秀。

美飞蛾藤：毛藤（来宾）。

Porana spectabilis Kurz

全株：用于子宫脱垂，跌打损伤。

产地：龙州、隆安、天等、德保、田东、河池、环江、罗城、鹿寨、来宾。

95. 玄参科Scrophulariaceae

旱田草：锯齿草（蒙山）。

Lindernia ruellio.des（Colsm.）Pennell

全草：用于小儿疳积、蛇伤、口腔炎、痢疾。

产地：西林、田林、乐业、平果、东兰、南丹、罗城、忻城、柳州、金秀、灵川、平乐、蒙山、藤县、岑溪、平南、北流、宁明、龙州。

享氏马先蒿：英雄蒿（三江）。

Pedicularis henryi Maxim.

根：用于崩漏、肝炎、疮疡肿毒、蛇伤溃烂。

产地：昭平、全州、资源、龙胜、灵川、金秀、三江、罗城、南丹。

阴行草：茵陈（全州、兴安）。

Siphonostegia chinensis Benth.

全草：用于黄疸型肝炎、尿路结石、小便不利、便血、外伤出血。

产地：隆林、罗城、桂林、兴安、灌阳、全州。

水苦荬：水肿草（隆林）。

Veronica undulata Wall.

全草：外用治疮疡肿毒，蛇头疔，水肿。

产地：隆林、那坡、天峨、东兰、罗城、融安。

86. 苦苣苔科Gesneriaceae

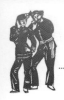

广西芒毛苣苔：下山虎（上林）、小叶石仙桃（天等）。

Aeschyynanthus guangxiensis Chun ex W.T.Wang

全株：用于咳嗽、坐骨神经痛，外用治关节炎。

产地：上林、龙州、天等、靖西、凌云、东兰、罗城。

宽叶吊石苣苔（变种）：岩泽兰（龙州、德保、那坡、隆林）。

Lysionotus pauciflorus Maxim.var.latifolius W.T.Wang

全株：用于骨折、产褥热、慢性支气管炎、蜂窝织炎。

产地：隆林、凌云、那坡、靖西、德保、天等、龙州、钦州、融安、罗城、东兰、天峨。

长瓣马铃苣苔：皱皮草（全州）。

Oreocharis auricula(S.Moore)Clarke

全草：外用治疮疡肿毒，跌打损伤。

产地：全州、龙胜、融水、罗城。

线柱苣苔：山枇杷（上林）。

Rhynchum obovatum(Griff.)Burtt

叶、花：用于咳嗽，烧、烫伤。

产地：隆林、田林、凤山、都安、罗城、融水、金秀、苍梧、岑溪、平南、北流、防城、龙州、扶绥、邕宁、隆安、上林。

87. 马鞭草科Verbenaceae

紫珠：大腿七（全州）。

Callicarpa bodinieri Levl.

叶：用于外伤出血。

产地：天峨、南丹、罗城、全州、兴安、灵川、桂林、灌阳、富川、岑溪。

红紫珠：山霸王（平果）。

Callicarpa rubella Lindl.

叶、果实：外用治角膜炎。

产地：全州、灵川、金秀、昭平、梧州、陆川、防城、平果、那坡、田林、凌云、环江、罗城。

三台花：红旧（巴马）。

Clerodendrum serratum（L.）Moon var.amplexifolium Moldenke

全株：用于疟疾、肝炎、风湿、骨折、痢疾、腹水、湿疹，外用治蜈蚣咬伤。

产地：龙州、大新、天等、德保、靖西、那坡、隆林、田林、乐业、天峨、巴马、都安、河池、宜山、罗城。

臭黄荆

Premna ligustroides Hemsl.

根：用于痢疾、肾炎水肿。

叶：外用治疮疡肿毒。

果实：用于头痛。

产地：天峨、罗城、武鸣。

豆腐柴：墨子稔（宜山）。

Premna microphylla Turcz.

根、叶：用于肝炎、小儿疳积、痢疾、阑尾炎、雷公藤中毒，外用治风湿。

产地：全州、昭平、金秀、忻城、三江、融水、罗城、宜山、河池、武鸣。

孤臭柴：跌打王（横县）。

Premna puberula Pamp.

叶：外用治湿疹、皮肤过敏、口腔炎、跌打损伤、子弹入肉、角膜白斑。

产地：那坡、平果、隆安、天等、龙州、宁明、上林，横县、防城、忻城、柳江、罗城、南丹。

山牡荆：五指疳（平南）。

Vitex quinata(Lour.)Will

叶：用于小儿疳积。

产地：永福、罗城、凌云、天等、龙州、武鸣、防城、灵山、博白、平南。

88.唇形科Labiatae

藿香

Agastache rugosa（Fisch.et Mey.）O.Ktza

全草：清暑化湿，和胃止呕。用于感冒发热、胸闷、呕吐泄泻、风湿骨痛、湿疹、皮肤瘙痒。

产地：桂平、天等、马山、凌云、隆林、罗城、融水。

金疮小草：筋骨草（凌云）。

Ajuga decumbens Thunb.

全草：用于支气管炎、咽喉肿痛、关节疼痛、外伤出血。

产地：凌云、南丹、都安、罗城、忻城、融安、三江、灵川、富川、桂平、龙州、隆安、马山。

风轮菜：九层塔（柳江）。

Clinopodium chinense（Benth.）O.Ktze.

全草：用于崩漏、鼻衄、牙龈出血、尿血、外伤出血、毒蛇咬伤。

产地：南丹、罗城、三江、柳江、金秀、蒙山、阳朔。

广防风：豨莶草（桂平、贵县）。

Epimeredi indica（L.）Rothm.

茎、叶：疏风解表，消肿止痛。用于感冒发热、风湿骨痛、胃脘痛、胃肠炎。

产地：富川、钟山、贺县、昭平、藤县、岑溪、博白、平南、挂平、贵县、马山、天等、龙州、田东、那坡、隆林、罗城。

益母草白花（变种）

Leonurus Artemisia（Lour.）S. Y. Hu var. albiflorus（Migo）S. Y. Hu

全草：用于月经不调、崩漏、胎动不安、产后腹痛、附件炎、跌打损伤。

种子：用于目赤肿痛。

产地：靖西、德保、邕宁、罗城。

石香薷：大叶七星剑（钟山）、神曲草（北流）。

Mosla chinensis Maxim.

全草：用于感冒头痛、黄疸、痢疾、小儿疳积、小儿惊风、蛇伤。

产地：龙州、武鸣、马山、罗城、柳江、永福、钟山、苍梧、岑溪、桂平、贵县、北流、陆川。

牛至：茵陈（贵县、柳江）、土茵陈（南丹）。

Origanum vulgare L.

全草：祛暑解表，利水消肿。用于中暑、感冒、湿热黄疸、水肿。

叶：用于刀伤。

产地：南丹、罗城、柳江、贵县、玉林。

四棱草

Schnabelia oligophylla Hand-Mazz.

全草：用于经闭、感冒。

产地：南丹、罗城、融安、贵县。

地蚕：冬虫草（武鸣、陆川、桂平、苍梧）。

Stachys geoblombycis C. Y. Wu

全草：用于跌打损伤、疮疖。

产地：苍梧、桂平、陆川、武鸣、罗城。

针筒菜细柄（变种）

Stachys oblongifolia Benth. var. leptopoda（Hayata）C. Y. Wu

全草：用于小儿疳积，肺结核咳嗽。

产地：临桂、罗城、马山、上林、北流。

铁轴草：伤寒头、假藿香（南宁）、红薄荷（兴安）。

Teucrium quadrifarium Buch,-Ham.

全草：用于感冒风热、痢疾、肺炎、蛇咬伤、瘑虫脚、皮肤湿疹。

产地：南宁、天峨、南丹、罗城、融水、三江、来宾、金秀、苍梧、富川、平乐、阳朔、桂林、临桂、兴安、全州、资源、龙胜。

血见愁：消炎草（全州）、四方草（宜山）。

Teucrium viscidum Bl.

全草：清热，消肿，止血。用于咽喉肿痛，咳血。

产地：宁明、龙州、上林、马山、百色、凌云、乐业、南丹、罗城、宜山、金秀、桂林、临桂、全州、龙胜。

89.泽泻科Alismataceae

矮慈姑

Sagittari apygmaea Miq.

全草：清热解毒。用于咽喉肿痛、痈疮肿毒。

产地：罗城、岑溪。

90.鸭跖草科Commelinaceae

四孔草：竹叶菜（上林）。

Cyanotis cristata（L.）D.Don

全草：用于痈疮肿毒。

产地：容县、上林、武鸣、龙州、隆林、天峨、罗城、临桂。

牛轭草

Murdannia loriformis（Hassk.）Rolla Rao et Kammathy

全草：用于小儿高热咳嗽、痢疾、痈疮肿毒。

产地：罗城、金秀、兴安、桂平、横县。

杜若：山竹壳菜（融安）、石竹（全州）。

Pollia japonica Thunb.

全草：用于胸痛、头痛、毒蛇咬伤。

产地：武鸣、那坡、凌云、天峨、宜山、罗城、来宾、融安、融水、灵川、灌阳、岑溪。

91.姜科Zingiberaceae

矮山姜：产后姜（龙胜）。

Alpinia psilogyna D.Fang

根状茎、果实：用于产后脾胃虚弱。

产地：龙胜、金秀、融水、罗城、马山、武鸣、德保、那坡。

箭秆风

Alpinia stachyoides Hance

全草：用于风湿骨痛。

根状茎：用于胃脘痛，跌打损伤。

产地：天峨、凤山、罗城、融水、金秀、永福、兴安、富川、苍梧，容县。

92.百合科Liliaceae

粉条儿菜

Aletris spicata （Thunb.）Franch.

全草：用于咳嗽、神经衰弱。

产地：南丹、都安、罗城、金秀、融水、龙胜、灌阳。

中国白丝草：白花菜（灵川）。

Chionographis chinensis Krause

全草：消肿止痛。用于烧、烫伤。

产地：武鸣、上林、罗城、金秀、融水、龙胜、全州、兴安、灵川。

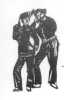

万寿竹

Disporum cantoniense (Lour.) Merr.

根：用于肺结核咳嗽，胸腹胀满，烧、烫伤。

产地：灵山、上林、隆安、大新、那坡、隆林、凌云、乐业、田东、天峨、南丹、罗城、三江、永福、钟山、贺县。

宝铎草：遍地姜（龙胜）。

Disporum sessile D.Don

根：用于咳嗽，胸腹胀满，烧、烫伤。

产地：宾阳、武鸣、龙州、天等、那坡、凌云、罗城、龙胜、临桂、博白。

野百合：三破血（全州）。

Lilium brownii F.E.Brown ex Miellez

鳞茎：养阴润燥，清心安神。用于阴虚久咳、痰中带血、虚烦惊悸。

产地：武鸣、龙州、那坡、隆林、乐业、罗城、贺县、昭平、桂平。

长茎沿阶草：韭叶柴胡（武鸣）。

Ophiopogon chingii Wang et Tang

根：清热。用肺结核，外用治脓疱疮。

产地：防城、龙州、武鸣、那坡、田林、罗城。

麦冬

Ophiopogon japonicus (L.f.) Ker-Gawl.

块根：润肺止咳，滋阴生津。用于肺燥干咳、心烦口渴。

产地：南丹、罗城、龙胜、钟山、贺县、藤县。

93.雨久花科Pontederiaceae

鸭舌草：鸭仔菜（凤山）。

Monochoria Vaginatis (Burm.f.) Presl ex Kunth

全草：清热解毒，止痛。外用治跌打损伤、毒蛇咬伤、疮疖、目赤肿痛。

产地：南宁、武鸣、天峨、凤山、罗城、灌阳。

94. 菝葜科Smilacaceae

弯梗菝葜

Smilax aberrans Gagnep.

根状茎：祛风除湿。用于风湿痹痛。

产地：宁明、德保、那坡、罗城、贺县。

95. 天南星科Araceae

金钱蒲：水营蒲（那坡）、水蜈蚣（上思、罗城）。

Acorus gramineus Soland.

根状茎：用于骨折、腹痛、耳聋、毒蛇咬伤、风湿痹痛。

产地：玉林、上思、南宁、武鸣、上林、那坡、田阳、隆林、东兰、罗城、兴安、平乐。

石菖蒲：石香蒲（南丹）、水见消（隆林）。

Acorus tatarinowii Schott

根状茎：用于胃脘痛、跌打损伤、水肿病。

叶：外用治毒蛇咬伤。

产地：宁明、武鸣、马山、德保、隆林、乐业、东兰、南丹、罗城、资源、昭平、陆川、博白、灵山、上思。

半夏：野半夏（南丹）。

Pinellia ternate（Thunb.）Breit.

块茎：燥湿化痰，止呕。用于痰饮、咳喘、胸脘痞闷、恶心呕吐、眩晕，外用治痈肿、急性乳腺炎、急慢性化脓性中耳炎、毒蛇咬伤。有毒。

产地：南丹、罗城、临桂、昭平。

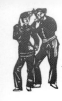

96. 薯蓣科Dioscoreaceae

黄独：黄药（全州）、黄药子（田林）。

Dioscorea bulbifera L.

块茎：清热解毒，消肿，止血。用于气瘿、疝气痛、疮疖。有毒。

产地：上林、南宁、龙州、靖西、田林、隆林、罗城、资源、全州、岑溪、玉林。

日本薯蓣：肥儿薯（昭平）、光山药（三江）、山薯（上林）。

Dioscorea japonica Thunb.

块茎：健胃消积。用于腹泻。

产地：贺县、富川、昭平、阳朔、桂林、全州、龙胜、三江、罗城、上林、武鸣、上思。

97. 仙茅科Hypoxidaceae

仙茅：独脚仙茅（南宁、罗城）、鸠鸪草（龙州）。

Curculigo orchioides Gaertn.

根状茎：补肾，壮阳，祛风湿。用于肾虚腰痛、风湿骨痛、高血压病。有小毒。

产地：永福、灌阳、贺县、藤县、平南、桂平、容县、玉林、博白、上思、南宁、上林、马山、龙州、隆安、乐业、南丹、罗城。

98. 兰科Orchidaceae

短距苞叶兰：犸骝草（桂平）、肾草（隆林）。

Brachycorythis galeandra（Reichb. f.）Summerh.

块茎：用于蛇伤。

产地：隆林、武鸣、马山、罗城、金秀、桂平。

云南叉柱兰：石头虾（大新）。

Cheirostylis yunnanensis Rolfe

全草：用于慢性溃疡。

产地：宾阳、大新、田东、隆林、天峨、南丹、都安、环江、罗城。

建兰

Cymbidium ensifolium（L.）SW.

全草：清热利湿。用于风湿痹痛。

兴安、罗城、凤山。

多花兰：石羊果（灌阳）。

Cymbidium floribundum Lindl.

全草：用于淋巴结结核、尿路结石、小儿夜啼、淋浊、白带多、疮疖。

产地：上思、那坡、德保、都安、罗城、融水、金秀、恭城、灌阳、资源。

兔耳兰：续筋草（忻城）。

Cymbidium lancifolium Hook.f.

全草：润肺。

产地：三江、金秀、忻城、罗城、乐业。

钩状石斛：红兰草（东兰、宜山）、紫皮兰（永福、乐业）、水兰（蒙山）。

Dendrobium aduncum Wall.ex Lindl.

茎：养阴益胃，生津止渴。用于热病伤津，口干烦渴，病后虚热。

产地：防城、上思、百色、田林、凌云、乐业、东兰、宜山、环江、罗城、融安、金秀、永福、蒙山、藤县。

疏花石斛

Dendrobium henryi Schltr.

全草：用于黄疸型肝炎。

茎：养阴益胃，生津止渴。用于热病伤津，口干烦渴，病后虚热。

产地：马山、上林、罗城、融水。

美花石斛　小环草（凌云）。

Dendrobium loddigesii Rolfe

茎：养阴益胃，生津止渴。用于热病伤津、口干烦渴、病后虚热。

产地：龙州、大新、靖西、那坡、隆林、凌云、东兰、南丹、罗城、融水、永福、平乐、钟山。

高斑叶兰：观音竹（宁明）、追风草（柳江）。

Goodyera procera（Ker-Gawl.）Hook.

全草：用于咳嗽、风湿骨痛、跌打损伤、疮疖。

产地：上思、宁明、崇左、邕宁、宾阳、武鸣、隆安、平果、都安、东兰、罗城、融水、柳江、昭平、梧州。

坡参：土沙参（南宁）、山沙姜（宜山）。

Habenaria linguella Lindl.

块茎：用于阳痿，跌打损伤。

产地：上林、武鸣、南宁、天等、田东、河池、宜山、罗城、三江、柳州、忻城、金秀、北流、博白。

大花羊耳蒜：虾仔兰（大新）、草斛（桂平）、石泥鳅（贵县）。

Liparis distans Clarke

全草：解酒毒。用于肺热咳嗽。

产地：浦北、灵山、钦州、大新、那坡、环江、罗城、阳朔、平乐、金秀、藤县、桂平、贵县。

绿花阔蕊兰：珍珠草（凌云）、山砂姜（罗城）。

Peristylus goodyeroides Lindl.

全草：用于眩晕、乳腺炎、阳痿、小儿疝气。

产地：上林、邕宁、宁明、龙州、德保、那坡、隆林、凌云、宜山、罗城、忻城、柳城、鹿寨、三江、龙胜、全州、临桂、昭平。

99. 灯心草科Juncaceae

灯心草：灯草（宾阳、那坡）。

Juncus effuseus L.

全草：清心火，利尿。用于失眠，尿少涩痛，咽喉肿痛，口疮。

产地：宾阳、那坡、南丹、罗城、金秀、玉林。

100. 沙草科Cyperaceae

密叶苔草：三角草、山马鞭草（罗城）。

Carex maubertiana Boott

全草：清热，利尿。用于淋证，烧、烫伤。

产地：巴马、罗城、忻城、贺县。

101. 禾亚科Agrostidoideae

匿芒荩草：捉克坝（罗城）。

Arthraxon hispidus（Thunb.）Makino var. cryptartherus（Hack.）Honda

全草：用于肺结核。

产地：罗城。

扭鞘香茅：生姜草（宁明）、细香草（罗城）。

Cymbopogon tortilis（Presl）A.Camus

叶：驱蚊或蠓咬。

产地：宁明、罗城。

第四章　仫佬族医药验方选录

第一节　仫佬医临床验方

内科疾病

一、上呼吸道感染

（一）风热型

1.黄皮叶3钱，青蒿3钱。煎服。

2.梅叶冬青1钱5分，崩大碗3钱，鬼针草3钱，大加皮3钱，山芝麻3钱，薄荷3钱，海金沙2钱，倒扣草3钱。煎服。

3.银花藤1两，梅叶冬青1两，黄荆1两，黄皮叶5钱，紫苏叶5钱，大加皮5钱，山芝麻5钱。煎服。主治暑热外感夹湿。

4.淡竹叶4钱，车前草3钱，香薷3钱，草鞋根3钱，梅叶冬青2钱。水煎作茶饮。防治　暑天外感或急性胃肠炎。

5.鲜山芝麻5斤，鲜青蒿5斤，加水100斤，煮沸半小时，供100人服1天，分2次服，连服7天为1疗程。

6.红花第桃花10斤，山芝麻10斤，金樱子5斤，百部5斤，紫苏5斤，两面针5斤，糖5斤。上药切碎加水50斤，煎成20斤，去渣加糖备用。每日3次，每次10毫升，小儿酌减。

7.救必应皮1～2两，山芝麻根1两，淡竹叶、白茅根各1～2两，薄

荷叶3钱（均用鲜药）。水煎，日分3次服。

8．山芝麻根、人字草、雷公根、酸味草、白背叶各3钱。每日1～2剂，水煎服。

9．南蛇簕茎或叶3钱，甘草5分。水煎，日分1～3次服。

10．野芋头5钱～1两，山芝麻2钱。用盐炒野芋头后放山芝麻加水煎，分3次服。

11．五加通根皮半斤，水煎服。

（二）风寒型

1．土防风2钱，香白芷5钱，紫苏2钱，荆芥3钱，生姜4片。煎服。

2．樟树皮5钱，生姜5片。煎服。

3．大叶桉树叶1两，黄皮叶1两。煎服。防治普通感冒。

4．山芝麻、紫苏各5钱。水煎服，连服3～5天。

5．牛白藤全株1两，水煎服。

6．杧果叶1两，岗梅根5钱，大叶桉叶3钱。水煎服。

二、肺炎

1．鱼腥草1两，银花藤1两，枇杷叶3钱，桑根1两，甘草2钱。煎服。

2．飞扬草1～2两，煎服。

3．一点红、马鞭草各5钱至1两。煎服。

4．榄核莲5钱，地龙3钱，橘叶2钱。水煎，日分1～2次服。

5．百部10斤，十大功劳5斤，枇杷叶3斤，甘草1斤半。加水40斤煎成20斤，过滤后加入适量糖，每日服3次，每次20～30毫升。

6．野芥兰、一箭球、鱼腥草、石橄榄、石油菜各1两（均用鲜品）。水煎，日分3次服。（适于大叶性肺炎）

7．余甘子生果20个，青蒿4钱，枇杷叶4钱。水煎服。（治热咳）。

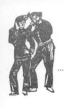

8. 甘蔗捣汁1斤，内服。（肺热咳嗽）

9. 鲜了哥王根白皮3钱，煎服。

10. 狗脚迹用根1～2两水煎服。

11. 草珊瑚全株2两，煎服

三、慢性支气管炎

1. 骨碎补1两，卷柏1两，马鞭草5钱，胡颓子1钱，牛尾菜5钱至1两。煎服。

2. 鱼腥草1两5钱，百合1两，天冬5钱，麦冬5钱，山栀子根1两，紫苏5钱。煎服。并治肺热咳嗽。

3. 麦冬3钱，百部3钱，桑根5钱，石仙桃1两，牛耳朵（岩白菜）1两。煎服。

4. 百部粉、猪胆汁各等量。压成片剂，每片2分，每日3次，每次服5～6片。

5. 臭茉莉根2钱，鹅不食草1钱。水煎冲白糖，分2次服。

6. 鱼腥草5钱，一匹绸5钱，薄荷1钱，鹅不食草1钱，柠檬叶1钱（均用鲜药）。水煎，日分2次服。

7. 枇杷叶4～5钱，野芥兰5钱。水煎，日分2～3次服。

8. 鲜鱼腥草1两半，百合、山栀根各1两，天冬、麦冬、鲜紫苏各5钱。水煎，日分2次服。

9. 紫万年青5钱，木蝴蝶（种子）1钱。水煎，日分2次服。

10. 重楼2钱，地龙3钱，盐肤木5钱。水煎服。

11. 成熟番木瓜1斤，蜂蜜1两。放碗中，上笼蒸熟食之。

12. 红豆蔻一钱，莱菔子、苏子各2钱。水煎服。

四、肺脓疡

1. 黄龙退壳2两，大蓟1两5钱，五指牛奶1两，鱼腥草8钱，茅根5

钱，枸杞根3钱。加猪骨煎服。

2.鱼腥草2～4两，苇茎、苡米各1两，冬瓜仁2两，桃仁3两（均用鲜药）。水煎服。

3.鲜野芥兰、鲜鱼腥草、百部各1两，鲜败酱草3两，野菊花5钱，白及3钱。水煎服。

4.鱼腥草1两，金荞麦1两，金银花1两。水煎服。

5.荞麦鲜根2～5钱，水煎调甜酒服。

五、支气管哮喘

1.七叶一枝花、卷柏各等量。研末，每次服5钱，冰糖水冲服。

2.咳嗽竹（哮喘草）1两，七叶一枝花5钱，鱼腥草5钱，通草5钱。偏热者加桑根，寒者加紫苏。煎服。

3.牛耳朵2两。煎水1日2次分服。

六、咯血

1.石韦1两，侧柏叶5钱，茜草5钱，大蓟5钱。煎服。

2.仙鹤草5钱，含羞草3钱，旱莲草5钱，藕节1两。煎服。

3.蕹菜用鲜品1斤捣汁和蜂蜜调服。

4.苦丁茶、地骨皮、白茅根各5钱，水煎服。

5.鲜荠菜4两，鲜墨旱莲3两。捣烂取汁，冲冰糖冷服。

6.每次口服田七粉0.2～0.3钱，日服2～3次。

七、急性胃肠炎

1.车前草10株，辣蓼草5钱，桃金娘1两。煎服，每日2次。如有呕吐者加藿香2钱、樟树皮2钱。

2.樟树第二层皮1两，加盐炒黄。腹泻严重者加番石榴叶3钱。煎服。

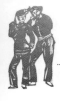

3. 山芝麻5钱至1两。煎服。

4. 鲜红薯藤（1.5寸）3～5条，捣烂取汁冲开水服。

5. 鲜豨莶草1～2两，水煎服。

6. 古羊藤根干粉2～3钱，日分3次服。或鲜根1～2两，水煎服。

7. 樟树根1两，古羊藤根5钱。水煎分2次服。

8. 野芥兰、铁苋菜各2斤，番桃树叶1斤半。加水20斤煎成10斤，过滤后加糖2斤，苯甲酸3钱（先用少量酒精溶解），搅匀装瓶，高压消毒备用。每日服3次，每次20～30毫升。

9. 火炭母、爆牙郎各3钱。水煎，日分2次服。

10. 车前草、稔子树各1两，辣蓼草5钱。水煎，日分2次服。有呕吐者加藿香2钱、樟树皮2钱，水煎服。

11. 金古榄3钱。研细末，分2次温开水送服。

12. 古羊藤根、金线风根、水田七根各3钱，樟树根2钱。水煎，日分2～3次服。

13. 余甘子根5钱，番石榴嫩叶1两。水煎服。

14. 大金花草1两。水煎服。

15. 马蹄蕨5钱，切碎蒸猪肉服。

16. 桃金娘果2两，土丁桂、野麻草各1两。水煎服。

八、慢性胃炎、胃十二指肠溃疡

1. 水田七6两、两面针1两、陈皮1两、吴萸5两、野桂皮5两、炮姜炭1两。研粉制成片，每片0.5克，每次2片，每次3次。

2. 饿蚂蝗1两，椿芽子2钱，水田七3钱，香附子3钱，决明子3钱。水煎分2次服。主治溃疡病及慢性胃炎。

3. 野桂皮3钱，香附子2钱，良姜3钱，箭杆风5钱，大钻5钱。煎服。主治溃疡病及慢性胃炎，并发出血者加侧柏炭5钱。

4. 毛蒟3分至1钱。水煎分2次服，或研粉。每日服3次，每次3分。

5. 木姜子（果）3～7粒。口嚼服。

6. 水田七根9份，两面针1份。共研末，每日服3次，每次3分，温开水送服。

7. 华千金藤块根。研细末，每次服5分至1钱。

8. 饿蚂蝗1两，椿芽子2钱，水田七3钱，香附子3钱，决明子3钱。水煎，日分2次服。

9. 饿蚂蝗3钱，水田七1钱，两面针3钱，鸡血藤3钱，水煎，日分2次服。

10. 大叶紫珠。研细末，每服5分至1钱，每日3次。或大叶紫珠叶1两。水煎，日分2次服。（用于出血性溃疡）

11. 过岗龙茎5钱，入地金牛2钱。水煎服。

12. 红豆蔻、连翘、鸡内金各3钱，黄连1.5钱。水煎服。

13. 桃金娘果实2两，石菖蒲3钱。水煎服。

九、消化道出血

1. 莲藕节1两、木耳3钱、冰糖5钱、煎水待冷用野三七粉1钱冲服。

2. 菜豆树根5钱，仙鹤草5钱，大蓟3钱，蒲黄炭3钱，侧柏炭3钱，地榆炭3钱。煎水冷服。

3. 卷柏5钱，旱莲草5钱，仙鹤草5钱。煎水冷服。

4. 香椿根皮5钱，炒卷柏3钱，地榆炭2钱。煎水冷服。

5. 大叶紫珠。研细末，每服5分至1钱，每日3次。或大叶紫珠叶1两。水煎，日分2次服。（用于胃出血）

6. 狗脚迹1两，白及5钱。水煎服。

7. 龙须草1两，猪心半斤。炖服。

8. 田七粉末，每次1钱，每日3次，温开水送服。

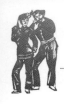

十、肝硬化腹水

1. 假菠萝根3～4两。煎服。

2. 田基黄1～2两。煎水冲蜜糖服。

3. 广东金钱草1两，满天星3两，芦根2钱，茵陈1两。煎服。

4. 半边莲1～2两。煎服。

5. 鲜了哥王根第二重皮1两（蒸熟），红枣12粒，红糖1两。共捣为丸。用开水送服5～7粒，日服1次。

十一、便秘

1. 刺苋（鲜用）3～5两。煎服。

2. 落葵（藤菜）。作菜吃。

3. 肾蕨1两。煎服。

4. 虎杖根1两。水煎服。

5. 红薯叶半斤。煮作菜吃。

十二、高血压

1. 萝芙木根6钱，救必应5钱，马鞭草3钱，喉毒药3钱，草决明2钱。煎水分二次服。

2. 野菊花5钱，夏枯草5钱，牛膝5钱，草决明5钱，钩藤5钱，甘草1钱5分。煎服。

3. 萝芙木根5钱，苦瓜5钱，洗手果3钱。煎服。

4. 萝芙木根6钱，救必应5钱，马鞭草、乌尾丁各3钱，草决明、桑叶各2钱。水煎，日分2次服。

5. 雷公根、旱莲草各3钱，地桃花、路边菊、钩藤各2钱。水煎，日分2次服。

6. 臭茉莉（茎、根）、粪箕笃各1两，萝芙木5钱。水煎服。

7. 苦丁茶嫩叶1两。烘干，开水泡，代茶饮。

8. 荠菜、夏枯草各1两。水煎服。

9. 以钩藤1斤剪碎，加少量冰片，布包，每日晚睡前和晨起加温水浴脚，治疗原发性高血压。

十三、冠心病

1. 马蹄蕨5钱，山栀子3钱。水煎服。

2. 山奈、丁香、当归、甘草等份。研末，醋糊丸。每次服30丸，酒送服。

十四、眩晕

1. 九头狮子草5钱，臭牡丹根5钱，鸡蛋3枚，水煎服。

2. 阳桃根1两，豆腐6两。炖服。

3. 狗肝菜7钱，金银花、钩藤各3钱，板蓝根5钱，生石膏1两。水煎服。

4. 萝芙木、钩藤3钱，玉米须2钱。水煎服。

5. 狗仔花3两。水煎分3次服。

十五、失眠

1. 山栀子4钱，黄花倒水莲3钱，野灯心2钱，淡竹叶2钱。煎服。

2. 鲜田字草2～3两。水煎服。（适于肝火旺，心烦不眠）

3. 桑叶、芝麻各4两，白糖适量。前二药研末，共调匀，每次3～5钱，开水送服。（适于失眠头疼）

4. 将龙眼肉4两放在细口瓶内，加入白酒，半月后饮用。

十六、中风（半身不遂）

1. 钩藤1两，半枫荷（桃叶珊瑚）5钱，地鳖虫3钱，壁虎3条（炒

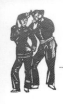

熟）。煎服或熏洗。痉挛性瘫痪加麝香1分、石菖蒲3钱；有热者加地龙5条。

2. 枫荷桂5钱，箭杆风4钱，毛莪术2钱，麻骨风3钱，走马胎3钱，山蒌2钱，血党4钱，槟榔钻5钱。煎水加酒一小杯内服，亦可浸酒服。

十七、泌尿系感染

1. 野芥兰、车前草各5钱，白茅根3钱，甘草2钱。水煎，日分3次服。

2. 叶下珠、白花蛇舌草、葫芦茶、白茅根各1两，车前草5钱，甘草1钱半（均用鲜药）。水煎，日分2次服。

3. 金钱草1两，车前草、瞎钳草各5钱、金砂蕨4钱。水煎，日分2～3次服。

4. 地胆草、玉米须、金樱子、牛膝各5钱，车前草1两，荠菜3钱。水煎服。

5. 白花蛇舌草2两，车前草1两。水煎温服。

十八、肾炎、急性肾盂肾炎

1. 半边莲1两，叶下珠1两，车前草1两，茅根2两，椈木2两。煎服。

2. 木通1两，一点红1两，鹅不食草5钱，车前草2两。煎服。

3. 茅根1～2两、葫芦茶1～2两。煎服。

4. 叶下珠3两，白花蛇舌草3两。煎服。

5. 茅根5钱，车前草5钱，半边莲5钱，一点红5钱，鱼腥草5钱，芦根5钱。煎服。

6. 九龙藤5钱至1两。煎水分二次服。主治慢性肾炎。

7. 野芥兰、金钱草、草鞋根各5钱，上牛七1两。水煎，日分2～3次服。

8. 金线风、车前草、土茯苓各1两。水煎，日分2次服。

9. 石菖蒲2钱，野苡仁根2两，芦根1两。水煎，日分2次服。

10. 野芥兰、车前草、叶下珠各1两，白茅根、木贼各5钱，通草3钱。水煎，日分2次服。

11. 磨盘根、金钱草各1两，金线风、草鞋根各5钱。水煎服。

12. 白花蛇舌草2两，车前草1两。水煎温服。

13. 龙须草1两，车前草6钱。水煎服。

14. 葫芦茶2两。水煎服。

十九、炎症性血尿

1. 白木通1两，山栀子3钱、海金沙3钱、车前草3钱，地龙两条。煎服。

2. 狗肝菜3～4两，茅根5钱，马齿苋3～4两。煎服。

3. 荠菜、小蓟各1两。水煎服。

二十、泌尿系结石

1. 鲜粪箕笃1两，鲜透骨消、桃仁、穿破石各5钱。水煎服。

2. 磨盘根、地桃花、金钱草各1两，金钱风7钱，草鞋根3钱，甘草2钱。水煎，日分3次服。

3. 粪箕笃3两，金钱草、车前草各1两，穿破石5钱（均用鲜药）。水煎服。

4. 白花蛇舌草、叶下珠、车前草、金砂蕨各1两。水煎，日分2次服，7天为一疗程。

5. 荠菜2两，金钱草、鸡内金各1两。水煎服。

6. 满天星1两，石韦5钱，车前草1两，海沙金藤1两，马蹄金1两，毛根5钱。水煎1000毫升，多次分服。

7. 过塘藕1两，车前草1两，马蹄金1两，虎杖5钱。水煎1000毫

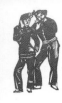

升，多次分服。

8.阳桃果3～5枚，和蜂蜜适量煎汤服。

二十一、男科疾病

（一）慢性前列腺炎

1.楤木1～2两，磨盘根1～2两，金樱子3钱。煎服。

2.楤木1两，过塘藕3钱，野菊花1两，石仙桃5钱，金樱子5钱，甘草1钱5分。煎服。

3.过塘藕1两，白背桐根1两，马蹄金5钱，大蓟4钱。煎服。

4.穿山甲、红花、紫草、乳香、没药。研为细末，加凡士林调成糊状。从直肠涂于前列腺附近。

（二）遗精

1.罗裙子或五味子4钱，大叶麦冬2钱，野桂皮或肉桂1钱，红枣4钱。煎服。

2.桃金娘2两，十大功劳叶1两，金樱子5钱，桑螵蛸3钱。煎服。

3.大地棕根、覆盆子、莲米各5钱，金樱子、芡实各4钱。水煎服。

4.金樱子1两，莲肉3钱，五味子3钱，菟丝子3钱，沙苑蒺藜5钱，芡实5钱，莲须3钱，煅龙骨（先煎）5钱，煅牡蛎（先煎）5钱。水煎服。

（三）阳痿

1.淫羊藿3两，金樱子1两，仙茅1两。用酒2斤浸泡。每日服一小杯。

2.土党参3钱，黄花倒水莲1两，毛杜仲4钱，续断1两。煎服。

3.蛤蚧一对，人参3～6钱，浸于2000毫升米酒中，七日后开始饮用，每日酌量饮20～50毫升。

4.肉桂、煨姜各5钱，新鲜带肉骨头5斤。加食盐适量，煮汤服。

二十二、腰腿痛

1.红牛膝2两，桑枝1两，地骨皮5钱，龙骨风1两，宽筋藤5钱，偏热者加狗肝菜2两。煎服。主治急性风湿性关节炎。

2.飞龙掌血3钱，土防风5钱，枫荷桂1两，红牛膝4钱，黄花倒水莲1两，五指牛奶4钱，虎杖5钱，羊耳菊3钱。浸酒内服和外擦，煎服剂量减半，亦可外敷。

3.桑寄生1两，松节5钱，羊耳菊5钱，血风藤1两，小钻5钱，通城虎2钱，槟榔钻1两，搜山虎3钱，茜草5钱，山姜3钱。浸酒内服和外用，煎服剂量减半。

4.毛杜仲3斤，鸡血藤5斤，铜钻2斤，龙骨风3斤，九龙藤3斤，千斤拔5斤，大加皮2斤，九节风3斤，过江龙2斤，枫荷桂5斤。熬膏加淀粉制成片剂，每片0.5克，每次3片，每日3次，内服。

5.了刁竹5钱，千斤拔2两，黄杜鹃1两，搜山虎1两，九龙藤2两，黄精1两，铜钻2两，牛膝1两，浸酒2斤。每次服10毫升，每日三次。

6.鲜白花丹根1钱。水煎服或泡酒，每次5毫升，日服2次。

7.地胆草、牛大力、杜仲、马尾蕨、马连鞍各3钱，千斤拔5钱。水煎服。

8.牛白藤根、藤干品1两。水煎服。

9.萝芙木3钱，海桐皮、桑枝各1两。水煎温服。

10.苦丁茶、杜仲各5钱，巴戟天4钱，千斤拔1两。水煎服。

11.朱砂根、木通各5钱，虎骨、鸡骨香、大血藤、桑寄生各1两，浸酒1000毫升，每次服3～6毫升，每日服2次。

12.藤菇、金毛狗脊各4两，酒2.5斤，浸半月至1月。每服3～5钱，日3次

13. 刀豆子1对，小茴香2钱，吴萸1钱，破故纸1钱，青盐2钱。打成粉，蒸猪腰吃。

二十三、风湿性关节炎

1. 三叉苦根、五指牛奶根、金刚头根、大力王、九龙藤、鸭脚木皮各5钱。水煎，日分2次服。

2. 野芥兰1两，两面针3钱。捣烂，加入40%酒精适量外敷。

3. 木姜子1两、鹰不扑5钱。煲猪骨吃。

4. 鲜莪术，鲜香附根适量。捣烂，加酒局部外敷。

5. 蕲党1两，小果蔷薇1两，竹叶根5钱。用三花酒1斤浸7天后可服.每日1次，每次1～2两，并外搽患处。

6. 紫花前胡、土牛七、五指牛奶、骨碎补、威灵仙、四方藤各4钱，狗脊3钱。水煎，日分2～3次服。

7. 半枫荷茎。切片晒干，每斤药浸5斤酒，10天可用。药酒适量擦患处，皮肤至发红为度，日3次。

8. 九龙藤、千斤拔、杜仲各5钱。水煎服。

9. 过岗龙茎、骨碎补、南天竹各5钱。酒水各半煎服。

10. 过岗龙、五指毛桃、山苍子根、千斤拔各5钱，半枫荷、黑老虎各3钱。水煎服。

11. 新鲜鸡屎藤根或藤2两。酒水煎服。

12. 龙须草1两，八角枫3钱，红吹风5钱，黑吹风5钱，扁担藤5钱。水煎服。

13. 排钱草1两，猪瘦半斤。炖服。

14. 骨碎补、桑寄生各5钱，秦艽、豨莶草各3钱。水煎服。

15. 龙掌血、薜荔、鸡血藤、菝葜各6钱，威灵仙3钱。浸白酒500毫升。每服50毫升，每日3次。

二十四、贫血

1. 稔子果、怀山各1两，瘦猪肉2两。煲水吃汤和肉。

2. 血风藤、土党参、黄花倒水莲、鸡血藤各1两。水煎服。

3. 鸡血藤30斤。加水适量煎，去渣，浓缩至500毫升，再加米酒100毫升即成。每日服3次，每次15～20毫升。

4. 首乌、黄精各1两，大枣、黑豆各5钱。水煎服。

5. 血风藤1两，土党参1两，黄花倒水莲1两，鸡血藤1两。煎服。

6. 取龙眼肉1份，桑葚2份，加水煮至桑葚烂熟，去渣留汁，再加入适量冰糖，熬至稍稠后食用。

7. 熟稔子果2斤，焙干，蒸晒3次，用酒2斤浸1星期后，每日3次，每次服30ml。

二十五、寄生虫

（一）蛔虫病

1. 苦楝皮（去粗皮）成人5钱，儿童酌减，加红糖煎水一次空服。

2. 使君子剥去外壳，炒熟嚼服。儿童每岁服1粒，十岁以上服10粒，早饭前两小时服。连服七日。

（二）钩虫病

贯众2～3两。煎水分二次服。

二十六、食物及药物中毒

（一）木薯及野山薯中毒

1. 雷公根1两、红糖2两。煎服。

2. 葫芦茶1～2两。煎服。

3. 萝卜叶适量。煎服。

4. 生杉木芯适量。煎服。

5. 解毒蕨8两。煎服。

6. 鲜鸡谷草2～4两，捣烂水煎服。适于木薯中毒。

（二）断肠草中毒

解毒蕨1两，犁头草2两，空心菜根1两。捣烂冲淘米水服。

（三）磷、六六六粉、砒霜、雷公藤中毒

蛇莓（去鲜果）1两，生绿豆2两。捣烂冲水服。

（四）毒蕈中毒

1. 香菇1两。煎服。

2. 半边莲、绿豆、空心菜根适量。捣烂冲水服。

3. 银花1两，甘草5钱。煎服。

4. 小金花草1两。水煎服。

（五）生南星、生半夏中毒

生姜汁适量。内服。

（六）黄杜鹃中毒

生枝子2～3两。煎服。

（七）解鱼毒

余甘子树皮2～5钱，水煎服。

（八）解酒毒

1. 嚼食甘蔗或捣汁2两～1斤，内服。

2. 阳桃果2两～半斤，水煎服或吃鲜果。

外科疾病

一、创伤出血

1. 大叶紫珠、狗脊各等量。晒干研末装瓶备用。用时把药撒于伤口。

2. 山香1份，假烟叶2份。共研细末，外撒患处，用消毒纱布包扎。

3. 血余炭（即头发灰）。拔牙后创面出血，将药粉撒患处。

4. 田基黄、马蹄金、半边旗各适量。捣烂外敷患处。或任取一种捣烂敷患处均可。

5. 松树嫩叶、白背桐叶。捣烂外敷患处。

6. 松萝、半夏、姜炭。研粉撒布患处。

7. 苎麻叶。研末撒布患处或捣烂敷患处。

8. 桉树叶适量。煎成浓汁，用敷料浸湿贴敷患处。适用于创面久治不愈，分泌物多者。

9. 马蹄蕨、白花草各3钱。捣烂外敷伤口。

10. 半边旗用鲜叶适量，捣烂外敷。

11. 假蒌叶适量。捣烂，敷伤处。或用干假蒌叶研粉，撒患处。

12. 用鲜飞机草全草捣烂外敷。

二、跌打扭伤

1. 鹅不食草、大叶酢浆草、韭菜根、冬青叶、旱莲草、均鲜药各用5钱～1两，共捣烂加酒炒热敷患处，每天换一次药。

2. 跌打酒：九里香（茎、叶）半斤，透骨消1斤，泽兰2斤，大驳骨（茎、叶）3斤。上药切碎浸75%酒精或米双酒，泡过药面，待半个月后使用。外搽患处。

3. 黑老虎根皮2斤，救必应根皮1斤，樟脑粉3两。上药研细末

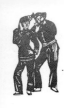

（樟脑另研），用凡士林适量调成软膏敷患处。

4. 三叉苦叶适量。捣烂加酒敷患处，每日1次，敷6～8小时。

5. 小果蔷薇根3两，米双酒1斤。浸七天，取药酒适量内服，每日1～3次，外搽数次。

6. 七叶莲、鸭脚菜、泽兰、旱莲草各等量。捣烂浸酒，内服每次20毫升，每日3次，外用适量。

7. 鹅不食草、韭菜根、香附子、姜黄、乌桕叶适量。捣烂酒炒，敷患处。

8. 羊耳菊、野花椒、山葵、水泽兰、小钻各适量。捣烂酒炒，敷患处。

9. 红背菜、透骨消、水泽兰、田基黄各适量。捣烂酒炒，敷患处。

10. 鲜白花丹叶适量，捣烂调黄酒加热，揉擦患处。

11. 草珊瑚根1～2两，酒煎服。

12. 鸢尾用根茎5钱，水煎服

13. 龙须草、大血藤、见血飞、八爪金龙各1两，米酒1000毫升，浸泡20天，每次服10毫升。

14. 野牡丹根皮5钱，独活3钱，红花2钱，红伸筋草4钱。泡酒服。

三、骨折

1. 大驳骨、小驳骨、榕树叶（或须）、透骨消各适量，捣烂加酒炒热敷患处。

2. 大驳骨、小驳骨、榕树叶（或须）、爬山虎、五加皮各适量，捣烂加酒炒热敷患处。

3. 蝉翼藤、大驳骨叶、小驳骨叶、一箭球、鹅不食草、泽兰（茎、叶）、宽筋藤叶各适量。捣烂，加三花酒或双酒炒热外，一天换1次药。

4.油茶根皮、菜都树根皮、九节风、羊耳菊根皮、大驳骨叶各适量，小鸡仔一只。捣烂酒炒，敷患处。

5.水泽兰3钱，姜黄2钱，大驳骨1两，透骨消1钱，螃蟹4～5只。晒干研末，加酒糟炒热，敷患处，每3天换1次。

6.自然铜2两（或老铜钱8个），九节风1两5钱，小钻1两5钱，羊耳菊1两5钱，山姜1两5钱，红凉伞1两5钱，骨碎补1两5钱，大加皮1两5钱。

7.通城虎2钱，酒10斤。浸泡10天即可用，用敷料浸药酒敷患处，干燥时再滴药酒，保持敷料湿润。

附注：跌打骨折，先复位，后固定再选用上药外敷。

四、汤火伤

1.鲜酸枣树二层皮。用水煎2～3小时，煮成黑黄色，去渣，将药水熬成胶状浓汁，反复外涂患处。

2.金樱根、金花草各适量。先用金英根煎水待冷洗患处，后用金花草研细末撒伤处。或金英根煎成浓汁湿敷。

3.岭南山竹子4份，黄柏1份。研末调香油涂患处。

4.毛果算盘子5钱，蚂蚱簕5钱，金银花1钱半，黄连（或黄柏）1钱半。水煎成2斤，外洗或湿敷患处。

5.芦荟、大飞扬草等量。捣烂外敷，每日换药1次。

6.地榆1两，大黄5钱，黄柏5钱，冰片3分。研末撒布患处。

7.酸枣树皮。熬成膏，外涂患处。或用其果肉外涂创面亦可，但创面溃疡者不宜应用。

8.两面针、金樱根各适量。研末撒布患处。

9.女贞树皮。熬成膏，外涂患处。

10.石油菜适量。捣烂外敷患处。

11.救必应、小果蔷薇各适量。熬成膏，外涂患处。

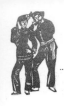
12. 鲜桐油花10斤，癫蛤蟆蝌蚪5斤，麻油1斤，梅片1两。春季采回上药，置坛内密封埋于地下，半年至一年后取出熬成膏备用。如能埋上三年，药则变清夜，即可直接外涂，若熬成膏外涂更好。

五、疮疡

1. 雾水葛适量，捣烂敷患处。

2. 野芥兰2～4钱，路边菊1～3钱。水煎，日分3次服。

3. 红母猪藤块根、三白草根、石菖蒲各适量。均用鲜药捣烂敷患处。

4. 八角莲根、金古榄、饿蚂蟥根各适量。共磨醋成浓汁涂患处。

5. 金银花1两，野菊花5钱，蒲公英5钱，犁头草3钱，了哥王根3钱。水煎日分2次服。

6. 红龙船叶、了哥王叶各等量。加酒槽捣烂外敷。（无酒槽可加黄糖）

7. 野菊花、田基黄、银花藤、野芥兰各1两，十大功劳5钱。水煎服。

8. 九里明、野芥兰、黄糖。捣烂外敷患处。（适于蛇头指疮）

9. 狗脚迹适量，捣烂外敷患处。

10. 鲜九里明1两，水煎服。另用九里明适量，水煎外洗。再用鲜九里明适量，捣烂外敷患处。

11. 马蹄蕨、野菊花、紫花地丁各5钱。水煎冷服，渣加生盐捣烂外敷。

12. 飞机草鲜叶适量。捣烂敷患处。

六、急性乳腺炎

1. 大飞扬草、了哥王、黄糖各适量。捣烂外敷，每日换药1～2次。

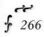

2.假葡萄藤（根、叶）。先用叶煎成水洗，后用根1斤加醋或酒成浆糊状，敷擦患处。

3.苎麻根、黄糖各适量。捣烂外敷，每日换药1～2次。

4.鲜蒲公英、鲜犁头草各适量，加黄糖少量。共捣烂敷患处。

5.白花蛇舌草5钱，路边菊1两，大力王1两，六耳棱1两，野甘草2钱。水煎，内服兼外洗。

6.荞麦鲜根2～5钱。水煎调甜酒服。

7.狗仔花2两。和酒捶烂榨汁，加温内服，病情重者，兼用药渣贴于患处。

七、淋巴结核

1.盐蛇　烘干研末，每次3～5分，每日1次，拌稀粥吃，连服3～4周。或去内脏，剁烂加盐调味蒸服，每日1次，每次1～5条，连服3～4周。

2.鹰不扑（根、皮），马齿苋。将两药捣烂调甜酒槽煨热，敷数小时后除药，间隔1小时后再用原药煨热敷患处。

3.猫爪草1～3钱。煎服。另用猫爪草、丁茄根、夏枯草各适量。捣烂，加酒槽外敷。

4.猫爪草

内服法：取本品3两，一剂煎两次，冲黄酒3两于饭后一次服之。连服两剂为一疗程，一周后再服第二疗程。

外用法：取本品1两，熬膏敷患处。

注：①禁忌葱、蒜及一切刺激性食物；②首剂服药必须出透汗水至病灶处为止。

5.鸡屎藤适量。捣烂外敷。

6.重楼、夏枯草、天葵子各5钱。水煎服。

7.皂荚、红砂糖、陈醋放入砂锅内浸泡7天后，砂锅上熬干。至微

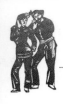

黄，研为细粉，饭后用陈皮煎汤冲服。

8.咸虾花根2两，猪瘦肉适量。炖服。

八、阑尾炎

1.野芥兰、鱼腥草、野菊花各2两（均用鲜药）。水煎，日分2次服。

2.白花蛇舌草、虾钳草各2两，叶芥兰1两。水煎服。

3.鲜山苦麦半斤，古羊藤1两，银花（全草）2两，元胡3钱，甘草3钱。水煎，日分2～3次服。

附注：上三方有清热解毒、散瘀止痛之效，适应于阑尾炎早期。对于病情危重及小儿患者，宜施行手术治疗。

4.白花蛇舌草2两，鬼针草2两，一点红1两。煎服。

5.槟榔钻2两，喉毒药1两，虎杖5钱。煎服。

6.白花蛇舌草2两。水煎服。或加海金沙、野菊花各5钱，水煎服。

7.草珊瑚全株半斤，水煎服。

九、痔疮

1.卷柏5钱。水煎服。

2.苦参、鱼腥草、酸味草各1两。水煎内服或外洗。

3.淡竹叶、六耳棱各1两，旱莲草5钱。水煎服。

4.野菊花、六耳棱、大力王、野甘草各1两，白花蛇舌草5钱，水煎内服或外洗。

5.蛇莓1两。煨猪大肠服。

十、脱肛

1.红蓖麻根、槐花各1两。煲瘦猪肉吃。

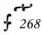

2. 金樱子1两，车前子3钱。水煎，日分2次服。

3. 灯笼草（茎、叶），蒸瘦猪肉吃。

4. 七叶一支花，冷磨开水成浓汁，涂患处。

十一、毒蛇咬伤

1. 紫背金牛、半边莲、山扁豆各等量浸酒，7天后用。内服每次20～30毫升，隔3小时服1次，连服1～2天，并用药酒从上而下擦患肢。（忌擦伤口）

2. 六月雪3两，帆船才1两，细叶香茶菜3两（均用鲜药）。捣烂取汁，冲冷开水1～2碗内服，药渣敷伤口周围。或加鲜紫背金牛1两、寮刁竹根2～5钱，加三花酒2～3两蒸服。

3. 红鸟柏根1两，紫背金牛5钱。捣烂冲酒内服，渣擦伤口周围。

4. 鲜小叶买麻藤1～2两。捣烂冲二流米水服，渣敷患处，留伤口，每天1～2次。

5. 蜈蚣七（野田七）2两，一点血5钱，威灵仙2钱，隔山消（牛皮冻）6钱，万丈龙（青木香）5钱，八角莲1两，一块瓦3钱，护心肝5钱，了刁竹3钱，三叉虎（鹅掌金星）5钱。研末，每次3分，半小时1次，连服8次。以后视病情逐步延长服药时间，至治愈为止。

若发现昏迷、心烦不安时，可服牛黄清心丸1粒。昏迷、脉搏微弱时，可加少许麝香。如尿少，加服车前草。木通、滑石、银花等。皮肤麻痛者，用生半夏调醋外敷。个别危重病人可配合输血、输液等。本方主治各种毒蛇咬伤。

6. 卜芥根茎。切片，加盐炒干，研成细粉，装入胶囊，每次3分，每1～2小时服一次，危重病人可30分钟服一次。病情好转后，可酌情延长服药时间。

胃病患者，服药前须吃藕粉或稀粥。若五步蛇咬伤，用犀角地黄汤加野三七。其他处理可参阅前方。本方主治各种毒蛇咬伤及乌蜂螫伤。

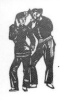

7. 仇人不见面5分至1钱，隔山消（牛皮冻）3～5钱。研末，温酒送服。另用本方捣烂外敷，皮肤起疱者也有效。

8. 蕹菜地上部分半斤，捣烂外敷。

9. 重楼研粉，每次服1钱，开水送服；另取适量调酒敷伤口周围。

10. 五加通用根1两，水煎服，外用1两，捣敷患处。

11. 狗脚迹根1～2两，水煎服，并用鲜叶捣烂外敷。

12. 半边旗用鲜叶适量，红糖少许，共捣烂，敷伤口周围。

十二、毒虫咬蜇伤

1. 假海芋根适量，去粗皮搽患处。（适于黄蜂蜇伤）

2. 两面针1斤半，十大功劳半斤，虎杖8两，95%酒精1000毫升。将上药浸酒精，一周后取清液加适量薄荷脑。日服3次，每次2毫升。外用适量。（毒虫咬伤）

3. 酸蕹头捣烂取汁擦伤口。（适于黄蜂蜇伤）

4. 生红薯或鲜红薯叶适量，加黄糖捣烂敷患处。（适于蜈蚣咬伤）

5. 余甘子叶或树皮适量　捣烂擦伤处。（适于蜈蚣咬伤）

6. 七叶一枝花、水田七各适量。捣烂敷患处。

7. 山乌龟、芙蓉花（或叶）、搜山虎各适量。捣烂敷患处。

8. 罗裙带或石蒜、鱼腥草各适量，捣烂敷患处。

9. 野菊花1两，田基黄1两，银花藤1两，十大功劳5钱，一点红1两。煎服。

10. 生南星1两，生半夏1两，芙蓉花（或叶）1两，山乌龟3钱，生大黄5钱。研末，加凡士林制成软膏，涂患处。

十三、无名肿毒（痈、疖、蜂窝织炎、丹毒等）

1. 七叶一枝花、水田七各适量。捣烂敷患处。

2. 山乌龟、芙蓉花（或叶）、搜山虎各适量。捣烂敷患处。

3. 罗裙带或石蒜、鱼腥草各适量。捣烂敷患处。

4. 野菊花1两，田基黄1两，银花藤1两，十大功劳5钱，一点红1两。煎服。

5. 生南星1两，生半夏1两，芙蓉花（或叶）1两，山乌龟3钱，生大黄5钱。研末，加凡士林制成软膏，涂患处。

6. 五加通用根1两，水煎服，外用1两，捣敷患处。

十四、拔异物

1. 蓖麻仁2两，牛膝2钱，土狗虫1两，北杏3钱，灶鸡5钱，鳊鱼（鲢鱼）1条，生川乌5钱，生草乌5钱。加糯米饭共捣烂外敷患处。如为铁砂，加松香5钱；铜片加硼砂5钱。

2. 蜣螂（推车虫）3只，巴豆5～6粒，生香附子1两。捣烂敷患处。适于拔取枪弹。

3. 红蓖麻子1两，推车虫2只。捣烂敷患处。适于拔取枪弹。

4. 香菇适量。用水浸泡后，加酸梅适量，捣烂外敷患处。适于拔取玻璃碎片。

5. 山枇杷子（山竹子）。研末水调，敷患处。适于拔取玻璃片、竹刺、木刺等。

6. 牛膝3钱，山奈（砂姜）3钱，蓖麻子3钱，酸薤头5钱。捣烂敷患处。适于拔取铜、铁、瓦砾、玻璃、竹刺、木刺等。

十五、破伤风

1. 川姜4钱，川穹3钱，大黄3钱，川乌3钱，草乌3钱，全蝎3钱，姜片3钱，南星4钱，清半夏1钱5分，防风3钱，白芷3钱，蜈蚣3钱，蚕蜕（去足）3钱，白附子4钱，天麻3钱，甘草3钱。水煎。琥珀1钱，朱砂1钱，研末。分3次冲服。

2. 威灵仙根5钱，独蒜头1个，香油1钱。捣烂，加白酒适量，用开水一碗冲服。

妇科疾病

一、月经过多

1. 鸡血藤1两，首乌5钱，艾叶2钱，金樱根5钱，千稔子4钱。 水煎服。

2. 大风艾1两，一匹绸5钱，益母草5钱。水煎，日分2次服。

3. 益母草1两，杨桃树嫩叶1两，鸡蛋2只。水煎服。

4. 稔子树根1两，艾叶2钱，鸡肉适量。水煎，日分2次服。

二、月经不调、痛经

1. 鲜月季花根5～8钱 鸡蛋2只。水煎后食蛋及汤。

2. 七叶莲5钱，两面针3钱，水煎，日分2次服。（适于痛经）

3. 益母草1两，鸡蛋1只。水煎日分2次服。

4. 香附子5钱，益母草8钱，木姜子5钱。水煎，日分2次服。

5. 益母草3钱，月季花3钱，白狗肠3钱，鸡血藤4钱。煎服。

6. 苦丁茶5钱，穿破石、酸藤果根各1两。水煎，取药液煮鸡蛋服。

7. 朱砂根4钱，水煎或加白糖、黄酒冲服。每日1剂。

8. 排钱草1两，老母鸡一只，米酒50ml。炖服。

三、崩漏

1. 鲜旱莲草、鲜龙芽草各1两。水煎。冲血余炭1钱，待冷一次服。每日1剂，连服3天。

2. 铁海棠鲜花10余朵，水煎或炖肉类吃。

3.千稔子5钱，走马胎3钱，鸡蛋2只。水煎，一次服。

4.苎麻嫩叶2～4两，鸡蛋4只。先将前味捣烂煮沸，再加蛋共煮，一次服。

5.酸藤子根1～2两，水煎服。或煲鸡肉服。

6.蒲葵叶2两，香薷炭3钱，棕皮炭（或用棕绳烧炭）5钱。煎水，加醋一小杯内服。

7.水田七1两，地榆炭5钱，香薷炭3钱。煎水，加醋一小杯内服。

8.荠菜、仙鹤草各1两，水煎服。

9.熟稔子2斤半，焙干，蒸晒，每次取1两服。

四、闭经

1.益母草1两，月季花根1两，紫茉莉根3钱，香附3钱，三棱3钱，莪术3钱，水煎，日分2次服。

2.凤仙花5钱，煲猪骨，日分2次服。

3.鸡血藤1两，穿破石1两。水煎服。

4.土党参5钱，五指牛奶1两，首乌5钱，千斤拔1两，益母草3钱。水煎服，或煲鸡蛋食。

5.鲜土牛膝、鲜马鞭草各1两。水煎，调酒服，每日1剂。

6.龙须草适量，碾末，每次1钱，调酒服。

7.见血飞2两，大血藤2两，川牛膝2两，红花5钱，泡酒。每服2～5钱。

五、白带

1.向日葵根2两，水煎，每日1剂，日分3次服，连服3～4剂。

2.鸡冠花1两，一匹绸叶1两，小叶榕树须5钱，瘦猪肉适量。水煎，日分2次服。

3.五指牛奶根1两，苎麻根1两，瘦肉适量。水煎，日分2次服。

4. 白背叶根5钱，海螵蛸8钱，鸡冠花3钱，野菊花8钱。水煎，日分2次服。

5. 白背桐根1两，过塘藕8钱，牛尾菜5钱。煲猪骨服。

6. 过塘藕1两，磨盘根1两。煎服。

7. 用龙眼二层皮1两炒盐，牛肉半斤，加水炖服。

8. 白爆牙郎根1两，白背叶1两，地桃花根6钱，磨盘根1两。同猪小肚煲服。

六、乳腺炎

1. 威灵仙叶适量。捣烂取汁外擦患处。

2. 银花叶、蒲公英各适量，捣烂取汁内服。用渣敷患处。

3. 大蓟根适量，捣烂外敷患处。

4. 野荞麦、一枝黄花、水泽兰各适量。捣烂敷患处。

5. 大飞扬草、了哥王、黄糖各适量。捣烂外敷，每日换药1～2次。

6. 假葡萄藤（根、叶），先用叶煎成水洗，后用根1斤抹醋或酒成浆糊状，敷擦患处。

7. 苎麻根、黄糖各适量，捣烂外敷，每日换药1～2次。

8. 鲜蒲公英、鲜犁头草各适量，加黄糖少量。共捣烂敷患处。

9. 白花蛇舌草5钱，路边菊1两，大力王1两，六耳棱1两，野甘草2钱。水煎，内服兼外洗。

10. 荞麦鲜根2～5钱，水煎调甜酒服。

11. 狗仔花2两。和酒捶烂榨汁，加温内服。病情重者，兼用药渣贴于患处。

七、妊娠呕吐

1. 鸡蛋1只，白糖1两，米醋2两。共煲服。

2. 鲜葫芦茶1两，灶心土1两。水煎，日分2次服。

3. 紫苏1钱半，生姜2片。水煎服。

4. 紫苏叶1钱5分，生姜2片，石菖蒲1钱5分。煎服。

5. 葫芦茶5钱，梅叶冬青3钱。煎服。

八、子宫脱垂

1. 金樱根5钱，白胡椒8分，土党参1两，红枣5钱。水煎，冲甜酒服。

2. 金樱根4两，狗脊2两（均用鲜药）。水煎服。

3. 金樱根（用生）4两。煎水冲甜酒服或煨小鸡服，重症连服3～4剂。子宫脱出部分已干硬或糜烂者，局部涂干净茶油或花生油。兼腰痛者，加狗脊2两同煎服。

4. 蓖麻子30粒。捣烂炒黄，分敷百会穴及神阙穴部位48小时。敷药期间必须卧床休息，臀部垫高，治疗后短期内不宜参加重体力劳动。

5. 地胆草、白芝麻各适量，配鸡肉炖服。

6. 排钱草根1两，鸡肉或猪脚半斤，炖服。

九、胎盘滞留

1. 红蓖麻子10～20粒（去壳），或红蓖麻根适量，或红蓖麻嫩叶适量，捣烂煨热敷两脚心涌泉穴。胎盘排除即除净药。

2. 藕叶2两，龙衣灰1钱，水煎。日分2次服。

十、绝育

1. 棕榈根4两，煲瘦猪肉食，在月经干净后连服2～3剂。

2. 红浮萍一握，灯草1～3钱，黄蜂窝1钱5分，齐棉花适量，黑芝麻（生用）3钱，鸭蛋1个。将前四味烘干研粉，另将黑芝麻碾碎，诸药调入鸭蛋，油煎熟即服。每月经期服一次，连服至经血变黑为止。一般服3个月可以绝育。产后只服1剂便可绝育。

小儿科疾病

一、小儿上呼吸道感染

1. 野芥兰3钱，红花地桃花1两，蚂蚱簕5钱，石仙桃3钱。水煎，日分3次服。

2. 一箭球1～2两，水煎，日分3次服，或当茶饮。

3. 紫苏2钱，野菊花3钱，葫芦茶3钱。水煎服。

4. 雷公根5钱，丁葵草3钱，白点秤3钱，草鞋根3钱。水煎服。

5. 桑叶2钱，银花藤5钱，野菊花5钱，雷公根5钱，鱼腥草4钱。水煎服。

二、白喉

1. 六月雪、板蓝根各1两。每日1剂，水煎分2次服。

2. 土牛七根1两，酸味草1两，野芥兰5钱。每日1剂，水煎分3次服，连服3～5日。

3. 土牛膝、百两金根、冰片，共研极细末，喷喉，每日1次。

三、百日咳

1. 鲜一箭球2两，每日1剂，水煎分2次冲糖服。

2. 野菊花1两，鱼腥草5钱。水煎，日分2～3次服。

3. 金古榄，研末，每次1～2分，每日2～3次，糖水送服。

4. 鱼腥草5钱，柠檬叶1钱，薄荷1钱。水煎服。（不需久煎）

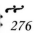

5.鸡屎藤3～5钱，水煎，冲糖，日分2～3次服。

6.草鞋根、野芥兰、百部、天冬、黄藤各3钱，甘草2钱。水煎，日分2次服。

7.咳嗽草1两，百部3钱，百合3钱，侧柏叶2钱，红枣5。煎水，加冰糖多次分服。

3.鹅不食草1钱，柑子叶1钱。煎服。适用于3岁以上儿童。

4.向日葵茎心适量，煎水当茶饮。

5.绣花针3钱，煎水，多次分服。

6.侧柏叶2钱，煎水，多次分服。

7.板栗叶3～5钱，水煎，冲糖分2次服，连服3～5天。

8.一箭球3～5钱，鱼腥草3～5钱。水煎代茶饮。

9.鲜杠板归1两，微炒，加淡水酒和冰糖炖开当茶饮。

10.木蝴蝶、甘草各1钱，桑白皮、款冬花各3钱，桔梗2钱。水煎，加冰糖半斤，制成糖浆，一日数回。

四、流行性腮腺炎

1.仙人掌适量，去刺切成薄片贴患处，或捣烂敷患处，每日2次。

2.了哥王叶捣烂敷患处。

3.板蓝根、白点秤各5钱，夏枯草8钱。水煎服，每日1剂，连服2～3天。

4.地胆草、夏枯草各10g，水煎服。

5.鸡屎藤1两，带壳咸鸡蛋1个，加水煎0.5小时，去蛋壳，再入药液内煎约0.5小时，服药汁和咸鸡蛋，连服7天。

五、消化不良

1.铁苋菜5钱，豨莶草5钱，人字草1两（均用鲜药）。水煎，日分3～4次服。

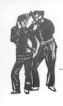

2. 鲜番桃叶5钱，红花地桃花1两，火炭母5钱，凤尾草3钱。水煎，日分3次服。

3. 红花地桃花根5钱，火炭母3钱，古羊藤根3钱，排钱草3钱。水煎，日分2～3次服。

4. 大飞扬草1两，马齿苋3钱（均用鲜药）。水煎，日分3次服。

5. 稔子树根3钱，南天竹根3钱，水煎，日分2～3次服。

6. 霜坡虎3斤，加水20斤，煎成6斤，1岁以内小儿，每日2次，每次20～30毫升。（两天即停药）

7. 苏铁叶一张。煎服。

8. 鸡蛋花2～5钱。煎水，3次分服。

9. 芒果核、龙眼核、柚子核、桃核、黄皮核各2钱，水煎服。或用芒果叶1两，水煎当茶饮。

六、小儿疳积

1. 鹅不食草1两，独脚疳1两，金钱草2两，铁扫帚1两。晒干研粉，蒸猪肝、鸡肝吃或冲开水服，每次5分至1钱。

2. 紫背金牛5钱，塘角鱼适量。蒸服，连服3～5天。

3. 独角钳1钱，金钱草5钱。共研末，蒸瘦肉或猪肝服。

4. 叶下珠晒干研粉，蒸瘦肉或猪肝服，每次3～5分。

5. 饿蚂蝗1两，使君子3个，鸡内金1钱，红枣3钱。煎水，多次分服。

6. 田基黄1两。捣烂冲开水（加糖）服。

7. 蚂蝗七5钱。晒干研末。每日服1钱。

8. 鹅不食草适量，蒸猪肝食。

9. 独脚今1两5钱，柴胡3两，白茅根2两，甘草根1两5钱。共研粉，每次1.5分～3分。每日服三次。

10. 白花蛇舌草2钱，独脚金3钱。研末，蒸猪瘦肉吃，每次1钱，日3次。

11.炮山甲研细末,将药粉塞进打有孔的鸡蛋内,用纸糊上,然后用面包裹,文火将鸡蛋烧熟透,药和鸡蛋一并吃下。

12.骨碎补(研粉)3钱,同瘦猪肉蒸吃。

七、小儿臀红

1.雷公根适量。水煎外洗,日1～2次。

2.狗肝菜、野菊花各适量。水煎外洗,日1～2次。

3.榄核莲、排钱草各适量。水煎外洗,日2～3次。

八、小儿夜啼

野灯心2～5钱,淡竹叶3钱,大麦冬2钱。煎水,多次分服。

九、小儿惊风

1.鲜狗肝菜1两,地桃花1两,牛膝叶5钱,车前草3钱。共捣烂,取汁服。

五官科疾病

一、急性结膜炎

1.九里明3两,路边菊1两。水煎后去渣乘热熏患眼,后温洗之。

2.野芥兰5钱至1两,桑叶5钱,野菊花1两。水煎服。

3.榄核莲2钱,水煎内服兼外洗。

4.一点红5钱至1两。煎服。

5.地胆草(鲜用)3～5两,煎服。

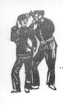

6. 犁头草、水田七、一点红各适量。捣烂加人乳敷患眼。

7. 鹅不食草适量。捣烂，塞健眼侧鼻孔。

8. 仙人掌适量。去刺，切薄片贴于眼睑上。

9. 鲜狗肝菜半斤，水煎服。鲜品适量，捣烂敷患眼。

10. 九里明2两，煎水熏洗。

11. 取生栀子，每次4钱，捣碎后用开水浸泡，当茶饮用，每日1次。

二、中耳炎

1. 肾蕨块根。捣烂取汁滴入中耳内，一日数次。

2. 香附粉、十大功劳各半斤，酸醋适量。浸酸醋一周去渣，再加酸醋500毫升，先洗净患耳，拭干，取药汁滴患耳，每日3次，每次2滴。

3. 白花草、白矾、冰片、酒各适量。白花草捣烂取汁，过滤后加入白矾、冰片，酒适量备用。先洗净患耳，拭干，取药液数滴滴患耳，每日3～4次。

4. 榄核莲鲜叶。捣烂取汁，先洗净患耳，拭干，取药液数滴滴患耳，每日3～4次。

5. 茅莓根皮、一点红各适量。加酒少许捣烂，取汁滴耳内。主治急性中耳炎。

6. 虎耳草或肾蕨。捣烂取汁，滴耳内，每日1～2次。

7. 安石榴花适量。加酒捣烂，取汁滴耳内。

8. 叶田七、冰片。研末调冷开水虑汁，滴耳内。

9. 阳桃果用鲜果汁滴耳。

三、扁桃体炎、咽喉炎

1. 山豆根6份，甘草1份。晒干研粉压片，每片含0.1克，每次3～6

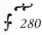

克，每日3～4次。

2. 金线风根5分。含服。

3. 金古榄适量。切片含咽。

4. 六月雪根5钱，野芥兰1两，百部4钱。水煎，日分2次服，连服3天。

5. 金线风5钱，白点秤5钱，十大功劳5钱，甘草2钱。水煎，日分多次服。

6. 银花藤1两，板蓝根5钱，野菊花1两，射干5钱。水煎，日分2次服。

7. 百解藤2钱，金果榄2钱，十大功劳1钱。煎服。

8. 红凉伞5钱，梅叶冬青5钱。煎服。

9. 一点红5钱，射干3钱，桔梗5钱，甘草3钱。煎服。

10. 重楼3钱，水煎服；另取适量研末醋调涂喉。

11. 鲜狗肝菜半斤，捣烂绞取汁，徐徐咽下。

12. 羊耳菊半斤，水煎服。

13. 木蝴蝶1钱，捏碎，冰糖适量放碗内，以沸水冲泡，代茶饮用。

14. 朱砂根水煎液或用粉剂口服。

四、口腔炎

1. 冬青树叶适量，嚼烂，敷于溃疡处，每日1次，或水煎，含漱用。

2. 白点秤根1两，橄榄肉2钱。水煎，内服或含漱。

3. 喉毒药根1两，橄榄肉2钱。煎服或煎水好漱。

4. 女贞叶4～8片。洗净，嚼碎含服或捣烂冲开水服。

5. 一点红。研粉，撒布溃疡面，每日1～2次。

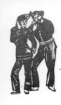

五、牙痛

1. 两面针鲜叶、苍耳草鲜叶，共捣烂塞进龋齿洞内。

2. 两面针根3两，切片浸于1斤95%酒精中，24小时后使用，用时用棉签蘸药液涂患牙处。

3. 番桃嫩叶、食盐少许，共捣烂，捻成小丸，填塞患牙。或用番桃叶保酸醋含漱。

4. 两面针根皮8钱，薄荷适量。上药用95%酒精100毫升浸泡5～7天备用，涂患牙处。

5. 威灵仙根（老虎须根）5钱，算盘子叶5钱，搜山虎5钱。共研粉，涂于患牙处。

6. 良姜8分，白芷1钱，细辛1钱。共焙黄研细粉，从患牙侧鼻孔吸入。

7. 半边旗用鲜根适量，生盐少许，共捣烂，填患齿内。

8. 白英用全草1～2两，水煎服。

9. 红豆蔻为末，随左右以少许搐鼻中，并掺牙取涎，或加麝香。

六、鼻衄

1. 茅根2两，莲叶1两（均鲜药）。水煎，日分2～3次服。

2. 旱莲草1～2两，水煎冷服。

3. 茅根5钱至1两，侧柏3钱，山栀子3钱。水煎冷服。

4. 山栀子1～2两（炒黑），水煎服。

5. 山栀子3钱，侧柏2钱。煎服。

6. 朱砂根1两。煨猪肉食。

7. 稔子干15g，塘虱鱼2条。以清水3碗煎至大半碗服。

8. 香附子（为末），人发（烧灰）。研匀，调汤服。

七、骨卡喉

1. 凤仙花（根、茎）1两，水煎成半杯，冲酸醋半杯含服。

2. 威灵仙3～5钱，水煎，加酸醋适量含服。

3. 威灵仙5钱，草果3钱，硼砂3钱。水煎含服。

4. 鲜虾钳草4两，水煎，含漱慢慢吞下。

5. 鲜假鹰爪叶1～2张嚼烂或捣烂，含咽其汁。

6. 用山奈根茎2～5钱。水煎含漱。

皮肤科疾病

一、湿疹

1. 水杨梅叶、三角泡、蚂蚱簕、苦楝树叶、葫芦茶、乌桕叶各等量，晒干研粉备用。用时，先将上药水煎外洗患处，然后在用此药粉撒患处。每日1次，连用5～7日。

2. 九里明、爬山虎、蚂蚱簕各适量。水煎浓液，外洗患处，每日1～2次。

3. 萝芙木根、叶，每天用根5钱至1两，水煎服，用叶捣烂敷患处。

4. 桉树叶、果算盘子叶各等量。焙干共研末备用。或水煎外洗亦可。

5. 鲜虎耳草适量，捣烂配茶油敷患处。或配冰片1分、枯矾5分，共捣烂敷患处。（适于烂耳背）

6. 鲜马齿苋捣烂外敷。

7. 一点红、如意花、毛射香、大飞扬、九里明各适量。煎水洗或熬膏。槐树叶煎水外洗。

8. 余甘子树皮1两，水煎外洗。

9. 牛白藤鲜叶适量，煎水外洗。

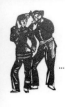

10. 三叉苦、水杨梅、漆大姑各适量，水煎洗身。

11. 芒果叶适量，水煎洗患处。

12. 未成熟番木瓜，捣烂绞取汁，用细纱布或药棉蘸取药汁，在患部轻轻捈擦，每次10～15分钟，每日2～3次。

13. 杠板归、三角泡、水杨梅各适量，水煎洗患处。

14. 算盘子鲜叶，水煎外洗。

二、脓疱疮

1. 奶汁草、乌桕叶等量，水煎外洗。

2. 五色花、松针各适量，水煎外洗。

3. 地稔叶、白饭树、耳草、盐肤木、余甘子叶、红乌桕各适量，水煎外洗，每日2次。

4. 蚂蚱簕1两，三角泡5钱，乌桕叶5钱，毛果算盘子3钱。水煎外洗。

三、过敏性皮炎

1. 毛果算盘子（茎、叶）适量，水煎外洗，每日2次。（适于漆过敏）

2. 草鞋根、羊咪青、凤尾草各适量。水煎服。

3. 羊咪青适量，水煎外洗。

4. 韭菜适量，捣烂外搽。

四、癣

1. 苍耳草、九里明、苦楝树叶各1斤，了哥王、大叶桉树叶、五色花各半斤。水煎去渣，浓缩成膏，外敷患处。

2. 十大功劳（茎）适量，浸醋（以泡过药面为度）5天可用。外擦患处。

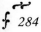

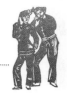

3.大飞扬草适量，捣烂取汁，外擦患处，每日2～3次。

4.五色环、五指风、十大功劳、了哥王各等量，水煎外洗。

5.了哥王叶捣烂外敷患处。

6.苦李根、飞扬草各适量煎水洗或研粉外擦。

7.白花丹叶适量。烘柔软贴患部。

8.白英用全草1斤半，水煎外洗。

9.山菅兰鲜根捣烂调醋外擦。

10.鲜火秧笋茎去皮，捣烂绞汁涂抹。

五、荨麻疹

1.桉树叶1斤，水煎外洗，每日2次。

2.虾钳草、奶汁草、大飞扬草、旱莲草各等量。水煎外洗，或上药各用2～3钱水煎服。

3.红背叶适量，水煎外洗。

4.枫树果适量，煎水外洗。

5.狗仔花鲜全草，捣烂水调外擦。

六、多种皮炎

1.半边莲1两，一点红1两，鸡屎藤1两，白鲜皮5钱，土茯苓6钱，稻根5钱，豨莶草5钱，苍耳子5钱，田基黄5钱，蝉蜕3钱。水煎服。

2.鸡屎藤鲜叶、嫩芽捣烂擦患处。

3.毛果算盘子叶、杠板归、千里光、盐肤木叶各1～2两。煎水熏洗。

传染病

一、流行性感冒

1.黄皮叶3钱，青蒿3钱。煎服。

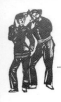

2.梅叶冬青1钱5分，崩大碗3钱，鬼针草3钱，大加皮3钱，山芝麻3钱，薄荷3钱，海金沙2钱，倒扣草3钱。煎服。主治风热型感冒合并上呼吸道感染。

3.银花藤1两，梅叶冬青1两，黄荆1两，黄皮叶5钱，紫苏叶5钱，大加皮5钱，山芝麻5钱。煎服。主治暑热外感夹湿。

4.淡竹叶4钱，车前草3钱，香薷3钱，草鞋根3钱，梅叶冬青2钱。水煎作茶饮。防治暑天外感或继续胃肠炎。

5.鲜山芝麻5斤，鲜青蒿5斤。加水100斤，煮沸半小时，供100人服1天，分2次服，连服7天为1疗程。

6.红花第桃花10斤，山芝麻10斤，金樱子5斤，百部5斤，紫苏5斤，两面针5斤，糖5斤。上药切碎加水50斤，煎成20斤，去渣加糖备用。每日3次，每次10毫升，小儿酌减

7.救必应皮1～2两，山芝麻根1两，淡竹叶、白茅根各1～2两，薄荷叶3钱（均用鲜药）。水煎，日分3次服。

8.山芝麻根、人字草、雷公根、酸味草、白背叶各3钱，每日1～2剂，水煎服。

9.南蛇簕茎或叶3钱，甘草5分。水煎，日分1～3次服。

10.野芋头5钱至1两，山芝麻2钱。用盐炒野芋头后放山芝麻加水煎，分3次服。

11.大青叶4钱，羌活3钱，紫苏叶3钱，蒲公英4钱。水煎服。

12.三叉苦、鸭脚木各1两。水煎服。

13.九里明1～2两，水煎服。

二、流行性脑脊髓膜炎

1.大叶桉树叶1斤，加水7斤，煮沸半小时，供7人1天量，分2次服，连服5～7天。

2.贯众3斤，加水100斤，煎成浓茶样，供100人1次服，每日1次，

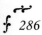

连服5～7天，隔3天再服5～7天。（孕妇忌服）

3. 板蓝根4斤，银花3斤，贯众4斤，甘草1斤。加水100斤，煎成60斤，供100人1天量，分2次服。（孕妇忌服）

4. 板蓝根3斤，贯众5斤。加水100斤，煎成60斤，供100人1天量，分2次服。（孕妇忌服）

5. 黄藤1斤（或刺黄连），加水5斤，煮沸30～40分钟，滤出药液，每日喷喉2～3次。每日滴鼻2～3次，每次2～3滴。内服每天1次，每次30毫升，最好三者结合。

6. 三叉苦1两，野菊花、金银花各6钱。水煎服。

三、流行性乙型脑炎

1. 板蓝根3～5钱（10岁以下用3钱，10岁以上用5钱）每日1剂，水煎服，连服3～5天。

2. 大青叶2两（鲜），水煎1次服（小儿酌减），隔日或3日1次。

3. 大青叶1斤，葫芦茶2斤。加水50斤，煎成25斤，供50人1天量。

四、细菌性痢疾

1. 刺苋2两，旱莲草1两，解毒蕨5钱。煎水，2次分服。

2. 飞扬草2～4两，煎服。

3. 蛇莓2两，生姜3片。煎服。

4. 人苋2两，红根草（鲜品）1两。煎服。

5. 水杨梅2两、凤尾草2～4两。煎水，4次分服。

6. 番桃叶5斤，大叶桉树叶3斤。加水100斤，煮沸半小时，供100人1天量，连服3～5天。

7. 大葱适量，每餐送饭吃。

8. 火炭母、凤尾草、银花藤各5～10斤。加水100斤，煎成50～70斤，供100人代茶饮，连服3天。痢疾多发季节可间断服用。

9. 大飞扬草3~5两，水煎服。

10. 火炭母、马齿苋、刺苋菜各1两。水煎服。

11. 火炭母、爆牙郎各1两。水煎服。

12. 凤尾草、红花地桃花根、火炭母、旱莲草各5钱。水煎分3次服。有高热者，加露兜簕5钱；有恶寒者，加青蒿3钱。水煎服。

13. 凤尾草、野芥兰各2两，火炭母1两。水煎，日分2次服。

14. 鲜凤尾草3两，水煎加糖适量，分2次服。

15. 金砂蕨、竹夹菜各1两，凤尾草、鼠菊草各5钱（均用鲜药）。水煎，日分2次服。

16. 十大功劳7钱，地桃花根、鸭脚菜根各5钱。水煎服。

17. 枫树叶2两，水煎服。

18. 榄核莲3~5钱，水煎，日分3次服。

19. 茅莓、黄花母根各1两。水煎，日分2次服。

20. 鲜羊咪青叶8两，水煎，日分2次服。

21. 金古榄研末，每日1~3钱，分3次服。

22. 鲜野芥兰4两，鸭蛋2个。加水4碗共煎，蛋熟后取出，去壳，再煎成1碗，药汁和蛋分1~2次服，每日1剂。

23. 火炭母、凤尾草、银花、铁脚蕨各5钱。水煎，日分1~2次服。

24. 番桃树皮、马齿苋、凤尾草各3钱。水煎，日分3次服。

25. 鲜大金花草半斤，水煎或捣汁服。

26. 菖蒲鲜根切片晒干，研成细末，温开水送服。

五、阿米巴痢疾

1. 桃树皮1两，葫芦茶5钱。煎服。桃树皮有毒，要注意掌握剂量。

2. 百部2钱。煎水，2次分服，每日1剂，连服7~15天。

3. 狗脚迹3~5钱，水煎服。

4.鲜山芝麻1两，酌加水煎。每日服2次。

5.地胆草、稔子叶（桃金娘）、石榴皮、地榆各3钱，马齿苋、椿芽树二层皮各1两，凤尾草5钱，算盘子根6钱。水煎服。

6.半边旗用全草2两，水煎服。

7.过岗龙5钱，山芝麻1两，算盘子3钱。水煎服。

8.白爆牙郎根、地桃花根各1两，车前草5钱。水煎服。

六、病毒性肝炎

（一）急性传染性肝炎

1.豨莶草3～5钱，山栀子2钱，锈铁钉2枚。水煎，日分3次服。

2.赛葵1两（鲜用2两），水煎服。

3.溪黄草、白糖各1两。水煎，日分2次服，每日1剂，连服20～30天。

4.虾钳草、十大功劳各3钱，人字草、豨莶草各1两，红糖适量。水煎，日分3次服。

5.虎杖根、山栀根各1两，姜黄根、射干根各5钱（均用鲜药）。煲猪骨分1～2次吃。

6.金钱草、黑脚蕨各1两，葫芦茶5钱，田基黄、野甘草3～5钱。水煎，冲白糖，分2～3次服。

7.田基黄、鸡骨草、阴行草各1两，红枣5枚。水煎，日分2次服。

8.满天星2两。发热者加山芝麻7钱，水煎加糖适量，作茶饮。

9.蓝花柴胡2两，加水3～4斤。煎浓汁小半碗，冲蜜糖1两，1次服。每日1剂，或隔2～3天服1剂。

10.绣花针1两，煎服。

11.大田基黄1两，满天星1两。煎服。

12.田基黄1～2两。煎服。

13.山栀子5钱至1两、虎杖5钱至1两。煎服。主治急性黄疸型肝

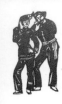

炎。

14. 梅叶冬青1两，煎服。主治急性传染性肝炎。

15. 萝芙木3钱，虎杖1两，茵陈1两半。水煎温服。

16. 排钱草1两，茵陈3钱，甘草2钱。水煎服。

（二）慢性肝炎

1. 鸡骨草、瘦猪肉各2两。用洗米水1斤煎成半斤，分2次服。

2. 田基黄1斤半，旱莲草1斤，鸡骨草、葫芦茶各2斤，香附草、甘草各半斤。加水40斤，煎取25斤药汁，加防腐剂，每日服3次，每次15～20毫升。（本方也可治急性肝炎）

3. 耳草1两，甘草5钱。水煎，日分1～2次服。（降低转氨酶效果显著）

4. 蒲葵子仁15粒。捣烂，煲4～5小时后，加猪肝或瘦肉再1～2小时，取汤服。主治慢性肝炎。

5. 石龙芮1～3钱，水煎服。

6. 大金花草、虎刺、铁线草各1两。水煎服。

7. 白花蛇舌草2两，鸡骨草1两。水煎温服。

8. 排钱草、白背叶根各6钱，篼党根3钱，姜黄、鸡矢藤各2钱，水煎服。

七、肺结核

1. 千斤拔1两，穿破石1两，石仙桃5钱，十大功劳5钱，藤黄连5钱，铁包金5钱，独脚金1钱，甘草1钱。煎服。

2. 野三七5分。研粉，分2次开水冲服。

3. 不出林10株。燉冰糖服。主治结核瘤及咳血。

4. 华凤仙5钱至1两（鲜用2两），适量瘦猪肉或猪骨同煲，慢火煲2～3小时，不放油盐，1次服，每日1剂，20～30天为一疗程。

5. 十大功劳5钱，虎杖2钱，野甘草1钱半。水煎，日分2次服。

6. 千斤拔1两，石仙桃3钱，石油菜5钱。与猪骨煲水服，每日1剂，连服1个月。

7. 榄核莲、十大功劳各3～4钱，牛大力1两。水煎，日分2次服。每日1剂，15～30天为一疗程。

8. 野马蹄草2两，水煎，冲白糖，分2次服。（适用肺结核咯血）

9. 红铁树叶、白背叶各2两，白茅根、侧柏叶各1两。水煎，日分2次服。（适用肺结核咳血）

10. 山芝麻鲜根1两，冰糖5钱。水煎，分3次服。

八、肠伤寒

卜芥1两，去外皮切片，加糯米1两，共炒黄，煎水，2次分服。连服2～3剂可退热，退热后即停服本方。

九、腮腺炎

1. 七叶一枝花、百解藤各适量。在酒、醋（各半）中磨浆，涂于腮腺管开口周围及肿胀部位，每日4～5次。若合并睾丸炎，亦可局部涂敷。同时内服上药1钱，疗效更佳。

2. 一点红1两，九里明5钱。煎水，2次分服。鲜品更佳。

3. 仙人掌适量。去刺切片，贴患处或捣烂敷患处.每日2次。

十、白喉

1. 分型治疗

阴热型：倒扣草1两，生地1两，玄参8钱，麦冬6钱，川贝4钱，丹皮4钱，甘草2钱，薄荷2钱5分。煎服。

阳热型：倒扣草1两，生地1两，石膏5钱，栀子4钱，马兜铃4钱，胆草4钱，白芍4钱，黄柏4钱，瓜蒌壳4钱，板蓝根4钱，甘草2钱。煎服。

风热型：倒扣草6钱，桑叶4钱，葛根1两，薄荷8钱，川贝4钱，甘草2钱，木通8钱，竹叶8钱，银花4钱，瓜蒌壳4钱。煎服。

2.开口箭2份，米醋4份，冷开水4份。浸泡两天，去渣过滤，制成20%溶液，成人每日2～4毫升，分3～4次服，儿童酌情加减。

3.0.5%开口箭酸楚溶液，1～2岁每日服1毫升，2～5岁每日服2毫升，6～10岁每日服3毫升，连服5天。预防白喉，预防期可保持6个月。

4.六月雪根、翻白草各等量（1～2两）。加水2斤，煮沸当茶饮，每日1剂。

十一、疟疾

1.山黄皮1钱，地胆草3钱，山蒌5分，生姜2片。煎水，加酒一小杯内服。

2.黄皮叶3～5钱。煎服。

3.土常山（华山矾）1两，青蒿5钱，威灵仙叶5钱。水煎，分2次服。

4.鹅不食草适量，揉烂成栓，塞一侧鼻孔，于发作前2小时用。

5.鲜石龙芮捣烂，于虐发前6小时敷大椎穴。

6.九里明5钱，红糖，甜酒糟各适量，共煎服。

7.鸢尾用根茎5钱，水煎服（生姜为引）。

8.徐长卿1两全草水煎。在疟症状发作前2小时服药。

9.火秧竻心，切成黄豆大，用龙眼肉包裹，于发病前5小时吞服。

十二、狂犬病

1.地榆1两，紫竹根1两，党参3钱，独活3钱，前胡3钱，茯苓3

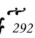

钱，甘草钱、生姜3钱，柴胡3钱，积壳2钱，桔梗2钱，川芎2钱。煎水，每日2次，温服，成人儿童可同量。

2. 开口剑叶2片。醋制，煎水服。每日服1剂，连服2～3天。48天内禁食青菜、鱼。

3. 大黄5钱，土鳖1钱5分，桃仁4钱。煎水，加蜜糖2两内服，每隔10日服1剂，连服4剂。

十三、麻疹

1. 银花藤3斤，玉叶金花3斤，甘草2两。加水20斤，煎取10～13斤。每日服3次，连服3天。1～3岁，每次1～2毫升。4～5岁，每次3～4毫升。

2. 紫草或夏枯草各2钱，水煎，分2次服，隔日再服，连服5天。

第二节　仫佬医民间验方

附件炎

此症一般继发于宫颈管炎、子宫内膜炎等，尿路感染器官的细菌及淋菌、结核菌等都可以成为其发病的原因。此症可以导致不孕症或者是子宫外妊娠症。

处方1：臭牡丹根、益母草全草、白牡丹根各15克。

用法：煲猪肉服，每日1剂。

主治：附件炎。

来源：罗城县黄金乡寺门街　张翠姣。※

不孕症

此症指女子婚后，夫妇同居三年以上，而未怀孕，或曾孕育过，

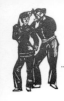

又间断三年以上而未再次怀孕（未采取避孕措施者），称为不孕。除男性的原因外，女性有因先天性生理缺陷者，有因后天病理变化者，常见有肝郁、血虚、痰湿、肾虚、胞寒、血瘀等而引起冲任失调，则难以摄精受孕。

处方1：益母草180克，制川乌、赤芍、木香各30克，归身60克。

用法：共研末，炼蜜为丸，每次9克，好酒送服。

主治：不孕症。

来源：罗城县 刘阿党。※

处方2：胭脂花根、四季花各15克，红金樱30克。

用法：配猪脚或鸡肉炖服，连服10～15天。

主治：不孕症。

来源：罗城县乔善乡大城村军洞屯 谢代祖。※

撞红

此症指行房时适逢女方经期来到，而受感染的病症。症见阴部及下腹部疼痛，食欲不振，周身疲倦乏力，妇人阴部可能有感染及血瘀等。

处方1：生地（盐水炒），木通各9克，黄柏（盐水炒）、归尾、滑石、银花、红花（酒炒）各6克，车前、甘草节、泽泻（盐水炒）各4.5克，桃仁3克，灯心团。

用法：水煎服，每日一剂。

主治：撞红。

来源：罗城县 刘阿党。※

处方2：苏木15克，红花9克，鸡蛋3只。

用法：水煎服。另用桃子叶50张捣烂敷心口处。

主治：撞红。

来源：罗城县　刘阿党。※

处方3：脐带适量。

用法：焙酥研末，早晚各5克，开水送服，连服10日。

主治：撞红。

来源：罗城县乔善乡古金村板焊屯　谢世疏。※

跌打损伤

跌打损伤主要包括由于跌仆、刀伤、殴打、闪压、擦伤以及运动损伤等导致局部或者全身的疼痛、肿胀、伤筋、破损、出血、皮肤青紫等外伤现象，也包括呼吸时内部刺痛等内脏损伤。

处方1：韭菜根、老茄根、香附、鸡心七（中华抱茎蓼）各适量。

用法：捣烂，加酒炒热敷患处。

主治：跌打损伤。

来源：罗城县乔善乡古金村板焊屯　谢世疏。※

处方2：千斤拔、双钩藤根、黄狗头各30克，水蜈蚣、满山香、两面针、骨碎补、百花丹、竹节菜各15克，排钱草6克。

用法：浸酒15天，每次服20毫升，每日3次。

主治：跌打损伤。

来源：罗城县乔善乡古策屯　罗代全。※

处方3：田七、血竭、白及、苏木、半夏、生地、红花各9克，铜钱3枚。

用法：水煎服，每日1剂。

主治：跌打损伤瘀血不散。

来源：罗城县　刘阿党。※

处方4：桔梗、小茴香、川楝子、桃仁、当归各9克，乳香（醋炒）、山楂、红花、山栀子、五灵脂（醋炒）赤芍各6克。

用法：水酒各半煎服，每日1剂。

主治：打伤下阴。

来源：罗城县　刘阿党。※

处方5：生川乌、生草乌、生南星、细辛、骨碎补、红花、生山栀、牙皂各9克，没药4.5克，樟脑1克，田七9克。

用法：共研末，用酒调匀敷患处，每日换药1次。

主治：跌打肿痛。

来源：罗城县 刘阿党。※

处方6：防风、土鳖虫、走马胎、杜仲各9克，田七、海马、牛膝各6克，苏木12克。

用法：浸酒15天，每次服30毫升，每日3次.

主治：跌打损伤。

来源：罗城县 刘阿党。※

处方7：熟地、杞子、苡米各3克，知母6克，川芎、白芍、骨碎补、续断、牛膝、桂枝、川木瓜、自然铜、黄柏、松节各9克，黑豆15克，当归12克。

用法：用米酒浸15天，每次服30毫升，每日3次。

主治：跌打损伤。

来源：罗城县 刘阿党。※

处方8：薄沽酸、天吊香、韭菜头、生姜、桑寄生、五加皮、钩藤各适量。

用法：水酒各半煎服，每日1剂。

主治：跌打损伤。

来源：罗城县 刘阿党。※

处方9：归尾12克，田七、红花各9克，三棱、乳香、没药、陈皮各6克，莪木3克。

用法：浸药酒，每次服30毫升，每日3次。

主治：跌打损伤。

来源：罗城县 刘阿党。※

处方10：生军15克，归尾、桂枝、栀子、黄芩、黄柏各6克，红花、苏木、牛膝各9克，麻黄、生地各12克。

用法：水煎冲酒服。头伤加川芎9克，足伤牛膝加倍量，身伤加枳壳、独活。

主治：跌打损伤，瘀血攻心，不省人事。

来源：罗城县 刘阿党。※

处方11：小蛇利、了叶秦、菩萨草、和虾气、十八症、山莲藕、山当归、三枝香、鹅不食草、两面针、小毛蒌、大千斤拔、大郎伞、番石榴、田患草、大小驳骨、血藤、山鸡茶、牛尾茶、牛尾木、石贡草、松萝过江龙、鸡头屈、五指牛奶、麒麟尾、出山虎、三叉虎、四叶莲、禾杆藤、二十四症、千里马、鹰不扑、三棱、簕药木、红四方钻、夜合花各适量。

用法：可任选数味水煎服或全方浸酒服。

主治：跌打损伤。

来源：罗城县 刘阿党。※

处方12：没药、朱砂各9克，乳香、麻黄各6克，硼砂、沉香、丁香、巴豆各3克，甘草6克。

用法：米酒煎，冲童便服，每日1剂。

主治：跌打损伤，瘀血攻心不能言语。

来源：罗城县 刘阿党。※

处方13：山甲、乳香、没药、川朴各9克，银花、甘草节各15克，阿胶、归尾各12克，枳实、半夏各4克，花粉、生军各6克，防风、赤芍、生地各3克，陈皮5克，蜈蚣6克（去足），木鳖子10粒（去油）。

用法：水酒各半煎，饭前服。头部伤加川芎；手伤加桂枝；脚伤加土鳖10只，苡米、黄柏各适量。

主治：跌打内伤、瘀血、肿痛。

来源：罗城县 刘阿党。※

处方14：白糖120克。

用法：热米酒冲服。

主治：打伤腹部，内有瘀血。

来源：罗城县 刘阿党。※

处方15：红花、苏木、血竭、莪术、田七各6克，陈皮、防风、大黄、槟榔各3克，自然铜0.6克，人中白、熊胆（可用狗胆代）各1.5克。

用法：共研末，冲酒服，服药前先用细辛、半夏研细末吹入患者鼻中。

主治：跌打损伤，气绝不省人事。

来源：罗城县 刘阿党。※

处方16：续断、丹参、茯苓、怀山、川贝各3克，赤芍、麦冬各4.5克，益母草9克，远志2克。

用法：水煎服，每日1剂。

主治：跌打损伤。

来源：罗城县 刘阿党。※

处方17：千锤打籽适量。

用法：每次5粒，研末内服，每日1～3次。

主治：跌打疼痛。

来源：罗城县兼爱乡地龙村拉刷 。※

处方18：三月泡90克。

用法：浸酒，每次服20毫升，每日2次。

主治：跌打损伤。

来源：罗城县四把。※

处方19：红花、归尾、桃仁、红丝线、大小钻、乌牙藤草、四块瓦、鸟不站、小鸭脚木根、见肿消、铜钻、铁钻、铜钻各50克，田七20克，制马钱子5克，暗打开门、铜凉伞、铁凉伞各100克。

用法：用酒5000毫升浸泡15天，每次服10～20毫升，每日3次，亦可外擦。

主治：跌打损伤。

来源：罗城县 黄安九。※

处方20：接骨木根、叶各适量。

用法：根水煎服，叶捣烂敷患处，每日1剂。

主治：跌打损伤。

来源：罗城县四把乡石门村良谢屯　谢光玉。※

处方21：榕树叶、乌桕叶、山鸡茶、南蛇勒叶各适量。

用法：捣烂，加酒炒热敷患处，每日换药1次。

主治：跌打肿痛。

来源：罗城县　刘阿党。※

处方22：独活、羌活、乳香、没药、生军、赤药、地骨皮、白木耳、象皮（烧存性）、田七、黄精、川乌、儿茶、当归、血竭、自然铜、姜黄、红花、骨碎补、木香各适量。

用法：研末，每次适量，黄酒送用，每日2次。

主治：跌打损伤内脏出血。

来源：罗城县　刘阿党。※

处方23：川连、乳香、没药、归尾、桃仁、红花、苏木、自然铜、桂枝、五加皮、血竭各9克，酒饼2只，姜黄、篦麻叶各适量。

用法：煎水洗患处，每日1剂。

主治：跌打肿痛。

来源：罗城县　刘阿党。※

处方24：红花、当子茶、猪屎草、天吊香、红油茶各适量。

用法：捣烂，加酒炒热擦患处，每日换药1次。

主治：跌打损伤。

来源：罗城县　刘阿党。※

处方25：乳香、泽兰、红花、骨碎补、归骨各60克，没药40克，威灵仙、田七、白芷各45克。

用法：研末，黄酒调为丸，每次服5克，每日2次。

主治：跌打损伤。

来源：罗城县　刘阿党。※

处方26：荆芥、黄芩、黄连、黄柏、银花、丹参、生地、甘草、儿茶、红花母、薄荷、细辛、生军各适量。

　　用法：煎水洗患处。

　　主治：跌打刀伤。

　　来源：罗城县　刘阿党。※

　　处方27：儿茶、川芎、杜仲、防风、雄黄、防己、白芷各4.5克，乳香、羌活、白蜡、牛膝、黄芪、独活、麻黄各3克，没药5克，田七6克，麝香1.5克。

　　用法：共研末敷患处。

　　主治：跌打刀伤。

　　来源：罗城县　刘阿党。※

　　处方28：荆芥、黄芩、黄连、黄柏、丹参各6克，银花9克。

　　用法：共研末，用冷开水调匀敷患处。

　　主治：跌打刀伤。

　　来源：罗城县　刘阿党。※

　　处方29：泽兰、骨碎补、乳香、没药、田七、蚯蚓、自然铜各适量。

　　用法：共研末敷患处。

　　主治：跌打损伤处出血。

　　来源：罗城县　刘阿党。※

　　处方30：南蛇仁、黄桑木、山萸肉、太子参、韭菜根、鹰不扑、两面针、手巾须各适量。

　　用法：共捣烂，加酒炒热敷患处，每日换药1次。

　　产治：跌打损伤。

　　来源：罗城县　刘阿党。※

　　处方31：韭菜根、榕树叶、酸梅根、黄桑根、无爷藤、灰面各适量。

　　用法：共捣烂敷患处，每日换药1次。

　　主治：跌打肿痛。

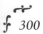

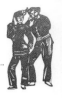

来源：罗城县　刘阿党。※

处方32：土鳖虫、乳香、没药、自然铜、骨碎补、血竭、归尾、硼砂各适量。

用法：共研末，每次服0.3克，黄酒送服，每日3次。

主治：跌打损伤。

来源：罗城县　刘阿党。※

处方33：归身、牛膝、胡椒根、茵陈各12克，独活、沉香 桂枝各6克，白术、五加皮、川断各15克，杜仲、蛇、松节、乌肉蛇、钩藤、北芪、防党、陈皮、虎骨、秦艽、宽筋藤、茯苓、木瓜、续断、羌活各9克，黑枣30克。

用法：用米酒浸泡15天，每次服30毫升，每日3次。

主治：跌打损伤、风湿痛。

来源：罗城县　刘阿党。※

处方34：沉香、红花、生军、生前各6克，泽兰、五加皮各12克，高丽参9克，走马胎15克。

用法：水煎服，每日1剂。

主治：未时点穴伤。

来源：罗城县　刘阿党。※

处方35：郁金8克，车前、生军、走马胎、故纸、高丽参各15克，乳香、木通、木香、蟾酥各6克，桃仁8粒，青皮2克。

用法：水煎服，每日1剂。

主治：申时点穴伤。

来源：罗城县　刘阿党。※

处方36：当归24克，高丽参、白术、川芎、白芷、白芍、沉香各6克，藁本、没药各9克。

用法：水煎服，每日1剂。

主治：酉时点穴伤。

来源：罗城县　刘阿党。※

处方37：柴胡12克，当归、党参、生军、黄芪各15克，没药、南星、甘草、郁金、乳香各6克，走马胎9克。

用法：水煎服，每日1剂。

主治：茂点穴伤。

来源：罗城县 刘阿党。※

处方38：枳壳15克，当归12克，高丽参、没药、木通各6克，北五味子24克，车前9克，生军、乳香各18克。

用法：水煎服，每日1剂。

主治：已时点穴伤。

来源：罗城县 刘阿党。※

处方39：苏木、当归、甘草、川朴、乳香、田七、车前、莪术各6克，郁金15克，枳壳12克。

用法：水煎服，每日1剂。

主治：午时点穴伤。

来源：罗城县 刘阿党。※

处方40：当归12克，没药、乳香、白术、沉香、车前各9克，走马胎、五加皮各6克，木通15克。

用法：水煎服，每日1剂。

主治：寅时点穴伤。

来源：罗城县 刘阿党。※

处方41：沉香、桃仁、川芎、故纸、杜仲、木通各6克，沙参9克，细辛12克。

用法：水煎服，每日1剂

主治：卯时点穴伤。

来源：罗在县 刘阿党。※

处方42：当归、莪术各12克，郁金、枳壳、乳香各6克，桃仁10粒、鹿筋、百合各3克。

用法：水煎服，每日1剂。

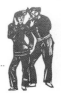

来源：罗城县　刘阿党。※

处方43：自然铜、续断、当归、车前、田七、南星、半夏各9克，杏仁15克，高丽参12克，郁金3克，酒大黄12克。

用法：水煎服，每日1剂。

主治：丑时点穴伤。

来源：罗城县　刘阿党。※

处方44：琥珀、山羊血、自然铜、龙骨各3克，麝香1.5克。

用法：共研末，热酒送服。

主治：跌打损伤。

来源：罗城县　刘阿党。※

处方45：生地、骨碎补、木通、没药、刘寄奴、桃仁、苏木各6克，红花、归身各9克，乳香、甘草各3克。

用法：水煎服，每日1剂。

主治：跌打损伤。

来源：罗城县　刘阿党。※

处方46：透骨消、猴子姜各适量（均鲜品）。

用法：捣烂敷患处。

主治：跌打损伤。

来源：罗城县黄金乡北盏大塘屯　韦春姣。※

处方47：川连、生地、黄柏各9克，细辛6克，田七、梅片、血竭、竺黄、儿茶各3克。

用法：研末敷患处。

主治：跌打出血。

来源：罗城县　刘阿党。※

处方48：京柿、天竺黄、桑寄生、血竭、乳香、姜炭、象皮炭各适量。

用法：研末敷患处。

主治：刀伤出血。

来源：罗城县 刘阿党。※

处方49：黑心姜、蚊蝇草、桃树叶、关发灰各适量。

用法：共捣烂敷患处。

主治：外伤出血。

来源：罗城县 刘阿党。※

处方50：人头蕨各适量。

用法：嚼烂敷患处。

主治：刀伤出血。

来源：罗城县 刘阿党。※

处方51：初生老鼠、上篱蛙、望天螺、老石灰各适量。

用法：焙干，共研末敷患处。

主治：各种外伤出血、创面久不收口。

来源：罗城县 刘阿党。※

处方52：紫苏叶、猪油各适量。

用法：捣烂敷患处。

主治：刀伤出血不止。

来源：罗城县 刘阿党。※

处方53：鲜草鞋根适量。

用法：捣烂敷患处。

主治：外伤出血，断筋。

来源：罗城县乔善乡岩口村八照屯 唐振刚。※

骨折

骨折是指由于外来暴力或肌肉的强力牵拉致使骨的完整性或连续性受到了破坏，有闭合性和开放性两种。临床上常表现有局部瘀血、肿痛、错位、畸形、骨声、异常活动以及轴心叩击病等症状。

处方1：田周七1颗，勾山过薯1个，十月泡叶、五月泡叶、芭蕉根各适量，小鸡1只，黄糖少许。

用法：先复位，用前二味磨开水擦患处，余药共捣烂敷患处，夹板固定，药干后用前二味药液淋湿，3天换药1次。

主治：骨折。

来源：罗城县兼爱乡地龙村崇药屯　蒙运强。※

处方2：萝芙木、透骨消、狗肠子、大驳骨、小驳骨、三月泡各适量。

用法：焙干研末，烤热，加糖调匀，复位，夹板固定后外贴患处，一周换药1次。

主治：骨折。

来源：罗城县怀群乡加碗树内村屯　甘雨云。※

处方3：黄花母、百样花、白及各适量。

用法：分别研末，复位后用前二味合匀敷患处，血止后再用开水调白及粉包在处表。1～2天换药1次。

主治：断指。

来源：罗城县天河乡白任村可伍屯　李顺方。※

处方4：杜仲、折骨草、松筋藤、血藤、钻地风、仙人掌各等量。

用法：加酒精适量共捣烂，复位后敷患处。

主治：骨折。

疗效：曾治疗12例，获痊愈。

来源：罗城县天河乡集城杜杨梅屯　成如林。※

处方5：七叶莲叶、狗屎粘（壮语半）、地稔、大戟草、大伤药各适量。

用法：捣烂，复位后敷患处，每日换药1次。

主治：骨折。

来源：罗城县宝坦乡四堡村地点屯　陈文运。※

处方6：麝香0.3克，金箔3张。

用法：共研末，黄酒送服，用药前先复位。

主治：跌打骨折。

来源：罗城县 刘阿党。※

处方7：土鳖虫、小螳螂、没药、硼砂各适量。

用法　研末冲酒取汁服，复位后有药渣敷患处。

主治：骨折。

来源：罗城县 刘阿党。※

处方8：白芷、甘草、黑加、青加各6克，雄黄4克，朱砂0.9克。

用法：共研末，以酒送服，用药前先复位。

主治：跌打骨折。

来源：罗城县 刘阿党。※

处方9：生地、栀子、姜黄、蚯蚓各适量、生鸡1只（去头足内脏）。

用法：共捣烂，复位后敷患处，每日换药1次，换药前先用独活、白芷煎水洗患处。

主治：跌打骨折。

来源：罗城县 刘阿党。※

处方10：有毛螃蟹3只，蚯蚓5条，黄蟥5条，青背青蛙3只，凤凰衣3只。

用法：取两剂，一剂捣烂冲酒服，一剂捣烂，复位后敷患处。

主治：跌打骨折。

来源：罗城县 刘阿党。※

处方11：五加皮、荆芥、陈皮、归尾、香附、连翘各适量。

用法　复位后水煎服，每日1剂。

主治　跌打骨折。

来源　罗城县 刘阿党。※

处方12：杉木皮、五加皮箹、勾菜薅、鹰不扑、山鸡茶各适量。

用法：共捣烂，加酒炒热，复位后敷患处。

主治：跌打骨折。

来源：罗城县 刘阿党。※

处方13：苦晚叶、黄糖各适量。

用法：共捣烂，复位后敷患处，用杉木皮固定，每日换药1次。

主治：粉碎性骨折。

来源：罗城县 刘阿党。※

处方14：生地、蒲黄各15克，乳香、没药、自然铜、骨碎补、白芷各12克，红花24克。

用法：浸酒服，每次15～20毫升，每日2次，用药前先复位。

主治：手、足、腰骨骨折。

来源：罗城县 刘阿党。※

处方15：草鞋根、过山龙、拐子药叶根各适量。

用法：捣烂，复位后敷患处，局部发热即换药。另用拐子药根浸酒服。

主治：骨折。

来源：罗城县乔善乡容口村人照屯 唐振刚。※

处方16：椿树芽叶、鸡蛋菜、鸟不站根各适量。

用法：晒干研末，用冷开水调成糊状，复位后敷患处，每日换药1次。

主治：骨折。

来源：罗城县乔头乡榕山村榕木屯 冯玉宣。※

处方17：大小驳骨、九节风、续断、芙蓉、羊耳菊、牛尾树各适量、出壳45天小公鸡1只。

用法：共捣烂，复位后敷患处，约2小时取下一次，用温开水洗患处再敷，每日换药一次。

主治：骨折。

来源：罗城县天河乡白任村纳维屯 姚丰茂。※

处方18：爬石榕树根皮、鸡心爪、三角菜各适量，小鸡仔1只。

用法：捣烂，复位后敷患处，每四小时换药一次，连敷3日，后改为煎水外洗。如已化脓，可用上方煎水外洗后，再用上方粉剂外敷。

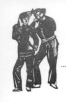

主治：骨折。

来源：罗城县乔头乡榕山村榕木屯 冯玉宣。※

处方19：螃蟹1只，生姜10克。

用法：共捣烂，复位后敷患处，用甘蔗固定，每日换药1次。

主治：骨折。

来源：罗城县四把街 李伟东。※

处方20：水杨梅、牛筋朗、石榕树根须、鸟不站、透骨消、骨碎补各适量、刚出壳的小鸡1只。

用法：上药加酒糟和黄糖捣烂，复位后敷患处，每日换药1次。

主治：骨折。

来源：罗城县桥头乡桥头村黄毛屯 梁代安。※

处方21：生南星、生半夏、生首乌、生白术、生白芍、西红花、白蔹、白及、松角、骨碎补各3克，川椒10粒，面粉30克。

用法：共研末，合入面粉，水、酒各适量，调成湖状，复位后敷患处。

主治：跌打骨折。

来源：罗城县 刘阿党。※

处方22：自然铜、山栀子各6克，姜黄、乳香、没药各3克，五加皮、葱头、大枣各30克，姜汁1杯，面粉30克，生鸡1只（约250克）。

用法：剖开鸡腹除去内脏，药捣烂平铺在鸡腹内，复位后敷患处。开放性骨折者加三七3克，陈旧性骨折者先用姜汁拌蜂蜜外洗。

主治：跌打骨折。

来源：罗城县 刘阿党。※

脱臼

脱臼指组成关节的骨端正常的连结受到损害而离开其原有的解剖位置，一般为外伤所致，有闭合性和开放性两种，临床上常表现有患处肿胀、疼痛、功能障碍和畸形等。

处方1：山螃蟹数只，土鳖虫数只（均鲜品）。

用法：二味任选一味捣烂，复位后敷患处。

主治：骨折、脱臼。

来源：罗城县怀群乡怀群村上寨德屯 覃保军。※

异物穿刺伤

异物穿刺伤主要指受竹木、玻璃、铁片等锐器刺伤或刺入，残留在体内，可以引起疼痛、肿胀、出血、感染等。治宜排除异物，消肿止血止痛。

处方1：枸杞根 三黄散 鸡蛋清各适量。

用法：共捣烂敷患处。

主治：各种异物刺入肉中。

来源：罗城县 刘阿党。※

外伤感染

开放性损伤，异物直入伤口，易引起细菌感染，一旦感染发生，伤口即难以愈合，局部可有严重疼痛，全身可发热。

处方1：陈笋果水、陈笋果、桃树二层皮、石灰各适量。

用法：首味煮热，温洗患处。余药捣烂敷伤口周围。

主治：刀伤感染。

来源：罗城县龙岸乡天宝村龙堂屯 路继明。※

处方2：墙上螺蛳壳（煅）适量，冰片少许。

用法：研末调开水擦患处。

主治：刀伤伤口久不愈合。

来源：罗城县 刘阿党。※

处方3：杉木皮、当归炭、生半夏、赤石脂、头发灰、大梅片、白芷、蒲黄、乳香、没药、血竭、白蔹各适量。

用法：研末，敷患处。

主治：刀伤久不愈合。

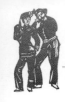

来源：罗城县 刘阿党。※

疮疡

疮疡是体表上有形可见的外科疾患的总称。包括所有的肿疡及溃疡，如痈、疽、疔疮、疖肿、流注、流痰、瘰疬等。

处方1：生半夏、山慈姑、生南星、雄黄、大黄、木鳖子仁、象胆各3克。

用法：共研细末，以米醋调匀涂患处。

主治：疮毒初起。

来源：罗城县 刘阿党。※

处方2：芙蓉根、红花根、蓖麻根各适量。

用法：共捣烂敷患处。

主治：疮疡红肿。

来源：罗城县 刘阿党，※

处方3：当归身90克，白芷15克，紫草6克，甘草36克，麻油或花生油500毫升。

用法：将上药以油炸枯去渣，把油熬至滴水成珠状，再加入血竭粉12克、白蜡60克拌匀，待微冷后再加入轻粉12克制成膏，置水中泡2日即可。每次取适量涂擦患处。

处方4：川连、大黄、黄柏、白矾、雄黄各适量。

用法：共研末，开水调匀敷患处。

主治：疮疡溃破，久不收口。

来源：罗城县 刘阿党。※

处方5：生石膏30克（甘草水飞五六次），辰砂9克，冰片0.6克，硼砂9克。

用法：共研末，以开水调匀敷患处。

主治：疮疡久不收口。

来源：罗城县 刘阿党。※

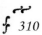

处方6：雄黄3克，五倍子15克，麝香0.3克。

用法：共研末撒于患处。

主治：疮疡久不收口。

来源：罗城县　刘阿党。※

毒疮

毒疮指由湿热毒邪引起的焮热肿胀的大疮或险恶的疮疡。

处方1：生半夏、两面针、金线风（单兵救主）、七叶一枝花各10克。

用法：捣烂，泡米醋擦患处，每日5～6次。

主治：头颈部恶疮。

来源：罗城县龙岸乡龙凤村联合诊所　何明佩。※

处方2：①入地蜈蚣（七指蕨）、山胡椒、川芎、大黄各适量。

　　　　②生古桃树（野桃树）叶适量。

用法：未化脓者，用方②鲜叶捣烂外敷，每天换药1次，连用3天。出脓，伤口溃烂者先用方①煎水洗患处，再用方②研粉撒患处。

主治：疮毒。

来源：罗城县兼爱乡地龙村崇药屯　蒙运强。※

处方3：水银、锡粉、五倍子、银朱各3克，枣肉15克，硼砂9克，大风子7粒。

用法：共研末，以开水调匀擦患处。

主治：毒疮。

来源：罗城县　刘阿党。※

处方4：生南星、生草乌、生川连、生川乌、生半夏、生大黄各12克。

用法：共研末，以米醋调匀擦患处。

主治：素疮。

来源：罗城县　刘阿党。※

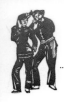

处方5：生地3克，甘草6克，大草12克，田基黄15克，雾水葛15克。

用法：共捣烂敷患处。

主治：疮疡发背。

来源：罗城县 刘阿党。※

处方6：紫金花（瓜子金）叶、花适量。

用法：捣烂敷患处，如已化脓则用花、叶煎水洗患处。

主治：蜂窝织炎。

来源：罗城县龙岸乡龙凤联合诊所 何明佩※

处方7：金银花鲜叶适量（有毛的最好）。

用法：捶烂加酸水炒热敷患处。

主治：蜂窝织炎。

来源：罗城县四把乡地门村大坝屯 廖太高。※

处方8：生军、牛蒡子、黄柏、姜黄、白芷、天南星、山慈姑、木鳖子各6克，雄黄3克，川连、栀子、荆芥、丁香各4.5克。

用法：共研末，加蜂蜜调匀敷患处。

主治：恶疮，鱼口便毒。

来源：罗城县 刘阿党。

疽

疽分有头疽和无头疽两种。有头疽是发生在皮肤肌肉之间的阳性疮疡，初起局部出现单个或多个粟米样白色脓头，根囊高肿，色红发热，甚则疼痛剧烈；无头疽是发生在筋骨之间或肌肉深部的阴性疮疡，初起没有脓头，漫肿色白，多数不红不热，多痛少，少数微红微热，疼痛剧烈，在未成脓时难以消散，已成脓后难以溃破，溃破后又难以收口，往往损伤筋骨或形成瘘管。

处方：浮炭、冷饭各适量。

用法：共捣烂，拌蜂蜜调成膏敷患处。

主治：人面疮。

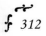

来源：罗城县 刘阿党。※

疖肿

疖肿是由内蕴热毒或外感暑热引起的毛囊和皮脂腺的急性炎症。临床表现为肿势局限，色红、热痛，出脓则愈。

处方1：樟脑、雄黄各3克，蜈蚣4条，梅片1.5克，木鳖子30克。

用法：研末，以猪胆汁调敷患处。

主治：疮疖初起。

来源：罗城县 刘阿党。※

处方2：闹羊花茎叶适量。

用法：捣烂外敷患处。

主治：疮疖。

来源：罗城县四把街 李伟东。※

处方3：金不换（华千金藤）、毛薯、生地、牛膝各12克，甘草、忍冬蕊、血竭各6克，大黄15克，田七4.5克，黄连9克。

用法：共研末，以蜡油调匀擦患处。

主治：疮疖。

来源：罗城县 刘阿党。※

处方4：归尾2克，苦参、荆芥、防风、川芎、银花、山豆根、干葛、连翘、枳实、栀子各3克，黄连12克，草乌2克，石膏10克，生姜1片。

用法：水煎服。

主治：疮疖肿毒。

来源：罗城县 刘阿党。※

处方5：生大黄、生山栀、甘草节、红花、土鳖、苦参、黄柏各9克。

用法：共研末，调茶油涂患处。

主治：小儿头生疮。

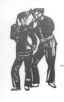

来源：罗城县 刘阿党。※

处方6：生泽、川连、花粉、雄黄各3克，天南星9克，乳香、没药各1.5克。

用法：研末，调猪胆汁涂患处，如无猪胆汁可用水瓜汁代。

主治：小儿头生毒疮。

来源：罗城县 刘阿党。※

处方7：水银、雄黄、铜青、蛇床子、密陀僧各3克，枯矾、朱砂各1.5克，枫子肉10个。

用法：雄黄研末，调茶油涂患处。

主治：小儿烂头疮。

来源：罗城县 刘阿党。※

处方8：苍术15克。

用法：煅，研末，调茶油涂患处。

主治：小儿头生癫痢疮。

来源：罗城县 刘阿党。※

处方9：花粉、白鲜皮、生军、甘草节、威灵仙（先煎）、土茯苓（先煎）各9克，防风、栀子、白芷、赤芍、连翘各6克，生地15克。

用法：水煎服，药渣加浮萍复煎洗患处，每日1剂。

主治：身上生疮。

来源：罗城县 刘阿党。※

处方10：冰片3克（研细），铜末6克，水银4.5克，白蜡30克。

用法：拌匀擦患处。

主治：疮，烂脚。

来源：罗城县 刘阿党。※

黄水疮

黄水疮又名脓窠疮、天泡疮、滴脓疮、浸淫疮等，相当于现代医学的脓疱疮，是一种传染性较强的化脓性皮肤病。初起皮肤上出现米

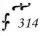

粒至黄豆大小的丘疹或水疱，周围有红晕，水疱内含有透明浆液，迅即混浊形成脓疱，脓疱极易破裂，露出糜烂面，上渗稀薄脓汁，脓汁流到之处即可传染生成新疮，愈后不留瘢痕。

处方1：九里明500克。

用法：煎水洗患处，每日2次，每天1剂。

主治：脓疱疮。

来源：罗城县四把街 李伟东。※

处方2：九层塔（罗勒），野菊花、木芙蓉花叶各适量。

用法：煎水洗患处。

主治：脓疱疮。

来源：罗城县四把乡里胜村里靛屯 刘明章。※

处方3：山芝麻、地稔根、葫芦茶各适量。

用法：水煎外洗患处，每日数次。

主治：小儿头生黄水疮。

来源：罗城县 刘阿党。※

处方4：生草乌、雄黄、白芷、密陀僧、黄丹、枯矾、乳香、没药各适量。

用法：研末，调开水涂患处，每日数次。

主治：小儿头生黄水疮。

来源：罗城县 刘阿党。※

疔疮

疔疮以形小、根深、坚硬如疔、发病较急、变化迅速、危险性较大为其临床特点。初起如粟，继则焮红发热，肿势渐增，疼痛剧烈。若脓疔根排出，则肿消痛止而愈。反之可发展为疔疮走黄，即疔毒发散，入于血分，内攻脏腑，出现头黑陷、无脓、肿势散漫，并伴有寒热头痛，胸闷烦躁，恶心呕吐，舌硬口干，舌绛苔黄，甚则神昏谵语，痉欹。疔疮生无定处，但以颜面和手足疔疮多见，包括红丝疔、

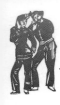

股疔、烂疔。

处方1：土茯苓、赤芍、生地、花粉、银花各9克，九里明、山甲、角刺、牛蒡子、连翘各6克，甘草3克。

用法：水煎服。

主治：疔疮

来源：罗城县　刘阿党。※

处方2：麝香0.9克，丁香、木香、沉香、藿香、降香、乳香、没药、血竭、儿茶、硫黄、红砒、小茴香大黄、肉蔻、荜茇各3克，蛇床子，大风子肉各6克，天仙子、水银各18克，麻油120毫升。

用法：共研末，每次取适量调麻油擦患处。本方药有剧毒，用时宜慎。

主治：疔疮。

来源：罗城县　刘阿党。　※

处方3：雄黄精、白芷、血竭、山慈姑、生川乌、生草乌、生南星、生半夏、生黄柏各3克，川连1.5克，没药、乳香各1克，生大黄9克。

用法：共研末，以木芙蓉叶捣烂取汁与药末调匀擦患处。

主治：百毒恶疮，蛇头缠指。

来源：罗城县　刘阿党。※

处方4：蓖麻子、生川乌、生大黄、甘草各3克。

用法：研末，与酒糟共捣烂敷患处。

主治：蛇头缠指。

来源：罗城县　刘阿党。※

处方5：马螳螂、小桃仁、鸡冠血各适量。

用法：前两味研末与鸡血调匀敷患处。

主治：面生疮。

来源：罗城县　刘阿党。※

处方6：麝香、珍珠、胆矾、京墨、血竭、蝉蜕各适量。

用法：共研末，以开水调匀擦患处。

主治：马口疔。

来源：罗城县　刘阿党。※

处方7：公烟屎、酸枝子、鸡烂屎各适量。

用法：共捣烂敷患处。

主治：马口疔。

来源：罗城县　刘阿党。※

处方8：地龟虫、黄糖各适量。

用法：捣烂敷患处。

主治：马口疔。

来源：罗城县　刘阿党。※

处方9：金瓜花（南瓜花）适量。

用法：焙干研末，以茶油调匀擦患处。

主治：对口疮。

来源：罗城县　刘阿党。※

处方10：荔枝肉、蜘蛛、白芥各适量。

用法：加黄糖共捣烂敷患处。

主治：对口疮。

来源：罗城县　刘阿党。※

处方11：生菊花叶适量。

用法：捣烂敷患处。

主治：对口疮。

来源：罗城县龙岸乡太和村下地姚屯　吴远山。※

处方12：塘角鱼一条、生酒糟适量。

用法：共捣烂敷患处。

主治：对口疮、烂脚丫。

来源：罗城县　刘阿党。※

处方13：黄鳝鱼头数个，酒糟适量。

用法：共捣烂敷患处。

主治：对口疮。

来源：罗城县 刘阿党。※

处方14：肥猪苗、过地龙各适量。

用法：捣烂调醋外敷患处。

主治：疔疮走黄。

来源：罗城县乔头乡弄达村覃底屯 覃荣招。※

无名肿毒

无名肿毒，是体表局部骤发肿痛的证候，因其随处可生，无适当名称而得名。多由风邪寒热容于经络所致。因风邪而起者，无头无根；因气血相搏者，有头有根；因风寒而得者，肿硬而色白；因热毒所生，燉肿而色赤。

处方1：独蒜头片、艾条。

用法：用皮纸浸水湿敷患处，皮纸上先干的部位即为毒疮头部，在此处行隔蒜灸。

主治：无名肿毒。

来源：罗城县龙岸乡北源村冷水屯 陈顺兴。※

处方2：燕子藤（蝴蝶树）叶适量。

用法：捣烂敷患处。

主治：螃蟹差（虎口肿毒）。

来源：罗城县四把乡地门村大坝屯 廖太高。※

处方3：细香草生薯数个、山吴萸子数粒。

用法：用60°三花酒适量浸泡，擦患处。

主治：无名肿毒。

来源：罗城县四把乡地门村大坝屯 廖太高。※

处方4：生南星、生大黄、生草乌、生半夏、生南星、乳香、没药各适量。

用法：共研末，以酒炒热敷患处。

主治：无名肿毒。

来源：罗城县　刘阿党。※

处方5：雄黄15克，草乌、黄柏、川连、姜活、菖蒲、细辛、独活、荆皮、川乌、白芷各3克，麝香、冰片各0.6克。

用法：共研末，以茶油调匀敷伤口周围，敷药前用毛麝香适量，煎水洗患处。

主治：无名肿毒及一切恶疮。

来源：罗城县　刘阿党。※

处方6：桃树叶适量。

用法：炒干研末，以茶油调匀涂患处。

主治：无名肿毒及恶疮。

来源：罗城县　刘阿党。※

处方7：炮山甲、银花、乳香、没药、白及、皂角刺、知母、连翘、花粉、归尾、升麻、赤芍、杏仁、甘草3克。

用法：水煎服，药渣捣烂敷患处。

主治：无名肿毒及一切恶疮。

来源：罗城县　刘阿党。※

乳痈

乳痈是指发生在乳部的"痈"证。初起乳房出现硬胀痛，乳汁不畅，可有发热恶寒，继则肿块增大，焮热剧痛，寒热不退，蕴酿成脓，处理不当，可形成瘘管。

处方1：上叶下柳、排钱草、假花生、大蓟、小蓟各适量。

用法：捣烂外敷患处。

主治：乳腺炎。

来源：罗城县天河乡白任村纳维屯　姚丰长。※

处方2：①金线风、两面针、救必应、十大功劳各适量。

②金线风、两面针、救必应、十大功劳、五月坡、鸟不站各适量。

处方3：鲜了哥王叶适量。

用法：先在患处拨火罐，半小时后取上药捣烂外敷。

主治：乳腺炎。

来源：罗城县四把乡地门村大坝屯 廖太高。※

处方4：生南星、浙贝、黄柏、花粉、生川乌、象胆、生草乌、白芷各3克，田七6克，生军9克，麝香、冰片各0.3克。

用法：共研细末，以茶油或猪胆汁调匀擦患处。

主治：妇人乳头疮。

来源：罗城县 刘阿党。※

处方5：鲜野花生 鲜水麻叶适量。

用法：捣烂与酒糟调匀敷患处。

主治：乳痈。

来源：罗城县黄金乡北盛村洞点屯 覃只环。※

处方6：鲜倒刺草适量。

用法：将药挂在患者的内衣里。

主治：乳痈。

来源：罗城县黄金乡北盛村洞点屯 覃只环。※

处方7：鲜土铁凉伞叶（上莲下柳）适量。

用法：烘热擦患处，并水煎洗患处。

主治：乳痈。

来源：罗城县四把乡石门村良谢屯 谢光玉。※

处方8：鲜白花丹叶适量。

用法：将药挂在患者房门平脚处或用鼻子闻药。

主治：乳痈。

来源：罗城县乔善乡供销社 韦时达。※

处方9：糖梨木蕊适量。

用法：捣烂加米醋炒热敷患处。

主治：乳疬初起。

来源：罗城县　刘阿党。※

处方10：蒲公英适量。

用法：捣烂敷患处。

主治：乳疬初起。

来源：罗城县　刘阿党。※

处方11：牛皮胶、连须葱头各30克。

用法：牛胶烊化，葱头捣烂，二药合匀敷患处。

主治：乳疬初起。

来源：罗城县　刘阿党。※

处方12：人白头腻、蒲公英各适量。

用法：共捣烂敷患处。若有疮头加冰片少许，无疮头者加吴萸。

主治：乳疬。

来源：罗城县　刘阿党。※

瘰疬

瘰疬，又名鼠瘘、老鼠疮、疬子颈等。多生于颈项、腋、胯之间，初起结核如指头大，一个或数个不等，皮色不变，按之坚实，推之不动，不热不痛，继则结核增大，皮核粘连，甚则结核融合成块，渐感疼痛。如皮色渐变暗红，触之微热，按之变软而又略有波动感者，则已成脓。脓溃后有清稀脓水和类有败絮样物流出，疮口四周色紫暗。往往此愈彼溃，处不收口形成瘘。

处方1：梅片、胡椒各0.3克，麝香0.6克，乳香、没药各9克，雄黄、朱砂各1.5克。

用法：共研末与生地糊拌匀调酒擦患处，每日1剂。

主治：瘰疬肿痛。

来源：罗城县　刘阿党。※

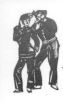

处方2：半夏、防风、乳香、天麻、陈皮、没药、川芎、花粉、银花、党参、归尾、白术、白芷、川贝、甘草、皂角刺各6克，赤芍120克。

用法：共研末，米糊炼为小丸，每次服6克，米酒送下。

主治：瘰疬。

来源：罗城县 刘阿党。※

处方3：荆芥、僵蚕（炒）、黑牵牛子各6克，毛虫20个（焙干）。

用法：共研末，每次服6克，米酒送下。

主治：瘰疬。

来源：罗城县 刘阿党。※

处方4：大黄180克，旧石灰（炒）15克，乳香120克（炒去油），没药12克（炒去油），黄蜡60克，茶油500毫升。

用法：先将大黄用茶油煎至干黏，去渣，以文火熬至滴水成珠，再将余药研末加入拌匀成膏状，每次取适量摊于油纸上贴患处，隔日换药一次。

主治：瘰疬未溃者。

来源：罗城县 刘阿党。※

处方5：茶油500毫升，宫粉720克，黄蜡60克，乳香、没药各12克，儿茶120克、胡椒18克。

用法：先将茶油、宫粉熬至滴水成珠，余药研末，加入拌匀成膏，每次取适量摊于油纸上贴患处；贴药前患处先用葱头、花椒、槐花煎水洗，隔日换药一次。

主治：瘰疬，多年不愈。

来源：罗城县 刘阿党。※

处方6：琥珀、黄芩、茯苓、乌药、车前、瞿麦、茵陈、石韦、紫草、白茅根各6克。

用法：共研末，每次服6克，灯心汤送下。

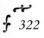

主治：瘰疬。

来源：罗城县 刘阿党。※

处方7：陈皮、半夏、茯苓、防风、白芷、贝母、天麻、夏枯草、连翘、桔梗、黄芩、枳实、前胡、山慈姑各3克。

用法：水煎服，每日1剂。

主治：各种瘰疬、疮疖初起。

来源：罗城县 刘阿党。※

处方8：僵蚕、晚糙米各240克。

用法：将僵蚕洗净炒至赤色，米炒香共研细末，以米糊炼为丸，每丸重3克，成人每次服二丸，儿童每服一丸，婴儿服半丸，夏枯草汤送下。

主治：瘰疬、疮疖等症。

来源：罗城县 刘阿党。※

处方9：熟地（酒炒）、前胡、川芎、昆布、海藻、泽泻、夏枯草各6克，白茯苓12克，当归9克。

用法：水煎服，每日1剂。

主治：瘰疬。

来源：罗城县 刘阿党。※

处方10：川贝（蒸去心）、玄参（蒸）、牡蛎（醋淬）各120克。

用法：共研末，炼蜜为小丸，每次服9克，开水送下。

主治：瘰疬。

来源：罗城县 刘阿党。※

处方11：白及、川贝各15克，轻粉6克。

用法：研末，以茶油调匀外擦患处，擦药前先用狼毒煎水外洗患处，每日1次。

主治：瘰疬。

来源：罗城县 刘阿党。※

处方12：赤小豆、五倍子、白及、天南星各9克。

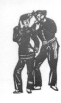
用法：共研末，用米醋调匀擦患处，每日3次。

主治：小儿乳病。

来源：罗城县　刘阿党。※

处方13：僵蚕、滑石、白牵牛各3克，琥珀6克，斑蝥虫9克，枳壳、赤芍、柴胡各15克，木通2克，黄芩30克，甘草3克。

用法：共研末，每次服6克，开水送下。

主治：瘰疬。

来源：罗城县　刘阿党。※

处方14：生牡蛎24克（先煎），川贝、浙贝、郁金各6克，元参9克，夏枯草15克（先煎），青皮2克，硼砂（用青黛拌匀）3克，生菊花15克。

用法：水煎服，每日1剂。

主治：瘰疬。

来源：罗城县　刘阿党。※

处方15：①生川乌、生草乌、生南星、生半夏、细辛、木鳖子各9克，生军30克。

②乳香7.5克，没药4.5克，木香、沉香、阿魏各3克，螺壳15克（煅），麝香0.6克。

用法：方①浓煎去渣，方②研末合方①调匀外敷患处。

主治：瘰疬。

来源：罗城县　刘阿党。※

处方16：夏枯草90克，元参、生盐各60克，海藻、花粉、白蔹、连翘、桔梗、熟军、当归、甘草、薄荷各9克，海带90克，川贝12克，枳壳6克，生地15克。

用法：共研末，调酒与米糊为丸。睡前服，每次1.5克，淡盐水送下。

主治：瘰疬。

来源：罗城县　刘阿党。※

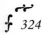

处方17：白矾9克，朱砂27克。

用法：共研细末，加酒适量与米糊为丸，如绿豆大，每次服20丸，清茶送下，每日3次。

主治：瘰疬未溃者。

来源：罗城县　刘阿党。※

处方18：①川乌、草乌、天南星、马钱子、木鳖子各30克，鲫鱼500克，蟾酥10只，红蓖麻子60克。

②花粉30克，贝母9克，牛蒡子120克，陈皮（去白）30克。

用法：方①用芝麻油1000毫升浸泡，春冬浸1天，夏秋浸5天，后将药煎焦去渣，加放黄丹360克熬至滴水成珠状，再加乳香、没药各15克，冰片3克，麝香1克拌匀成膏。每次取适量摊于纸上贴患处。方②研末与米糊为丸，饭后服9克，开水送下。

主治：马刀疬。

来源：罗城县　刘阿党。※

处方19：白术9克，白芍、黄芩、川连、香附、地榆、草果、准山、海藻、夏枯草、元参、防风、荆芥、乌梅、柴胡各3克，豆蔻6克，扁豆4.5克，陈皮1.5克。

用法：共研细末，炼蜜为丸，每次服6克，开水送下。

主治：春天瘰疬（生于右耳下，初起泄泻，乃大肠、脾二经所发生，生于清明前后）。

处方20：白术、白芍、巴戟天、杜仲、杞子各6克，防风、荆芥、连翘、香附、苍术、花粉、厚朴、赤芍、海藻、泽泻、木通、莪术各3克。

用法：共研末，炼蜜为丸，每次服6克，淡盐汤送下。

主治：春天樱桃疬（起于右颈，状如桃子，腰背见痛，乃肾经所发，生于谷雨前后）。

来源：罗城县　刘阿党。※

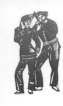

处方21：猪苓、木通、车前、川连、使君子、辛夷、防风荆芥、川芎、芡实、甘草各3克，泽泻9克，胆草4.5克，生地、丹砂、灯心各1.5克，滑石3克。

用法：共研末，每次服6克，柴胡、夏枯草煎汤送下。

主治：春天缠颈疬（小便赤，乃膀胱与胆所发，生于春后）。

处方22：当归、黄芪、海藻、白茯苓、白术、花粉各4.4克，川芎、姜活、天麻、白豆蔻、山楂、蒲公英、麦芽各3克，陈皮2克。

用法：共研末，每次服6克，白粥送下。

主治：春天蜂房疬（左右边颈柄，其带长刀，乃脾肝二经所发，生于雨水前后）。

来源：罗城县 刘阿党。※

处方23：远志9克，川芎、连翘、姜活、杜仲、木贼、蝉蜕、杞子、荆芥、黄连、海藻、贝母、泽泻、厚朴、白菊各3克，朱砂、木通、滑石各2克，黄芪、防风各4.5克，白术、夏枯草各6克，白芷7.5克。

用法：共研末炼蜜为丸，每次服6克，以夏枯草汤送下。

主治：春天顶腮疬（左右腮下，乃小肠、肺二经所发，见立春前后）。

来源：罗城县 刘阿党。※

处方24：黄芩、黄柏、连翘、荆芥、防风、杞子、姜活、川芎、海藻、贝母、海带、甘草各3克，白术、夏枯草各6克，柴胡4.5克，甘草1.5克。

用法：共研末，每次服6克，车前草汤送下。

主治：夏天柏子疬（初起病肿，乃心包经与胃经所发，生于小暑前后）。

来源：罗城县 刘阿党。※

处方25：海藻、海带、川连、防风、荆芥、贝母、银花、白芷、山甲、陈皮、夏枯草各3克，白术、黄芪各6克，花粉4.5克，甘草1.5

克。

用法：共研末，炼蜜为丸，每次服6克，夏枯草汤送下。

主治：夏天金钱病（生于头顶两边，乃三焦、小肠二经所发，生于芒种前后。）

来源：罗城县　刘阿党。※

处方26：川连、杞子、厚朴、砂仁、石膏、连翘、海藻花粉、龙骨、白芷、白及、蒲公英、防风、荆芥、羚羊角、干葛根、车前、浙贝各3克，夏枯草、生地各6克，滑石、甘草各1.5克。

用法：共研末，炼蜜为丸，每次服6克，夏枯草汤送下。

主治：夏天掷病（生于右耳后，形如龟壳，颈喉痒，乃心胃二经所发，生于立夏前后）。

来源：罗城县　刘阿党。※

处方27：橘红6克，青皮、枳壳、贝母、半夏、天南星、桔梗、木通、猪苓、泽泻、防风、荆芥各3克，沉香、甘草各1.5克。

用法：共研末，每次服6克，开水送下。

主治：夏天重名病（生于颈锁子骨，膝下痛，乃胆与小肠二经所发，生于小满前后）。

来源：罗城县　刘阿党。※

处方28：大黄、黄芩、黄柏、海藻、海带、杞子、贝母、防风、荆芥、甘草各3克，夏枯草、白术各9克，黄芪、巴戟天各6克，杜仲4.5克，丹砂1.5克。

用法：共研末，每次服6克，开水送下。

主治：夏天锁喉疬（乃阴气上升，肾、胃二经所发，生于大暑前后）。

来源：罗城县　刘阿党。※

处方29：白矾、甘草、黄柏、黄芩、连翘、山甲、花粉、防风、荆芥、白蔹、蒲公英、赤芍、皂角刺各3克，黄芪6克，归尾4.5克，大黄1.5克。

用法：共研末，每次6克，糯米粥送服。

主治：秋天樱榴痖（如石樱子样，日久溃破形如莲花，乃膀胱所发，生于立秋前后）。

来源：罗城县 刘阿党．※

处方30：白茯苓、黄芩、白芍、知母、夏枯草、海带、海藻、连翘、防风、荆芥、龙骨、枳壳、木贼、泽泻、蒲公英各3克。

用法：共研末，每次服6克。柴胡汤送下。

主治：秋天桐子痖（因气血虚弱，乃肝肾二经所发，生于处暑前后）。

处方31：防风、白术、党参、瓜蒌仁、荆芥、甘草、贝母、武夷茶、白芷、川芎、礞石、桑白皮、连翘、朱砂、枳实、胆星各3克，银花4.5克，陈皮2克，白茯苓6克，沉香1.5克。

用法：共研末为小丸，每次服6克，陈皮汤送下。

主治：秋天马刀痖（生于右边耳下，形如马刀，初起时有咳嗽，乃肝肺所发，生于白露前后）。

来源：罗城县 刘阿党。※

处方32：防风4.5克，荆芥、白芷、款冬花、桑白皮、朱砂、红黄精各3克，枯矾6克，蜈蚣1条。

用法：共研末，每次服3克，饭后开水送下。

主治：秋天番桃痖（生于右腮下，开如带长，初起时喉干渴，口焦，乃大肠所发，生于秋分前后）。

来源：罗城县 刘阿党。※

处方33：黄芪、天麻、姜活、麻黄、桂枝、甘草各3克，川芎、夏枯草各6克，白芷、元参各4.5克，紫苏、陈皮各2克。

用法：共研末，每次服6克，开水送下。

主治：秋天索珠痖（生于颈两侧，形如索珠，乃胃与命门所发，生于寒露前后）。

来源：罗城县 刘阿党。※

处方34：①黄芩、石膏各9克，蜈蚣1条。

②西瓜皮（烧存性）适量，麝香0.3克，冰片0.6克。

用法：方①共研末，每次服6克，蒲公英汤送下。方②共研末，以茶油调匀擦患处。

主治：秋天风毒疬（生于喉下，初起鼻烂，乃大肠下三焦所发，生于霜降前后）。

来源：罗城县　刘阿党。※

处方35：白术、夏枯草、黄芪、海藻各6克，怀山9克，黄柏、海带、白及、白豆蔻、蒲公英、大黄、连翘各3克，甘草2克。

用法：共研末，米糊炼为丸，每次9克，开水送服。

主治：冬天水鱼疬（乃小肠与脾经所发，生于大寒前后）。

来源：罗城县　刘阿党。※

处方36：当归9克，熟地、巴戟天、夏枯草、菟丝子各6克，肉桂、川连、防风、川贝、荆芥、元参、杞子、姜活、川芎各3克，细辛1.5克。

用法：共研末，与米糊炼为丸，每次6克，淡盐汤送服。

主治：冬天光板疬[生于耳后或颈左右，形若夹心（重叠），乃心包经，肾经所发，生于小寒前后]。

来源：罗城县　刘阿党。※

处方37：川贝、杞子、桂枝各6克，牛黄0.2克，杜仲4.5克，甘草2克，元参、菟丝子、枳壳、桔梗各3克。

用法：共研末，炼蜜为小丸，每次服6克，开水送服。

主治：冬天夹腮头疬（乃心与膀胱经所发，生于大雪前后）。

来源：罗城县　刘阿党。※

处方38：杜仲、苁蓉各6克，蝉蜕、白芷、甘草、黄柏、全蝎、天南星、远志、菟丝子、白术、橘红、半夏、贝母、防风、白茯苓、怀山、川芎各3克，巴戟天9克，杞子4.5克。

用法：共研末炼蜜为小丸，每次服6克，淡盐汤送下。

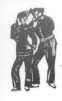

主治：冬天痰病、瘦病（生于颈右边3～5粒，形如元眼，初起时惊悸心乱，乃胆肾二经所发，生于立冬前后）。

来源：罗城县　刘阿党。※

处方39：黄精9克，大黄4.5克，枯矾3克，菊花、荆芥、防风各6克，生姜3片，红枣3枚，灯心一团，白茯苓6克。

用法：水煎，每日1剂。

主治：鼠病初起。

来源：罗城县　刘阿党。※

处方40：夏枯草、元参各30克，川贝9克。

用法：水煎代茶饮，可酌加白糖，每日1剂。

主治：瘰病初起。

来源：罗城县　刘阿党※

处方41：昆布、海带、海藻、海螵蛸、海螺、益母草各9克。

用法：共研末，调米糊为丸，每丸重9克，每晚睡前含化一丸。

主治：风痰二病。

来源：罗城县　刘阿党。※

处方42：尖尾野芋头的头、颠茄叶、五月艾、葱头、老姜各适量。

用法：共捣烂敷患处，每日1次。

主治：瓜藤疮（一患十多个）。

来源：罗城县　刘阿党。※

处方43：当归4.5克，黄芪、党参各6克，桔梗、防风、枳壳、白芷、川芎、白芍、厚朴、苏叶、乌药、槟榔各3克，木香、肉桂各1.5克，甘草2克。

用法：水煎服，每日1剂。

主治：瘰病溃烂。

来源：罗城县　刘阿党。※

处方44：水仙花头3～4个，鸡蛋清1个，白糖15克，鱼塘石螺肉10

个。

用法：共捣烂敷患处，每日换药1次。

主治：瘰疬见溃破者。

来源：罗城县 刘阿党。※

处方45：新石灰粉、生桐油各适量。

用法：调匀擦患处，每日1次。

主治：瘰疬溃破流脓水，经久不干者。

来源：罗城县 刘阿党。※

处方46：连翘、赤苓、银花、花粉、山甲、防风、荆芥、白蔹、川连、山楂、甘草、蒲公英各3克，黄芩4.5克。

用法：共研末，炼蜜为小丸，每次服用6克，夏枯草汤送下。

主治：病子颈溃烂（乃心肺二经所发，生于夏至前后）。

来源：罗城县 刘阿党。※

处方47：① 夏枯草、蚤休、女贞子、猫爪草、元参、海藻、昆布、牡蛎各10个。

② 家猫头1个。

用法：方①水煎服，每日1剂。方②用黄泥包裹，置火中煨成黑炭去净泥，研粉，用凡土木调匀涂患处。

主治：颈淋巴结核。

来源：罗城县四把乡里胜村兰靛屯 刘明章。※

处方48：了刁竹叶适量。

用法：捣烂，加酒糟适量拌匀外敷患处。

主治：颈淋巴结核。

来源：罗城县黄金乡义和村辽旺屯 梁启常※

处方49：天仙子30克，入地牛根皮适量。

用法：研末，以开水调匀敷患处。

主治：时症引起病核。

来源：罗城县 刘阿党。※

处方50：青句叶适量，雄黄3克，朱砂1.5克。

用法：用汗叶捣烂取汗调雄黄、朱砂擦患处。

主治：时症引起病核。

来源：罗城县 刘阿党。※

处方51：龙眼肉、熊胆末各适量。

用法：以龙眼肉包熊胆末吞服。

主治：时症引起病核。

来源：罗城县 刘阿党。※

处方52：路边菊叶、米酒各适量。

用法：捣烂取汁擦患处。

主治：时症引起病核。

来源：罗城县 刘阿党。※

处方53：紫苏叶、葱头、雄黄各3克，冰片1.5克。

用法：加黄糖适量共捣烂敷患处。

主治：时症引起病核。

来源：罗城县 刘阿党。※

痔疮和肛瘘

痔疮是一种常见的肛管疾病，由于肛管和直肠末端的静脉曲张所造成，多见于经常便秘者，有内痔、外痔和内外混合痔三种。以便血（内痔）、疼痛（外痔）和肿块物突出为其主要症状。

肛瘘又称"痔瘘"，是肛管和直肠旁组织发炎、化脓、穿破后所形成的肛管或直肠与皮肤之间沟通的瘘管。初起时常为单个性瘘管，病久可发展为多个性瘘管，主要症状为瘘口长期流脓，不易自愈。

处方1：糯稻杆、白芷、甘草各15克。

用法：糯稻杆烧灰，水浸过滤，与后两味煎水洗患处。

主治：痔疮。

来源：罗城县 刘阿党。※

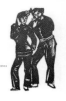

处方2：①薄荷、芦荟、草鱼胆各适量。

②蟾酥0.3克，轻粉0.45克，侧柏叶9克，老松香1克，正大梅片2克。

用法：方①前二味水煎取汁，入鱼胆汁调匀处擦患处。方②共研细末，麻油调匀。继方①外涂患处。

主治：痔疮。

来源：罗城县　刘阿党。※

处方3：无名异36克，甘草节9克，枯矾15克（可用至9克）。

用法：煎水洗患处，每日1次。

主治：痔疮。

来源：罗城县　刘阿党。※

处方4：川连、赤芍各4.5，猬皮、地丁各6克，川木瓜9克，甘草节1克，玄明粉2克，滑石3克。

用法：水煎服，小便难者加赤小豆；腹泻去明粉；无便血去猬皮。

主治：痔疮。

来源：罗城县　刘阿党。※

处方5：槐角30克。

用法：炒干研末，每次6克，以酒冲服，常服不发。

主治：痔疮。

来源：罗城县　刘阿党。※

处方6：黄丹（炒）15克，枯矾6克，乳香，没药各3克，皂角（煅）9克。

用法：共研细末涂患处。涂药前先以梧桐子煎水外洗。

主治：痔疮。

来源：罗城县　刘阿党。※

处方7：扁柏、银花、黄芩、山甲（炮）、甘草各3克、九里明6克，黄柏、土茯苓各12克，白鸡冠花9克。

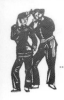

用法：煎水熏洗患处，每日2～3次。

主治：外痔。

来源：罗城县　刘阿党。※

处方8：大黑枣2个，胆矾2粒（黄豆大），麝香、大梅片各0.2克，田螺适量。

用法：黑枣去核纳入胆矾煅炭，加麝香研末，大梅片合田螺化水，与药末调擦患处。

主治：痔疮。

来源：罗城县　刘阿党。※

处方9：盐肤木花粉适量。

用法：以茶油调匀外涂突出的痔核。亦可用药棉蘸药纳入肛门内。

主治：痔疮（二、三期）。

来源：罗城县四把乡双寨村冲抖屯。※

处方10：黑芝麻、黄花饭树叶各适量。

用法：捣烂敷患处。

主治：痔疮。

来源：罗城县怀群乡怀群村长马屯　廖庆怀。※

处方11：牛尾草（三姐妹）全草适量，石炭15克。

用法：将牛尾草煎水后，放入石炭调匀熏洗患处。

主治：痔疮。

来源：罗城县四把乡地门村大贝屯　廖太高。※

处方12：厕所坑板下之蜘蛛8个，榕树穗（气根），热饭各适量。

用法：共捣烂敷患处，每日1次。

主治：痔疮

来源：罗城县　刘阿党。※

处方13：龙胆草3克

用法：捣烂纳入肛门，每日1次。

主治：痔疮。

来源：罗城县 刘阿党。※

处方14：辣椒的舅（壮语）、茶油各适量。

用法：研粉调茶油涂患处。

主治：肛瘘。

来源：罗城县乔善乡板焊屯 谢世疏。※

脱肛

脱肛是直肠黏膜或直肠和部分乙状结肠向外脱出于肛门之外的病症。多见于小孩和老年。初起仅于大便后肛门脱垂，便后自行回复，病程日久，则脱出较长，便后需用手托回，每于行走、劳累、咳嗽、用力等而发作。若医治不及时，脱出日久，可见局部紫赤，肿痛加剧，甚则溃烂。

处方1：脚鱼（鳖鱼）头粉适量。

用法：调茶油外涂患处。

主治：脱肛。

来源：罗城县乔善乡古金村板焊屯 谢世蔬。※

处方2：升麻、荆芥、白芍、尖槟、槐花、川朴、黄芪、防党各适量。

用法：水煎服。

主治：脱肛。

来源：罗城县 刘阿党。※

毒蛇咬伤

被毒蛇咬伤后，可发生一系列的中毒症状，若抢救不及时，可导致死亡。我国主要毒蛇有金环蛇、银环蛇、海蛇（神经毒）、尖吻蝮、竹叶青、蝰蛇、烙铁头蛇（血循毒）和眼镜蛇、眼镜王蛇、蝮蛇（混合毒）。

毒蛇咬伤，一般都有较粗大而深的牙痕，局部伤口常有不同程度

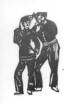

的疼痛，或有麻木蚁走感，局部肿胀有发展趋势，附近淋巴结肿大；或有出血不止；或有水、血疱形成。重者可引起吞咽困难、不能言语、瞳孔放大、抽搐休克以致昏迷，常因呼吸麻痹、循环衰竭、心跳停止、肾衰而引起的死亡。

被毒蛇咬伤后，宜就地急救，及时结扎、冲洗伤口，扩创排毒以防蛇毒走散，同时配合其他急救措施。广西民间用中草药防治毒蛇咬伤的丰富的经验。

处方1：鸡蛋1个（第一次下蛋母鸡下的第一个蛋）。

用法：将鸡蛋尖的一端用针打一小孔，把孔紧对着伤口。直至鸡蛋内变黑止，必要时可连用蛋数个。

主治：毒蛇咬伤。

来源：罗城县四把街 李伟东。※

处方2：大、小田基黄，大小半边莲，了刁竹，七叶一枝花，马尾青各适量。

用法：共捣烂敷伤口上部。另取了刁竹适量浸酒内服。

主治：毒蛇咬伤。

来源：罗城县天河乡白住村纳维屯 姚丰长。※

处方3：鲜五指莲（全草）45克或生综腊45克（全株）。

用法：两种药任选一种，捣烂敷患处上方。亦可自上而下擦。

主治：毒蛇咬伤。

来源：罗城县乔善供销社 韦时达。※

处方4：①生烟屎适量。

②半张叶、红乌柏根皮各30克（共研末）。

③半张叶、了刁竹、七叶一枝花、红乌柏根皮各等量。

用法：方①外擦心窝下及从伤口上端往下擦，同时内服。方②冲开水服。方③研末，每次6克开水送服。

主治：毒蛇咬伤。

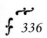

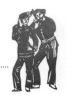

来源：罗城县乔善乡岩口村八昭屯　唐振刚。※

处方5：①烟油适量。

②狼毒（野芋头块根）、米醋各适量。

用法：方①冲开水内服。方②捣烂取汁自伤口上方往下擦。

主治：青竹蛇咬伤。

来源：罗城县龙岸乡北源村冷水屯　陈顺兴。※

处方6：①半张叶90克，泥鳅串叶30克，白乌桕叶适量。

②了刁竹5株。

用法：方①共捣烂，用米双酒调匀，敷伤口周围及百会穴，敷药前先剃去百会穴的头发。方②以三花酒500毫升浸泡5天，每次服6毫升，每日3次，服至愈为止。

主治：毒蛇咬伤。

来源：罗城县东门乡章罗村登头屯　陈玉东。※

处方7：飞天蜈蚣、地蜈蚣、大叶蛇总管、半边莲、救必应、杠板归、大叶人字草、乌桕叶各10克。

用法：水煎，分2次服，每日1剂。另取上方各适量鲜品加犁头草、半夏、鲜三叶半夏共捣烂外敷伤口。

主治：毒蛇咬伤。

来源：罗城县　蓝金华。※

处方8：鸟不站、半边莲、大金不换、老虎耳各6克。

用法：鸟不站捣烂敷百会穴。余药水煎分3次服，每日1剂。

主治：毒蛇咬伤。

来源：罗城县天河乡白柱村可任屯　李顺方。※

处方9：羊咪青叶、金竹叶、马尾松针叶、海金沙各适量。

用法：水煎，分2次服，药渣捣烂敷百会穴。

主治：芋苗干蛇咬伤。

来源：罗城县弄达村覃底屯　覃荣招。※

处方10：望江南叶、红乌桕叶各适量。

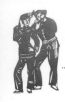

用法：共捣烂，分成二份。一份以布包，从上而下擦伤口，另一份绞汁内服，每日3次。

主治：青竹蛇咬伤。

来源：罗城县 谢松奎。※

处方11：龙头菜根30克，茜草、射干、野花生、黑草各15克。

用法：水煎内服并外擦患处，自近心端擦向处，每3小时重复一次。

主治：青竹蛇咬伤。

来源：罗城县乔头榕目屯 冯玉宣。※

处方12：①小远志、兰花根、犁头草各适量。

②金线风、七枝莲、两面针各适量。

用法：方①嚼碎敷伤口周围。方②水煎分3次服，每日1剂。

主治：毒蛇咬伤。

来源：罗城县龙岸乡太和村下地姚屯 吴远山。※

外方13：红乌柏叶、泥鳅串叶、芦苇笋、金竹衣、大叶坡叶、盐肤木根皮各适量。

用法：共捣烂，取部分以醋浸泡绞叶，内服30毫升；另一部分从上而下擦伤口周围。药渣敷伤口及百会穴。

主治：毒蛇咬伤。

来源：罗城县 银应通。※

处方14：蓝花草、鱼骨草、节节花、叶叶花、鲜奶根、金杯银盏、小田基黄、红袍将军、挖耳瓢各适量（生药）。

用法：共捣烂，用三花酒浸泡7天，每次服30～50毫升，1日3次；同时自伤口上端往下反复擦，每日2次。

主治：毒蛇咬伤。

来源：罗城县 黄天福。※

处方15：鲜乌柏木叶、鲜马尾针、鲜牛尾树各适量。

用法：捣烂取汁内服，药渣敷百会穴。

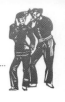

主治：眼镜蛇咬伤。

来源：罗城县乔头乡弄达村覃府屯　覃荣招。※

处方：乌桕叶、铁扫把、芦苇根、金竹茹、大坡叶、盐肤木根皮各适量。

用法：共捣烂用醋浸泡，取汁一杯内服，同时从上到下反复擦伤口周围，药渣敷伤口周围和百会穴，敷百会穴剃去毛发。

主治：毒蛇咬伤。

来源：罗城县东门乡　银应通。※

处方17：牛尾树、灯笼草、乌桕叶、竹子衣、烟油、马尾松针嫩叶各适量。

用法：共捣烂绞汁内服，洗净患处后将药渣敷伤口四周。

主治：毒蛇咬伤。

来源：罗城县四把乡石门村良谢屯　谢光玉。※

处方18：乌桕木蔃、雄黄各适量。

用法：共研末冲酒服。

主治：毒蛇咬伤。

来源：罗城县　刘阿党。※

处方19：盐肤木根、乌桕木根各适量。

用法：共捣烂取汁服，渣敷伤口。

主治：毒蛇咬伤。

来源：罗城县　刘阿党。※

处方20：牛尾树叶、灯笼草、乌桕叶、竹子衣、烟油、马尾针嫩叶各适量（鲜品）。

用法：清洗伤口后将药部分捣烂外敷，同时部分水煎服，每日一剂。

主治：毒蛇咬伤。

来源：罗城县　谢光玉。※

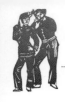
蜈蚣咬伤

蜈蚣咬伤，伤处有两个瘀点，周围红肿，有剧痒或痛彻骨，可继发红丝疗，局部可出现淋巴肿痛，严重都浑身麻木、发热、头痛，眩晕呕吐，心悸脉数，谵语抽搐。儿童被咬伤，症状较严重，亦可危及生命。

处方1：八角草适量。

用法：捣烂外敷患处。

主治：蜈蚣咬伤。

来源：罗城县桥头村黄毛屯 梁代安。※

老鼠咬伤、蝙蝠咬伤

由老鼠咬伤后而发病，被咬局部肿痛，经过2～4周的潜伏期后，出现发冷发热，被咬伤处皮肤再次红肿，出现小疱并溃破，在其周围出现皮疹，慢慢波及全身，几天后热度消退，虽然下次的发热期缩短，但在几周内可以后复发作。治宜解毒消炎，消热止痛。

蝙蝠咬伤也有类似老鼠咬伤的症状和危害。

处方：猫头骨1块。

用法：煅成炭，摊在地上，待冷后研末，以茶油调匀擦患处。

主治：老鼠咬伤。

来源：罗城县 刘阿党，※

烧伤

烧伤是火焰、灼热的气体、液体、固体或电、放射线及化学物质作用于人体而引起的一种损伤。临床以火焰伤和烫伤为常见。

烧伤面积和深度是判断伤情的重要依据。烧伤面积的计算有"九分法""手掌法""儿童烧伤计算法"三种，烧伤深度计算则采用三度四分法，即I度，浅II度，深II度和III度。

祖国医学称烧伤为"水火烫伤"，具体可分"水烫伤""火疮"等，认为烧伤系热毒炽盛灼伤皮肉，导致热盛伤阴。热毒内攻、脏腑不和、阴阳平衡失调，后期为毒邪渐退，久病导致气血两亏，或阴伤胃败，因而诸症迭生。治疗一般以清热解毒、养阴、补气养血为主。广西民族民间医药对烧伤的治疗，尤其是浅度烧伤以及部分症状的对症处理，有其简便和独到之处。

处方1：红芽两面针（取高山石砂处生长者最佳）适量。

用法：研末，调生茶油涂患处。

主治：水火烫伤。

来源：罗城县龙岸乡太和村下地桃屯　吴远山。※

处方2：茯苓适量。

用法：研末，以冷开水调成糊状，外涂患处，每日数次。

主治：水火烫伤。

来源：罗城县黄金乡青明山村林场屯　林仲珍。※

处方3：生猪骨、生柏林、枫木叶、生大黄各适量。

用法：共捣烂取汁，加少许盐、酒调匀涂患处。

主治：水火烫伤。

来源：罗城县　刘阿党。※

处方4：鲜白花茶叶适量。

用法：煎水外洗。另用叶焙干研末调茶油涂患处。如患处有浆液渗出，处洗后可药末直接撒患处。

主治：水火烫伤。

来源：罗城县　吴朝芳。

骨髓炎

急性化脓性骨髓炎是骨组织受到细菌感染而引起的炎症。本病常附骨成脓，属中医"附骨痛"（急性骨髓炎）或"附骨疽"（慢性骨髓炎）的范畴，因其溃后常形成窦道，可有死骨脱出，又称"脱骨

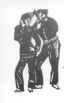

疽"。

本病多由湿热内蕴、留于筋骨，或跌打损伤、感爱毒邪、瘀血化热所致。初起可见寒战高热，患肢疼痛彻骨，不能转动，皮肤不红不热，日久色黄胖肿、骨胀明显，身热持续不退，继而破溃出脓；脓水初稠后薄、淋沥不尽，不易收口而成窦道，必待死骨脱出才能愈合。广西民间将本病多称为"骨髓""骨蛆"等。

处方1：燕子窝1个，黑蚂蚁数10个（带窝1个），狗骨头250克（焙干）。

用法：上药共研粉备用，先以生烟梗煎水洗伤口，后撒药粉，每天一次。如伤口渗水不干用陈旧石灰（如墙上石灰）研粉撒于患处。

主治：骨蛆（骨髓炎）。

来源：罗城县 黄炳盛。※

处方2：①杭菊、木香、两面针各9克，甘草6克，青天葵3株。

②芭蕉心、西红柿叶、天青地红（三七草）各适量，冰片2克。

用法：方①水煎服，每日1剂。方②捣烂外敷患处。

主治：骨髓炎。

来源：罗城县乔善乡岩口村八照屯 唐振刚。※

腹痛

本病是指胃脘以下，耻骨毛际以上的部位发生疼痛的症状而言，临床上极为常见，可见于内、外、妇等科的多种疾病中。外感六淫，饮食不节，七情所伤，气机郁滞，血脉瘀阻及虫积等是常见的致病的原因，临证时首先要注意寒热、虚实、气血等。本章节所收各方，主要是针对某些疾病中出现的腹痛进行对症处理，在实际运用时应结合各科疾病的诊断而灵活选用。

处方1：山豆根、两面针各10克，水田七15克。

用法：水煎分2次服，每日1剂。

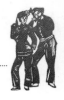

主治：肚扭痛。

来源：罗城县兼爱乡地龙村崇药屯　蒙运强。※

处方2：枫树叶适量。

用法：水煎服。

主治：肚痛。

来源：罗城县　刘阿党。※

处方3：棉花叶7张。

用法：捣烂取汁兑酒服。

主治：肚痛。

来源：罗城县　刘阿党。※

处方4：桑螵蛸3～5只。

用法：烧存性研末，以米酒少许冲服。

主治：气滞腹痛。

来源：罗城县黄金乡北盛村大埔屯　韦春姣。※

处方5：山豆根、两面针各10克，水田七15克。

用法：水煎服，每日1剂。

主治：肚扭痛。

来源：罗城县兼爱乡地龙村崇药屯　蒙运强。※

阑尾炎

民间一般误称为"盲肠炎"，属中医"肠痈"范畴，是临床上常见的疾病，多因湿热瘀滞蕴结肠部，气血凝结所致，症见腹痛拒按，多偏右侧，或有肿块，兼见寒热，恶心呕吐等。

处方1：漆树皮、一枝黄花各15克，野荞麦根、白花蛇、舌草各30克（均鲜品）。

处方2：鲜鬼针草、红藤（红葛根）各30克。

用法：水煎服，每日1剂。

主治：急性阑尾炎。

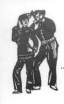

来源：罗城县四把乡地门村林贝屯 廖太高。※

疝气

泛指体腔内容物向外突出的病症，多伴有气痛的症状，所以又称为"小肠气""小肠气痛"或"盘肠气"。临床上常见的有腹股沟直疝、腹股沟斜疝、脐疝、股疝和切口疝，按临床表现可分为可复性疝、难复性疝、嵌顿性疝。其中可复性和部分难复性疝通过内服药物配合手法复位可以治愈，如为嵌顿性疝甚至发展成绞窄性疝的，则应及时进行手术治疗。

处方：酸酢草、满天星（鲜品）、米汤各适量。

用法：上药捣烂，调米汤敷肚脐，4小时后取下，每天1次，6～7次为一疗程。

主治：疝气。

来源：罗城县四把乡地门村大贝屯 廖太高。※

胆囊炎、胆道结石

胆囊炎、胆道结石均为胆道系统常见的病变。胆囊炎临床上分为急性和慢性。临床表现见右上腹痛持续性发作，阵发性加剧，伴寒战发热、恶心呕吐等。胆道结石在我国主要以胆管结石为多，临床症状见间歇性右上腹剧痛、寒战、发热、黄疸等。

处方1：鲜罗裙带块根1块，生盐50克。

用法：共捣烂，外敷右上腹。

主治：胆囊炎（右上腹疼痛）。

来源：罗城县 廖太高。※

处方2：饿蚂蝗（鲜品）60克。

用法：水煎服，每日1剂。

主治：胆囊炎。

来源：罗城县 卢方典。※

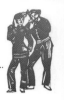

不育不孕症

结婚三年以上、因男方原因未能使女方怀孕的，称男性不育症；因女方原因而未能怀孕的，称女子不孕症。

男子不育，主要有精塞、气衰、痰多、相火亢盛、精少、气郁等原因；而女子不孕，除先天因素的"五不女"（螺、纹、鼓、角、脉）外，后天不孕者，多为肝郁、血虚、痰湿、肾虚、胞寒、血瘀所致。

处方1：云苓、大黑豆、桂圆肉各6克，薏米、龟板各120克。

用法：用好酒浸一个月后服用，每日早上4～6点钟服一大杯，再睡片刻后吃清粥一小碗，连服一月。

主治：男人种子方（不育症）。

来源：罗城县　刘阿党。※

处方2：王不留行、土茯苓、冷饭团根、土党参、地枇杷（地瓜）藤各30克。

用法：加猪脚适量炖服，连服10～20天。

主治：男子不育。

来源：罗城县乔善乡大城村军祠屯　谢代祖。※

远行脚肿

此症是由于患者经过长途远行，腿部、脚部肌肉神经过于劳累，血液往下流而凝聚于脚，出现疲乏、肿痛等现象。

处方：草乌、细辛、防风各适量。

用法：共研末撒鞋内。

主治：远行脚肿痛。

来源：罗城县　刘阿党。※

性病

此病多为通过性行为而感染的疾病，性病除了梅毒、淋病、软下

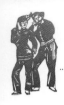

疳、腹股沟淋巴肉芽肿、性病肉芽肿等古典疾病以外，还包括原发性副睾丸、莱特尔氏综合征，以及后天性的获得性免疫缺陷综合征（艾滋病）等。

由于病原体多数潜伏在感染及其入口处附近的皮肤和黏膜，所以最早的症状，男性有阴道口发痒，女性则有白带过多、阴道内侧和阴部痛痒等，而女性淋病感染严重时，有黄色脓液排出，排尿时疼痛，而双性淋病大多数没有症状，阴部疱疹，如皮肤溃烂，有时候疼痛也很厉害，也有的症状较轻。

处方1：枳实、角刺、二丑、银花各4.5克，全蝎、生地、炒栀子、山甲、刺猬毛、番泻叶、土茯苓、大枫子、生军各6克，地龙、虫蜕、龙衣各3克，川足2条（去头足）。

用法：共为末，以茶油调匀擦患处，并内服适量。

主治：花柳梅毒。

来源：罗城县 刘阿党。※

处方2：闹羊花（羊踯躅）子、刺慈姑（刺芋）、大红花、老虎耳（尖尾芋）、过塘蛇（水龙）、南蛇藤芯、鸭蛋清各适量。

用法：共捣烂，敷患处，每日换药1次。

主治：芒果疮。

来源：罗城县 刘阿党。※

处方3：油葱适量。

用法：捣烂冲白糖水服，每日1剂。

主治：白浊。

来源：罗城县 刘阿党。※

处方4：大黄、土茯苓、竹叶、茅根各15克，生石膏30克。

用法：水煎服，每日1剂。

主治：白浊。

来源：罗城县 刘阿党。※

第五章　仫佬族药膳

仫佬族聚居地山峦起伏，奇峰耸立，山多地狭，可耕田面积较少，农作物主要有水稻、玉米、红薯、小麦等。所以仫佬族的饮食以玉米、大米为主，家家腌制酸菜。仫佬人喜欢饮酒吸烟，不吃动物心。仫佬族以稻米为主食，麦类、薯类、玉米、豆类辅之。稻米有黏米和糯米，黏米作为日常的正餐，糯米作为节日的食品原料。仫佬人家日食三餐。早餐吃粥，晚餐吃干饭。大多数家庭午餐也都吃粥。

俗话说，"千补万补，不如食补"。仫佬族人民在长期的生产劳动中，用身边常见的的农作物，制作出各种各样的膳食，既满足了日常饮食的需要，又能起到防治疾病的作用。

第一节　内科药膳

1. 鲫鱼糯米粥

做法：鲫鱼500～1000克，糯米100克，用文火炖熟。

功效：治疗脾虚食欲不振。

2. 狗舌糍粑

做法：糯米1000克，浸泡、磨细，滤干水分，制成糯米泥。芝麻100克舂碎成粉末。在洗净的桐叶上抹上猪油，撒芝麻粉，放上"糯米

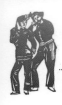

泥"，再撒上一层芝麻粉，根据个人口味加糖加盐，包紧起来，用禾杆草扎实，放到煮沸的锅里煮熟，捞起凉干，即可。

功效：有补虚、补血、健脾暖胃。

3. 马齿苋粥

做法：取粳米200克煮至软烂，将鲜马齿苋100克，洗净切碎，加入同煮，沸后5分钟，熄火，加入适量油、盐。

功效：清热解毒，凉血治痢。治疗大便赤白脓血、腹痛、里急后重。

4. 糯米花汤

做法：糯米（带壳）100克，放入铁锅炒至开花，倒入瓦煲，加清水适量，隔水炖服。

功效：补中益气，暖脾胃。

5. 鸭酱

做法：鸭血250克（不凝固），配上自家酸坛内的酸水，用筷子拌匀，以血液变成略为乌黑为适度，然后加入少许食盐和姜末。

功效：健胃消食。

6. 白炸肉

做法：鸡鸭一只，去毛和内脏，放入水中白煮，肉八成熟后取出切成小块，然后配以调味汁。

7. 酸姜

做法：取生姜500克切成薄片，加入自酿米醋浸泡，以淹没姜片为宜。一周后可取适量。

功效：降血脂、辅助治疗关节炎。

8. 豆腐肴

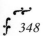

做法：干黄豆500克磨成粉，加入酸坛水，边煮边搅拌，文火煮沸，加入100克切碎的芥菜，煮熟。

功效：养胃、解毒、止汗。

9. 辣椒叶鸡蛋汤

做法：鲜辣椒叶100克，鸡蛋2个。将鸡蛋煎熟，加入水200毫升，放入辣椒叶文火煮汤，煮熟后加入食盐适量。

功效：驱寒养血。

10. 萝卜糕

黏米粉500克，萝卜1000克。萝卜洗净去皮刨丝，加入清水少量同煮，煮熟后加入油盐，冷却后加入黏米粉，制成饼状隔水蒸至熟。

功效：理气通便，消痰止咳。

11. 蚯蚓胡椒豆

做法：蚯蚓干50克，白胡椒25克，黄豆500克，加清水2000毫升，煲至水干，取出黄豆烘干，即可使用。

功效：祛风镇静，止痉。

12. 陈皮鸡

做法：鸡肉100克，陈皮20克，生姜6克，葱白适量。鸡肉、陈皮加入砂锅中，加水适量，大火烧开，加入生姜用文火焖，最后放入葱白拌炒至汁水收干，加食盐调味后停火。

功效：理气调肝，开郁解闷。

13. 红糖荞麦饼

做法：将荞麦面250克加水拌匀，放在案板上揉匀，擀成圆面包，包入红糖成饼，锅烧热，放入荞麦饼坯，烙至熟，出锅即成。

功效：健脾消积，下气宽肠。

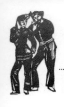

14. 毛葡萄蜜糕

做法：鲜毛葡萄1000克，蜂蜜100克，捣烂，滤汁，小火煎熬至浓稠，加入蜂蜜煎沸即可停火。

功效：益胃养阴，生津止渴。

15. 枇杷叶粽

做法：新鲜枇杷叶适量，糯米250克。枇杷叶去毛洗净，糯米清水浸泡一夜，用枇杷叶包糯米做成粽子，浸水蒸熟。

功效：治疗多汗症。

16. 红薯饭

做法：大米、红薯各250克，食盐、素油各适量。先将大米、红薯块一起放入锅内，加入适量的水烧沸后加入食盐素油搅拌，改用文火焖熟。

功效：补虚乏，益气力，健脾胃，强肾阴。

17. 芥兰腊肉

做法：芥兰菜500克，腊肉250克，蒜米适量。芥兰洗净切段，用开水灼烫后沥干水分，腊肉洗净切片，加入蒜米爆炒至腊肠透明，倒进沥干水分的芥兰，爆炒1分钟，调味起锅。

功效：解毒利咽，顺气化痰。

18. 羊肉甘蔗煲

做法：羊肉750克，甘蔗50克，姜30克，八角2粒，萝卜250克，盐6克，料酒15克，清水2000毫升。洗净羊肉，切块焯水，撇出杂质。将羊肉、红枣、甘蔗、姜块、葱、八角、萝卜放入锅内，加水、料酒、大火烧开，中火炖一个半小时左右。放精盐、味精调味，再炖约10分钟，然后去掉姜块、萝卜、甘蔗、葱、八角即可。

功效：健脾生津，益气补虚。

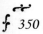

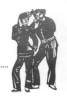

第二节　外科药膳

1. 韭菜蛤蜊煲

做法：韭菜100～150克，蛤蜊肉150～200克，放入瓦煲，加水适量共煮熟，调味。

功效：滋阴营养，健胃强壮。

2. 栗子瘦肉煲

栗子250克，去壳；瘦猪肉250克，洗净切块。煲汤，煮熟后加食盐调味。

功效：益气，补肾，滋阴。

3. 干贝瘦肉汤

做法：干贝50克，瘦猪肉250克，加水煲汤，煮熟后加食盐调味。

功效：滋阴补肾。

4. 桑枝鸡煲

桑枝50克，母鸡肉500克，加水适量煲汤，煮熟后加食盐少许，喝汤吃肉。

功效：祛风湿，利关节。

5. 狗肉红薯煲

狗肉300克，红薯300克，狗肉洗净切块，入锅加入料酒1匙，清水适量，盐少许，煮沸后小火煨30分钟，加入洗净切块的红薯，继续文火炖至烂熟。

功效：补中益气，温肾壮阳。

6. 黑豆芥菜煲

做法：黑豆100克，芥菜250克，黑豆加水适量，用大火煮沸后，

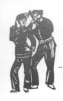

改用文火焖至黑豆软烂，汤汁收干，加入芥菜煲熟，加入油盐适量。

功效：调中下气，滋阴补肾，补血明目，利水消肿，活血美肤。

7. 鸡骨草田螺煲

做法：田螺500克，鸡骨草50克。田螺去除污泥，洗净，斩尾，与鸡骨草加水适量文火煲煮，煮沸20分钟后停火加调料。

主治：慢性肝炎。

8. 醋羊血

做法：羊血250克（凝固），米醋一碗。羊血切小块，与米醋共煮，煮熟后加入食盐适量调味，食用羊血。

主治：初期内痔出血。

9. 薏苡仁生姜羊肉汤

做法：薏苡仁50克，生姜20克，羊肉250克，加水适量煲汤，煲熟即可。

主治：喜暖畏寒，重着乏力。

10. 乌鞘蛇煲

做法：乌鞘蛇1条，去皮、内脏、头尾，加水适量用砂锅煲烂，加调料即可。

主治：关节痛。

11. 花生豆汤

做法：花生250克，赤小豆250克，加水煮汤。

主治：脚气病。

12. 黄花菜汤

做法：黄花菜100克，红糖100克。黄花菜洗净炖汤，熟后加红糖搅拌。

主治：内外痔疮。

13.芹菜卷柏汤

做法：新鲜芹菜50克，鲜卷柏50克，鸡蛋2只。芹菜、卷柏洗净加适量水共煮，煮熟后去渣，在汤水中打入鸡蛋，煮蛋花汤。

主治：治疗月经过多。

14.葡萄浆

做法：野生毛葡萄1500克，藕汁750克，蜂蜜200克。将毛葡萄榨汁过滤，将葡萄汁、藕汁、蜂蜜入锅内微火煮沸成浆即可。

功效：滋阴通淋。

15.薏苡仁生姜羊肉汤

做法：薏苡仁50克，生姜20克，羊肉250克，加水适量煲汤，调味佐膳。

主治：腰肌劳损。

第三节　妇科药膳

1.番薯叶煲猪腩

做法：取鲜番薯叶200～500克，猪腩150～200克，煲汤调味。

功效：益气通乳。

2.米酒虾米汤

做法：虾米100克，米酒适量，加入清水煮汤服食。

功效：行血通乳。

3.黄豆猪脚汤

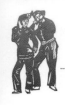
猪脚250克，黄豆100克，加入清水、醋适量，姜片数片，煮沸，文火焖煮，炖熟后加入食盐适量。

功效：排毒养颜。

4. 蒲公英粥

做法：蒲公英鲜品100克，粳米250克。蒲公英洗净切碎待用，粳米洗净加水适量煮粥，待米粒烂熟，加入蒲公英共煮，沸后5分钟停火，加入调料。

主治：乳腺炎。

5. 鱼鳔炖猪蹄

做法：鱼鳔20克，猪蹄1只。共放砂锅内，加适量的水，慢火炖烂，加入调味料，停火。

主治：白带增多，腰痛。

6. 覆盆子蜜丸

做法：韭菜子250克，覆盆子250克，蜂蜜适量。将韭菜子、覆盆子炒黄，研成细末，加入蜂蜜，捏成3克左右的蜜丸。

功效：温肾止泻。

7. 白果鸡蛋羹

做法：鸡蛋5个，白果50克。鸡蛋破壳，鸡蛋打入容器中，加入凉白开打匀，直到充分起泡，放入处理好的白果，开锅后上锅盖盖蒸15分钟，取出撒上酱油等配料。

功效：健脾益气养血，收敛固摄。

8. 薏苡仁粥

做法：薏苡仁50克，大米500克。加清水适量煮粥，烂熟后加食盐适量调味，停火。

功效：治疗带下。

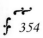

9. 益母草蛋煲

鸡蛋2只，益母草30克。加水同炖，蛋熟后去壳再炖，吃蛋饮汤。

主治：功能性子宫出血。

10. 红糖木耳羹

做法：黑木耳120克、红糖60克。木耳洗净，加适量清水炖成羹，加入红糖拌匀。

主治：月经量多。

11. 生姜红糖泥

做法：鲜生姜500克，红糖500克。将姜洗净捣为姜泥，加入红糖拌匀，蒸1小时，晒3日共九蒸九晒。

功效：温暖胞宫。

12. 米酒虾米汤

做法：虾米100克，米酒适量，加清水共煮。

功效：行血通乳。

13. 荷叶粥

做法：糯米500克，鲜荷叶2张，白糖50克，白矾5克。先将糯米洗净，入锅加适量水，先用旺火烧沸，再改用小火熬至八成熟。然后另用一锅，锅底垫1张荷叶，上面洒少许白矾水（白矾加水溶化），将刚煮好的粥倒入锅内，上面再盖1张荷叶，用旺火煮大沸即成。食用时在碗内加糖调味。

功效：消脂解腻，减肥强肌。

14. 南瓜花酿

做法：南瓜花10朵，鸭血250克，糯米150克，料酒10克，盐10克，酱油30克，白砂糖10克，鸡精5克，南瓜花梗10克。将南瓜花洗净，并去

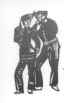

掉花蕊。糯米蒸熟加入鸭血、料酒、盐一起调匀拌成馅，将馅料灌入南瓜花囊中，填至花朵往外延伸，将外伸的花瓣往中间折回，倒翻放入锅中。酿完之后煮约10～15分钟，出锅。

功效：补中益气。

15.红枣糯米粥

做法：红枣50克，糯米100克，红糖25克。红枣洗净去核，与糯米同煮成粥，待粥将熟，加入红糖再煮至全熟。

功效：健脾益气，助长胎元。

16.南瓜蒂米糊

做法：南瓜蒂10个，粳米250克。粳米炒熟后研末，南瓜蒂用瓦锅炙灰存性，研成细末，加入粳米粉，加水适量煮成糊。

功效：养血化瘀保胎。

第四节　儿科药膳

1.马蹄蕹菜汤

做法：鲜蕹菜250克，马蹄15个（去皮），入锅加水适量，煮汤，煮熟后加调味料。

主治：小儿夏季热。

2.田鸡焗饭

做法：田鸡肉200克，粳米250克。田鸡加食油、料酒、盐适量腌制20分钟，粳米加水煮开，待饭半熟时加入腌制好的田鸡，慢火焗熟。

主治：小儿疳积。

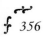

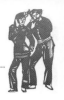

3. 金橘茶

做法：金橘200克，洗净晾干，加盐适量腌制，一周后取出加水适量煮开，加入白糖50克，煮沸1分钟后停火。

主治：小儿百日咳。

4. 焦米茶

做法：粳米50克，白糖30克。将粳米炒黄，加入清水500毫升，煮至汤汁浓缩至300毫升即可。

主治：小儿腹泻。

5. 蝉蚕汤

做法：蝉蜕6克，僵蚕10克，白糖适量。将蝉蜕、僵蚕煎水，加入白糖搅拌。

主治：急惊风。

6. 猪肚煲

做法：猪肚1个，砂糖适量。猪肚洗净，装入砂糖，用砂锅炖烂即可。

主治：小儿遗尿。

7. 银花蜜露

金银花50克，蜂蜜50克。金银花加水煎煮，去渣，冷却后加入蜂蜜搅拌。

主治：小儿脓疱疮。

8. 黑豆浮萍汤

做法：黑豆100克，鲜浮萍150克。把黑豆洗后用冷水浸泡1～2小时，新鲜浮萍淘洗干净，同放入锅内，加水适量，煎沸后去渣取汤。

功效主治：祛风，行水，治疗小儿急性肾炎。

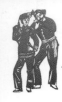

9. 金银花甘蔗茶

做法：金银花10克，甘蔗500克。甘蔗榨汁，金银花水煎至100毫升，兑入甘蔗汁搅拌。

主治：小儿水痘。

10. 鸽蛋粥

做法：鸽蛋2枚，粳米100克。将粳米洗净加水煮粥，将熟时，打入鸽蛋，调匀，煮成稀粥。

主治：预防小儿麻痹。

11. 葱醋粥

做法：葱白15根，大米50克，米醋10毫升。连根葱白洗净后，切成小段。把米淘洗后，加水煮沸。然后加入葱段，煮成稀粥。粥将熟时，加入香醋5～10毫升，稍搅即可。

功效主治：发汗解毒。适用于小儿风寒感冒等。

12. 金橘粥

做法：金橘100克，粳米500克。金橘洗净晾干，用火烤干，研成细末，与粳米加水共煮，煮熟加入适量食盐即可。

主治：小儿遗尿。

13. 绿豆薏仁粥

做法：绿豆100克，薏仁60克。将绿豆、薏仁洗净，加适量水煮成粥。

主治：热毒紫斑。

14. 糖醋马齿苋

做法：鲜马齿苋250克，食醋30克，白糖适量。马齿苋洗净后，煎取浓汁250克，去渣，加入食醋、白糖适量，调匀后即可。

功效主治：驱虫。适用于小儿钩虫病。

15. 南瓜饭

做法：糯米500克，南瓜1000克。将大米洗净，加水煮至七八成熟，滤起；南瓜去皮去瓤，切成块，用油盐炒过，将滤过的大米倒到南瓜上，慢火蒸熟。

功效主治：健脾胃，治疗小儿厌食。

第五节　五官科药膳

1. 羊肝海带大枣汤

配料：海带50克，羊肝30克，大枣1个。海带泡软，洗净切细，羊肝切细，共置锅中，与大枣煮汤用法：吃海带、羊肝，喝汤。

功效主治：补益脾肾，适用于耳鸣患者。

2. 枸杞叶猪肝汤

鲜枸杞叶100克，猪肝250克。猪肝加水适量煮沸，加入枸杞叶共煮，沸后3分钟停火加入调味料。

功效：清热解毒，明目养血。

3. 杞子炖羊脑

做法：枸杞子30克，羊脑1具，葱、姜、料酒、精盐、味精各适量。将羊脑洗净放入器皿内，加水、盐、葱、姜、料酒，隔水炖熟，加入味精调味即可。

主治：适用于肝血虚所致的头痛头晕、眼涩眼花。

4. 白扁豆粥

做法：白扁豆30克，党参10克，粳米100克。取白扁豆、党参同煎

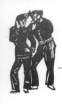

30分钟，去滓取汁，加入粳米煮成稀粥。

功效主治：益气健脾。主治慢性鼻炎。

5.地黄乌鸡火锅

做法：生地黄、菜心各100克，大枣10个，乌鸡1只（约重1500克），蘑菇、金针菇各150克，藕200克，姜20克，葱15克，精盐10克，味精5克，料酒25毫升，骨头汤2500毫升。将生地黄浸泡3～5小时，取出切成薄片；大枣洗净，沥干水；乌鸡宰杀，切小块；蘑菇、金针菇去蒂，洗尽泥沙；菜心洗净，沥干水；藕去皮，切片。以上各料加入骨头汤，小火炖煮。

功效主治：补虚损，益气血，生津安神。主治气血虚损、血热伤津、心烦热躁、牙痛等症。

6.猪肝炒胡萝卜

做法：猪肝250克、胡萝卜100克。将猪肝洗净切片，放入碗内，加盐、酒、姜、菱粉适量拌匀待用。将胡萝卜洗净切片。炒锅置于旺火上，倒油于锅内，烧热，将胡萝卜放入锅内煸炒，然后倒入猪肝翻炒几下即可装盆。

功效主治：补肝，养血，益目。适用于夜盲、目涩、目难远视。

7.枸杞猪肝汤

做法：新鲜枸杞叶250克，猪肝500克。加水适量用砂锅煲汤，加调料调味。

功效：养血明目。

8.鸡屎藤米糊

做法：鸡屎藤叶100克，大米50克。大米用水泡软，与鸡屎藤叶混合捣烂，加水适量煮成糊，最后入红糖适量搅拌即可。

主治：治疗结膜炎。

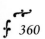

9. 桑葚酒

做法：桑葚2500克，大米1500克，酒曲适量。取桑葚捣汁煮沸；将米煮熟，沥干，与桑葚汁搅匀蒸煮，加入酒曲适量搅匀，装入瓦坛内；将瓦坛放入稻草中发酵，根据季节气温不同，至发酵到味甜可口时，即可取出。

功效：补肝肾，明耳目。

10. 萝卜汁

做法：白萝卜1000克，冰糖适量。白萝卜洗净切碎，用洁净纱布绞取汁液，加冰糖溶化即可。

功效主治：清热凉血，主治鼻衄。

11. 菊苗粥

做法：甘菊新鲜嫩芽或幼苗25克，粳米60克，冰糖适量。摘取甘菊嫩芽洗净切细，同粳米、冰糖常法煮粥。

功效：清肝明目。

12. 豆饭

做法：白扁豆50克，黑大豆50克，粳米250克。将扁豆、黑大豆浸泡，与粳米一起煮至五成熟，过滤，上笼蒸熟，稍温即食。

功效主治：健脾渗湿，治疗化脓性中耳炎。

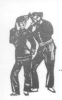

第六章　仫佬族医药文化

仫佬族医药源远流长，在其漫长的发展过程中，不断总结了仫佬人民的用药心理、用药习惯、用药经验以及相关的故事、传说、轶事、歌谣，而这些流传在仫佬山乡的民间故事、传说、轶事、歌谣里，涉及仫佬族医药的很多，是民族医药文化的缩影。这些丰富多彩的仫佬族医药文化，在历史的长河中闪烁着仫佬族人民的智慧才艺，表现了仫佬族医药的作用和魅力。

第一节　仫佬族医药民间故事传说

一、"百药通"给皇妃治病的故事

古时候，广西柳城县古寨乡有个叫潘灵的名医，在北乡洞（古寨旧称）的九十六个村寨中，没有一个不知晓。他为病人治病，对症下药，常常收到药到病除之效，深受患者爱戴，大家都称他为"百药通"。

有一年，皇妃患重病，皇帝传旨要天下名医来给皇妃治病，但都没有治好，结果一个个被皇帝杀害了。其实，皇妃得的并不是什么大病，也不是那些名医无能。主要是那些去给皇妃治病的医生，只能开药方，不能直接进到宫室内切脉诊病，没有对症下药，因此也没有什么效果。

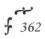

后来，皇帝听说北乡有个"百药通"，便传圣旨要他进京给皇妃治病。家人和众乡亲知道他一去难以回返，个个泪流满面，悲痛欲绝。可"百药通"满有把握地对大家说："乡亲们，请不要为我难过，我是能够治好皇妃的病的，你们等待着胜利的佳音吧！"

"百药通"来到京城，拜见了皇帝之后，对皇帝说，皇妃的病需要十天时间才能治好，并提出了三个条件：一、为被害死的医生举行隆重的葬礼；二、不征收他们家属的赋税；三、治好皇妃的病后，立即放他回家，为老百姓治病。皇帝心想：好厉害的"百药通"，等皇妃病治好后我再跟你算账。而表面上，他满口答应了"百药通"提出的要求。

一天，"百药通"看见一个皇妃身边的使女从宫室内走出来，便把皇帝传自己进京给皇妃治病的经过对她细细说一遍，要她每天都留心观察皇妃的饮食情况、体表寒热、面容变化等。使女出身贫寒，非常同情医生们的遭遇，所以对"百药通"提出的要求，她都一一照办了。"百药通"看到使女心地善良，又悄悄对她说："我跟皇帝提出了治好皇妃病的三个条件，如果他反悔，你就帮我放这点药给皇妃吃，马上又出现呕吐、头晕现象，但是不会死人的。"

"百药通"根据使女几天来的观察汇报，进行了仔细的分析，最后作出了准确的诊断，并巧妙地对症下药，开了一个秘方。皇妃服药后，病立即好了。可是，"百药通"却回不来了，他被关进了水牢里。使女知道后，按照"百药通"原来的吩咐，偷偷把药放到茶水中给皇妃吃。皇妃又病倒了，皇帝没有办法又找来"百药通"。"百药通"说："皇帝讲的话可以不算数，我的药也不灵了，你去另请高明吧！"

在皇帝的再三哀求下，"百药通"又开了一副药叫使女拿给皇妃吃，皇妃呕吐、头晕马上消失了。皇帝这下再也不敢得罪"百药通"了，并全部兑现了他提出的三个条件。不久，"百药通"又高高兴兴地回到北乡洞，继续为乡亲们看病治病。

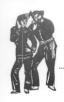

流传地区：广西柳城县古寨乡。口述者：覃立尧（壮族）。搜集整理：龙瑞生（仫佬族）。

二、药神的传说

药神的传说，要从盘古开天地讲起。

远古的时候，大地上一片荒凉，到处是光秃秃的石山和黄土，天上没有太阳、星星、月亮，地上没有人类、动物、植物。

盘古兄妹俩，兄名叫盘，人称"玉帝"，"玉帝"是人类的始祖。妹名唤古，人称"黄帝"，"黄帝"为人间育出百药，给人类医治百病，亦称"药十申"。

盘古开天辟地，架起了天庭，填平了大地，又叫雷公管理天庭，土地公管理大地。一天，盘古叫雷公、土地公到跟前说："这是太阳、月亮、星星、云雾和雨水，交给雷公，你要管理它们留在天庭，为大地服务，滋润百药种子；这是一包百药种子，交给土地公，你要往九九八十一万座山岭播百药种子，还要往七七四十九万里大地播百草、百谷、百菜、百果种子。"尔后，"黄帝"古又亲自和土地公一起，把百药种子撒遍九九八十一万座山岭，把百草、百谷、百菜、百果撒满七七四十九万里大地，还把天宫中的人类、百兽、百鸟、百虫、百鱼等赶到大地上来。过了不久，大地在阳光和雨露的滋润下，万物生长，百花怒放，万紫千红，一派生机。土地公非常高兴地禀告天上玉帝，说他和"黄帝"所播下的百药种子生长得特别好，百草、百谷、百菜、百果也枝繁叶茂。有了百药，人类也繁殖多了，百兽、百鸟、百虫、百鱼也遍地皆是。如今的人间胜过了天上乐园。

玉帝听了十分欢喜，亲自下到凡间观看百药生长情况。有一天，"玉帝"拨开云层，俯瞰大地，只见大地上炊烟袅袅，人声鼎沸，百花盛开，百兽俱乐，心里有说不出的高兴。为了迎接"玉帝"大驾凡尘，"黄帝"和土地公召开了一个动植物大会，请"玉帝"检阅。"玉帝"说："'黄帝'繁殖人类，种植百药、医治百病，使

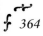

荒凉的大地变成人间乐园，现在我正式宣读圣旨，封'黄帝'为'药神'"。"黄帝"接着说："皇上开天辟地，让我管地育人，种百药，治百病，除百灾。从今以后，我要把百药一代一代传下去，使人类繁衍健康幸福。"

"玉帝"回到天庭，叫来了众仙女，说："我封你们为白衣仙女，下到人间，受'药神'管导。你们的使命是上山采药，治病救人。你们的工作是神圣的，人类爱戴你们。"

仙女听罢，兴高采烈。她们身穿白衣，手托药蓝，飘飘然来到了人间。白衣仙女在高山密林中穿梭往来，她们把一篮篮草药送到各地解除人们的病痛。

从那以后，人间的医生也都喜欢穿上白大褂，上山采药，下村治病，全心全意为老百姓的健康服务。

流传地区：柳城县古寨乡。口述者：覃立尧（壮族）。搜集整理：龙瑞生（仫佬族）。

三、地理先生与何首乌

山清水秀的独山脚下有一个村子，住着一户姓何的人家，名叫何首乌。他的年纪已有一百六十岁，儿子一百三十岁，孙子刚满一百岁。何家三代高寿同堂，被人们称为"寿星之家"。

相传很久以前，何首乌是个民间医生，经常到独山上去采药。独山山高林密，生长着各种各样的草药，还长有许许多多弯弯曲曲的藤子，藤上的叶子碧绿，藤的主根埋在地下很深很粗，挖起来有手有脚，很像人的形状。

何首乌觉得很新奇。他想，说不定这是一株好药材哩，于是拿回去。不出所料，这确是一株功效独特的好药。何首乌原来身体不太好，晚上睡觉恍恍惚惚，身体轻飘飘的一点力气也没有。可是喝了藤汤后，竟然一觉睡到天光。这样他天天用这种藤根来煎水喝，喝了十多天，他的满头白发也渐渐变黑了。他给家人喝，家人变得更健壮；

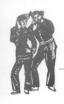

他拿给老友喝，老友老当益壮。

一天，有个看风水的地理先生来到何首乌居住的村庄，看到村子后面的山峰怪石嶙峋，万木峥嵘，鸟语花香，山下溪流淙淙，鱼虾竞游，便自言自语地说："好风光！好风光！"接着，他漫步走到了何首乌的家里，看见前坐着一位老者，地理先生上前问道："老公公，您一个人在家吗？"老者摇摇头："不。先生有何要事，请进里面找我爹爹去。"

"啊！老公公，您都还有爹爹？"

"我爹爹身体还很健壮呢！"

地理先生到厅堂，只见厅堂坐着一位老者，胡子更长，他对地理先生说："先生，有何要事，请进内厅找我爹爹去。"

"还有一个爹爹！"地理先生十分惊讶。走进内厅，只见内厅那老者胡子过胸，眼睛明亮，身体结实，骨骼硬朗。老者看见地理先生进来，坐在椅子上哈哈大笑一声，说："先生，有何要事，请先喝一杯长寿茶吧！"

地理先生又是一惊，他上前去边喝茶边问道："老公公，您今年多大岁数了？"

"我呀，具体岁数记不清，只记得比我孙子大六十岁。"

地理先生又问："老公公，那您孙子今年多少岁了？"

"我的孙子今年满一百岁啦！"

"老公公，那您不是一百六十岁了。您家的祖坟葬得好哇！"这时，厅外的两位老者也蹭蹭地走了进来，"先生，你错了，不是我们的祖坟对了龙脉。"说完，三位老者带着地理先生到屋后的独山脚下。地理先生看见满山长着一种弯弯曲曲的藤子，藤叶碧绿浓郁，到处闻到刚才喝茶时的一股清香味，就问三位老公公："你们喝的不就是这种长寿茶吗？能不能给我带一点回去？"三位老者听后哈哈大笑，说："先生呀，刚才你不是说我家祖坟葬对了龙脉，你用不着喝这些，去找一找龙脉坟宅把祖宗葬上不就得了！"

地理先生听了三位老公公的话，面红耳赤，非常惭愧地说：“老公公，从现在起我相信草药，不相信龙脉了，给我带几根回去吧！”

老公公说：“你既然已经相信它是长寿药，就挖几根带回去吧！”

话说地理先生得了几根这种药回家，切片煎汤喝，没几天，原来头上的一些白头发不见了，脸色红润，身体也变结实了。

从此，何首乌的名字就越传越广了。后来连人名、药名都混在一起去了，直到现在，人们还不知道那藤子的真实名字，管叫它叫何首乌。

流传地区：柳城县古寨乡。口述者：刘女珍（仫佬族）。搜集整理：龙瑞生（仫佬族）。

四、金不换药名的由来

金不换是一种草药的名称。它主治胃溃疡，是胃溃疡患者的救星”。金不换药名的来由，有一段美丽的传说。

当年李时珍到广西采草药时，采到了一种奇特的草药。经过临床验证，李时珍知道这种草药能治胃溃疡，但不知给这种草药安什么名好。此药暂时无名。

那时，广西乡村迷信盛行。许多人不信医而信巫婆驱邪。一天李时珍来到山寨，刚好碰到有一个青年得了胃溃疡。家人正在请来巫婆驱邪但毫无效果，痛得他呼天喊地、哭爹叫娘。李时珍当即用草药熬汤给这位青年喝。不到一袋烟的工夫，那青年的病奇迹般痊愈了。

这件事不胫而走，传遍了远近的十村八寨。大家纷纷称赞李的医术高明。李时珍也趁机向大家宣传了医药的道理，叫大家相信医药。在铁的事实面前，大家信服了医药。从此，求巫驱邪的人大少了。

不久，有个寨主的独生子也患了胃溃疡。寨主听说李时珍医术高便叫家人请来李时珍。李时珍到寨主家后，如法炮制，把那药熬给寨主的独生子喝。几天之后，寨主的独生子病好了。

寨主为了感谢李时珍的救子之情，把家中最值钱的金条拿来送给

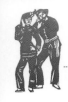

李时珍。

李时珍婉言谢绝了："寨栳，我李时珍行医不是为了发财，为的是解除病人的痛苦。你的好意我心领了，金条你还是收起来吧，日后会用得着的。为解除更多胃溃疡患者的痛苦，我现给你留下些药，如果有谁病了，就拿去送给他们。让他们熬了喝，这样病就会好了。"

寨主接过药，问李时珍道："李郎中，这妙药叫什么名呀？"

李时珍说："还不知安什么名好呢！"寨主沉思片刻说："金子……药……我看就给这药取名'金不换'吧！因为它是金条无法买到的。"

从此，"金不换"药名就传开了。

搜集整理：吴美群。

五、李时珍采药到古寨

广西柳城县古寨乡，是一个中草药材非常丰富的地方，不管哪个山头，也不管哪个坡岭，一年四季都有药材生长。为什么这一带有那么多的中草药材呢？传说是李时珍播下的种子。

古时候，古寨这个地方是一片原始森林，座座山峰高耸入云，沟深林密，很少有人上去。但山上长满了古松古柏和各种各样的奇花异草、珍果怪藤，还有数不清的中草药材。

一天，医圣李时珍采药路过古寨，他看见这里山清水秀，气候宜人，满山满岭，百药丛生，品种之多，长势之好，为其他地方所罕见。他被眼前的这些迷人景色迷住了。李时珍从早到晚不停地在山上采药。肚子饿了找几个野果充饥，夜里就找个岩洞睡一觉，在山上度过了几天几夜。由于初来乍到，不适应南方的炎热气候，加上一路上尝过百药，中过药毒，李时珍病倒在山上了。这深山里没有人家，也没有人上山打柴割草，怎么办呢？爱药如命的李时珍索性就地采些草药来在自己身上做试验。他自己诊断疾病，自己观察病情，自己捡药服药，在山上整整呆了一个月。李时珍离开古寨时，还依依不舍，把从别处采来的百药种子也撒在古寨一带的山头上，使古寨成为世世代代盛产药材的地方。

流传地区：广西柳城县古寨乡。口述者：龙信基。搜集整理：龙瑞生（仫佬族）。

六、三界的传说

三界是仫佬族最尊敬的一位神仙。他为什么能得到仫佬族人民的尊敬呢？

三界的爸爸是一位远近闻名的石匠。有一年，皇上要修造皇宫，差人把三界的爸爸征到京城修建金銮殿。因皇上的期限很严，如果到期做不出来就要被杀头。三界的爸爸只得日夜加班拼命地干。眼看雕刻即将完工了，上面雕刻的龙凤就像真的一样，只差龙的一只眼没刻好。这时，三界的爸爸挥动铁钻要把它完成。可是，由于他连续几天几夜没休息，劳累过度，两手把握不准，用力过重，不慎把龙的眼睛刻崩了。他顿时丢下手里的钢钻，爬在丹墀上嚎啕大哭起来。他知道龙即皇上的化身啊，把丹墀上的龙眼刻崩了，那还了得，是犯杀头之罪呀！果然，这消息被皇帝知道后，三界的爸爸便被斩首示众，抛尸野外。

三界的爸爸死后，家里只有年仅十岁的三界和他多病的妈妈。

俗话说，久病成良医。三界的妈妈原来懂得一些草药，由于长期患病，她经常到山上挖些草药煎汤来服。有时妈妈去不了，三界就照妈妈的吩咐上山去给妈妈找药。这样，他慢慢地也懂得一些简单的药了。有时家里挖回来的草药用不完，乡亲们有病就到他家来要，服后效果都很好。三界见这些草药能治好乡亲们的病，很高兴。以后就经常上山去挖草药回来，切好晒干，以备乡亲们的急用。

过了三年，天下大旱，五谷不能下种，加上瘟疫流行，死了很多人。三界的妈妈也在这场瘟疫中死了，家里只有三界一人，孤苦伶

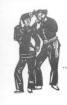

仃。

三界哭啊，哭得死去活来。爸爸死了，妈妈也死了，丢下他一个人，叫他怎么活呀！乡亲们见三界太可怜了，这家请他吃一餐，那家请他吃一顿。三界还经常到山上去找野果充饥。

三界门前就是一座高高的山，叫大梁山。大梁山又高又陡，猴子上去还怕摔下来。山上古木参天，郁郁葱葱，清清的溪流，常年不断，风景十分美丽。人们还说，大梁山上住有神仙。

一天，三界又上大梁山去找野果。他爬了大半天，还未到半山腰。抬起头来一看，高高的大梁山好像压头盖脑倒下来似的。三界虽然感到很累，但还是咬紧牙关往上爬，爬着爬着，忽然下起大雨，把三界淋得像个落汤鸡。雨刚下时，他觉得还蛮凉爽的，谁知这雨下个不停，接着又括起了北风，三界冷得浑身直打哆嗦。他见不远处有个岩洞，便攀援着慢慢向洞口爬去。刚到洞口，一条白花花的大蟒张开血盆大口猛地向他窜来。三界慌了手脚，一时找不到什么东西来防身。眼看大蟒就要窜到面前了，这时候，他不知从哪里来的勇气，双手飞快地紧紧挟住大蟒的颈部，猛力向峭壁上一甩，只听"咣当"一声，睁眼一看，哪有什么蟒蛇，手里紧握着的，原是一条铁手杖。三界喜出望外，挥起铁杖，斩荆劈棘继续往上爬。

三界快爬到山顶了，这时他感到肚子饿得慌，看看四周，忽见前面有棵山桃树。三界来了劲头，可是爬到树下一看，只见一层层密密的叶子，半个桃子也不见。此时，三界的心已凉了半截。可他的两眼还继续搜索着，连一片叶子，一枝细小的枝桠也不放过。忽然，三界的眼睛猛地一亮，在一丛密密的枝叶下，他看到了一个又大又红的桃子。他举起手里的铁杖把桃子轻轻地打落下来，双手很快接住。哟，好大的桃子啊！足足有碗口那么大。天下哪有那么大的桃子呢。这时，三界的肚子饿得咕咕叫。他顾不得欣赏这个稀奇的大桃子，拿起来便咬了一口。啊！馨香四溢，又嫩又脆，真比蜜糖还甜呢！三界正要咬第二口时，忽然听到有人叫他："三界呀，可把你饿坏了吧！"他回头一看，只见身后站着一位鹤发童颜的老者，慈祥地笑着说："再饿也不能把这个桃子吃去呀！这是我送给你拿回去给乡亲们治病的。你别小看它，不管什么病它都能治好哩。"三界听说桃子能治好百病，忙把桃子装进衣袋里，心想这不是一般的桃子，这位老人也不一定是凡人，很可能就是人们说的神仙。想到这里，三界向老者倒头就拜："仙翁在上，晚辈有眼不识泰山，请仙翁恕罪。"老人忙把三界扶起来，说："你闭上眼睛，我送你回去，你好好给乡 亲们治病消灾吧！"三界再三磕头拜谢。闭上眼睛，只听见耳旁风声呼 呼响，待风声停止，他睁开眼看，到家了。

三界回到家里，为了试一试仙桃是否真能治病，就刨了一丁点给他隔壁家那耳聋的格佬翁（仫佬语：爷爷）吃。格佬吞下不久，耳朵真的好了，连邻村的鸡叫声都能听得见了。他又切了点给隔壁的跛脚哥吃，跛脚哥吃下不久脚也好了，挑上百十斤的担子还能行走如飞呢。

三界得仙桃能治病的消息，很快就传遍了仫佬山乡，一时间肚痛的、哑巴的、跛脚的都来请三界为他们治病，三界都一一用仙桃给他们治好了。那些驼背的来求医，三界把铁杖插在地上，叫他把背脊往铁杖一靠，驼背立即笔直如初。

从此，三界成了神医。他的名声很快就传到了京城。当时皇上有一公主，年纪十七岁，长得很漂亮。前几年害病时，让大意的医生烧错了穴位，一个花容月貌的姑娘给烧成了哑巴。皇帝还有一个瞎眼的皇叔，也是找遍了天下的名医都无法治好。如今，听说三界有这样的本领，皇上立即传下圣旨，要三界进京给哑巴公主和瞎眼皇叔治病。

三界听说要去给皇上的家人治病，一时气得咬牙切齿。自从爸爸被皇上杀死，他就立誓与皇上不共戴天，哪能去为皇家效劳呢？几番圣旨下来，他都不理睬。这下可把皇上给惹恼了，立即派兵把三界绑赴了京城。

三界被押到皇帝面前，一不下跪，二不作揖，开口便问道："我

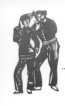

在乡里不偷不赌，不打家劫舍，不杀人放火，我一心为乡民治病，为什么要把我抓来？几年前你们就害死了我爸爸，如今又想来加害我，这是何道理？"

皇上见三界义正辞严，还说是几年前刻坏丹墀的石匠儿子，不觉勃然大怒。这时，那眼瞎皇叔上前，在皇帝的耳边嘀咕了一阵。皇帝听了连连点头。心想：对了，杀死三界，一来可斩草除根，二来抢到那两件宝贝，同样可以给女儿和皇叔治病。于是立即下令，要三百担干柴，四百斤桐油，将三界活活地烧死。

第二天午时三刻，一切准备停当，八个彪形大汉把三界推到城门外的草坪上，用一个大大的铜钟把他罩住。外面堆放干柴，把四百斤桐油往干柴上淋，然后把火一点，顿时，烈焰冲天，浓烟滚滚，火光映红了半个京城，大火一直烧了一天一夜。皇帝心想，这样的大火，三界怕早已烧成灰烬了。他叫军卫去打开铜钟看看。军卫走到铜钟边，嘲弄地说道："三界啊，就算你有飞天的本领也逃不出这场大火呀！"

出乎意料，铜钟里忽然传来三界的声音："三界就是不死，你能奈我何！"

军卫和皇帝听到这突如其来的回答，吓得面如土色。心想，三界莫非是神，如此大的火竟然不能把他烧死。

他们哪里知道，三界在爬大梁山时，被淋的那一场大雨，其实是那位仙翁给他泼的法水。这法水一泼到身上，火烧不焦，水淹不死。这时，三界听到外面皇帝和军卫的说话声，在铜钟里腾身一起冲上高空中，他把铜钟对准皇帝和皇叔罩下来。皇帝看见三界和铜钟一起腾上空中，还不知是什么回事，忽然，听见头上传来呼呼的响声。抬头一看，见那铜钟到头上不停地飞转，正朝着他降落下来。皇帝这时才大惊失色，拉着他的瞎眼皇叔要找地方躲藏起来，他们跑到哪里，铜钟就跟到哪里。眼看皇帝气力不支，脚步渐渐慢了下来，终于走不动了，两人都瘫软在地上。只听轰的一声，那口在他们头上呼呼作响的铜钟突然落了下来，把皇帝、皇叔罩在里面。三界见铜钟把皇帝和皇叔罩住了，就取道回家。回到家里，仍为乡亲们治病。今天到这个乡，明天到那个乡。他把那些驼背的老人和那些跛脚的、瞎眼的、耳聋的、哑巴的全都治好了。后来三界远去他乡为群众治病，几年过去了，不见他回来；几十年过去，也不见他回来。仫佬人民非常想念他。后来每年依饭节，乡亲们摆好供品，要法师把三界请回来共度依饭节。

流传地区：罗城东门乡一带仫佬族地区。口述：龙娘（仫佬族）。整理：龙殿宝（仫佬族）。

七、首乌的故事

从前有个格佬，眉毛胡子都是雪白雪白的，脸上的皱纹又深又长，背脊弯得像把弓，还天天上山砍柴。离他家不远有座清明山。这山很高，太阳爬到中午，还在山顶顶上歇一歇困呢，很少有人爬到山顶上。据说山顶有许许多多树木，砍下来可以做成农家用的犁弓、牛轭、扁担、脚锹柄哩！有一天，格佬想：自己打了一辈子柴，还没见过清明山的顶，试试上去看看是哪个样子。他穿上一双新草鞋，带上足够的干粮和磨得锋利的钩刀，爬呀爬呀，直到第二天中午，才上到山顶顶上。啊，那上面真美呀！枫树有水缸那么粗，杉树比竹竿还直，绿叶嫩得滴出水来，野花香得赛过糯米酒，像到了仙界一样。

格佬取出钩刀，吐泡口水搓搓手，便挥刀"嚓嚓"地砍起树来。他一口气砍了一大堆，刚放下钩刀，簸箕大的太阳就沉下山了。格佬这才急忙把砍下准备做犁弓、牛轭、扁担、脚锹柄的树材捆起来，想趁早下山去。说也奇怪，拣柴柴粘手，抓藤藤挂身，好久都捆不起来。

过了一阵，弯弯的月亮升起来了，亮晶晶的星星跳出来了，他想：黑麻麻的山路，摸到家天也亮啦，回家不回家一个样。管它，天当被，地当床，找个地方睡一觉再讲。他一头钻进一个大草蓬里，扯来两把树叶当枕头，倒头就睡。不知睡了多久，突然觉得一道道金光

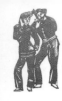

刺眼。呀，天还没亮，怎么半夜出了太阳呢?格佬揉揉眼，使劲睁开了。噫，怪!弯弯的月亮还高高挂在天上，周围黑压压的。突然，草蓬上一道光亮掠过，接着，两条金蛇藤浑身闪射着耀眼的金光，慢慢向前移拢来，合成一条金链子，发出串串金花。格佬看着看着，看入神了，不禁轻轻地呼喊起来："小金蛇，小金蛇，跳个舞，唱个歌!"

说来也怪，金链子真的一扭一摆地跳起舞来，还不断发出优美的声音，好像在唱："宝贝宝贝，长命百岁;泡酒泡酒，活过九十九。"格佬越看心越欢，越听越喜爱，唉，自己这辈子孤苦伶仃，不如把它带回家去种下，跟自己做个伴多好啊。刚想到这里，那两条金链子又分开了，渐渐向原来的方向缩回去，转眼间就不见了。当东方山顶上透出灰白灰白的光亮时，他爬了起来，围着草蓬转呀转呀，再也找不到那条金链子了。只见两条嫩红圆溜的拇指一样粗细的藤条对攀在草蓬上。

他十分小心地挖起那两条金蛇藤，捧回家里种下，每天出门淋一次水，回来松一回土，天天这样。从那时起，清明山上再也不见金链子出现了，而格佬家的金蛇藤却越长越粗壮。他年年砍下一些泡酒喝。过了几年，格佬雪白的头发渐渐变成乌黑乌黑的，皱巴皱巴的脸上又光滑红润起来，身板也挺直了。据说，他活到一百八十岁那年，眉毛长到下巴，头发还没有一根白的呢，天天照样上山砍柴，人们都把他称为"长寿公"。"长寿公"的名声到处传扬。

不久，这事传到了京城皇帝的耳朵里。皇帝知道后，心里痒痒的，做梦也想把金蛇藤拿到手。于是，他连夜派人进山。皇兵走了三天三夜，来到仫佬山里，远远看见一间小草棚，就像饿狼看见野物一样猛扑上去。这时候，只见草棚里钻出一个眉毛长到下巴，胡子拖到腰间的红脸老人来。皇兵见了，不由倒退几步。一个官员上前问道："你莫不是长寿公?""哈哈哈!"老人一阵大笑，反问道："你们不是特意来找我的吗，怎么见了面心里又发毛了?"那官员见一个贫民百姓竟敢对他如此无礼，气得浑身打哆嗦，凶狠狠地说："老妖怪，快把你的金蛇藤进贡皇上，不然就治你的罪，砍你的头！"

老人冷笑一声，说："你们自己动手拿吧，请！"接着，皇兵一窝蜂拥进屋里，东翻西找。谁知找了半天，却什么也没找到。后来，见到两根圆溜溜的藤条长在屋后的小木盆里，那官员一个箭步走上前去，正要拔起，不料藤条却突然飞起来，在空中打了几个跟斗，发出一道金光，在天空里消失了。那官员不见了金蛇藤，就硬逼着格佬去找。格佬说："它回老家去了。""它老家在哪里？""呐，在那山顶顶上面。"那官员抬头看看，只见西天一座白云缭绕的山峰时隐时现，兵仔们一个个都张着嘴巴合不拢来。那官员见抢不到金蛇藤，恼羞成怒，一巴掌把长寿公打翻在地，放火把他的草棚烧了，凶恶地说："限你三天内交出金蛇藤，如若不然，我就把你剁成肉酱！"说完就打马回城去了。

皇兵走后，金蛇藤不知什么时候又回到小木盆里。格佬知道保它不住了，就把它连根拔起，洗净，砍成一寸长一节，分给山里的人们泡糯米酒。第二天，格佬离开了草棚，登上清明山顶，不久就不见了。山下的人喝着金蛇藤酒，头发都变得又黑又亮，身体格外强壮。从此，人们就把这种酒叫"首乌酒"。据说，现在清明山下家家都还藏有这种酒呢。

流传地区：罗城县东门公社。讲述人：朱风楼。搜集整理：吴盛枝、吴代群、罗日泽（仫佬族）。

第二节　仫佬族医药民间歌谣

唱医生

起死回生功劳大，留得英名在三国。
第二神医李时珍，救死扶伤为人民，

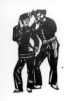

妙手回春医百病，药方传古又传今。
妹苦凄，同人挑粪又挑泥，
挑粪挑泥也就罢，连夜舂米到鸡啼。

第三医生白求恩，他是加拿大国人；
舍己救人功劳大，医术精上又加精。
第四医生黄文东，中草医药样样通；
谁人学得他本事，救死扶伤立大功。

流传地区：广西罗城仫佬族自治县。传唱者：贾文德（仫佬族）。搜集整理：何宜（汉族）。

第七章 仫佬族医药与养生保健

早期仫佬族依靠草药、巫医治病，也未形成自己的医药学理论。仫佬族医药受中原文化及传统中医药学理论影响较大，仫佬族医生在治疗疾病时遵循望、闻、问、切的中医理论，其用药特点与毛南族相似，主要使用土生土长的草药，并只进行简单加工，未进行炮制，常通过加入动物的相关部位与草药煎煮来提高药效。对有毒药物多外用。采药有不少禁忌，如挖药用锄头时，头二锄下去锄头碰到蚯蚓，说明这棵药效果不好，认为不顺利，故不能用；采药前先嚼几粒米再采药；用药后要敬师父。用药也有禁忌，如内服草药期间，忌吃豆腐、鱼、香菜等，母猪肉、羊肉、马肉等发物也要忌，认为这些食品虽不影响疗效，但患者治愈后一旦再吃这些食品就会发病。跌打损伤患者，治疗期间要忌酸、糯食等。仫佬族医生以汉字记录用药经验并传授给下一代。仫佬族在与疾病的斗争中积累了宝贵的医药经验，仫佬族医药是祖国医药学宝库的重要组成部分。

第一节 仫佬族饮食习惯与养生保健

仫佬族主要聚居于中国南部广西等地。"仫佬"一词在民族语言中，就是"母亲"的意思。聚居地山峦起伏，奇峰耸立，山多地狭，可耕田面积较少，农作物主要有水稻、玉米、红薯、小麦等。所以仫

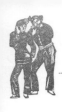
佬山乡的饮食以玉米、大米为主，家家腌制酸菜，仫佬人喜欢饮酒吸烟，不吃动物心。

仫佬族以稻米为主食，麦类、薯类、玉米、豆类辅之。稻米有黏米和糯米，粘米作为日常的正餐，糯米作为节日的食品原料。

仫佬族大都习惯日食三餐，早餐为粥，午餐食用早餐留下的粥，晚餐吃米饭和比较丰富的菜肴。农忙季节一般都是早餐吃粥，午餐和晚餐为饭。红薯是仫佬族主要辅助粮之一。有时把红薯煮熟，除去外皮，捣成糊状，与麦粉混合煮食，香甜可口。黄豆平时都经炒、煮后吃，节日和婚丧大事时用来制作豆腐。每年秋天，家家都要做二十至三十斤的豆酱，用以佐粥。

仫佬族一向喜冷食，饭菜煮熟之后，晾凉了才吃，一餐吃不完，下餐再吃也不用再加热。平时一般都喝生水。仫佬族烹调肉类习惯于"白余"，即把大块猪肉或宰净的整只鸡鸭放入水中白煮，然后切成小块，食用时再加盐，或蘸盐水。鱼类多用油煎，牛肉常作单炒。

仫佬族喜食酸辣，家家备有酸坛腌制各种腌菜，有腌豆角、蒜头等。民间早、中两餐，只用酸辣小菜佐饭。蔬菜习惯先用水煮，再加油盐。当地特产煤砂罐是仫佬族特有的烧饭、烧菜、烧茶的饮具。

仫佬族典型食品有豆腐肴、白馍、仫佬族传统点心（用熟糯米饭制成）。

仫佬族喝生水和喜食冷食不利于身体健康和养生。

第二节　仫佬族村寨建筑与养生保健

仫佬族聚居区内，山岭绵延起伏，武阳江、龙江流贯其间。在大石山与土山丘陵的交错中，有纵横不等的峡谷平坝。仫佬族多住在山区或半山区，依山傍水建立村落。仫佬民居多为砖墙、瓦顶、矮楼建筑。无论是在平地或是斜坡上，房基都要修成高出地面30～60厘米的地台。墙基以火砖砌成。人住底层，楼上是仓房。民居中最突出的特点是以地炉取暖做饭，至今已有400多年的历史。

地炉建于堂屋内大门两侧或厨房中。先在地上挖个坑，在坑中用砖砌好炉子，炉旁安放一个大水坛，坛口与地炉口都略高于地面，以避污水流入。炉前砌一个煤坑，上面盖块活动的板子。炉子除掏灰的炉门外，以及坛子的周围，全都用泥土填平，表面还得打上三合土。地炉一天到晚都不熄灭，水坛中总有热水。除随时可架锅做饭外，冬天像土暖气设备一样，使堂屋舒适温暖。特别是在潮湿多雨的季节，屋里的粮食和衣物等都不致发霉。逢年过节，家人亲友就围着地炉吃"火锅"，非常方便。仫佬族地区产无烟煤，所以使用地炉十分普遍。

仫佬族人们居住的环境，一定会有一片风水林，就图腾崇拜上来说，是用以保佑族人；但就生态环境来说，这也是一种可持续发展，是仫佬族追求人与自然的和谐发展在建筑上的反映。

屋在山上建，水从山中流，这样构成了局部的生态平衡。仫佬族生活在丘陵地带，在建筑上自然是因山就势，一方面可以节约土地；另一方面，可以充分利用林业的资源；生活产生的污水排放，从高处向下，在农耕体系分解，可以保持环境干净，也间接保护了生态。随着生产力的提高，现在有部分建筑移下较平坦的地方，或者公路的两边，这样，就更方便人们的出行。但是不管在什么地带，仫佬族人们都在根本上从对自然的尊重和爱护的角度出发，构建房屋，拓展生活领域。

仫佬族人讲究卫生，习惯人畜分居，猪圈、牛栏、鸡鸭笼，都设在隔天井与正屋分开的门楼下，楼上贮存各种饲料。厕所、灰粪房（俗称"灰寮"）多建于巷尾或屯外。院内院外，室内室外，每天打扫，干干净净，井井有条。

仫佬族建筑中，依据地势，保林蓄水。天井的虚，与正屋的实，

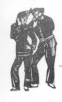

虚实对比。强调"宅以形势为身体，以泉水为血脉，以土地为皮肉，以草本为毛发，以舍屋为衣服，以门户为冠带"。是民族深层的审美心态在物质文化上的映射。

仫佬族人民在建造房屋时，追求住宅建筑与自然环境的和谐与统一。仫佬族人民在选择居住环境时，既依山，又要傍水，尤其注重村后的风水林的养护。从表面上看，这种选择似乎带有神性色彩，既要"靠山"，又强调"灵气"。实际上，这种居住环境的选择，与仫佬人的生活环境与生产方式相适应。仫佬族生活于丘陵地带，虽是农耕，却也有依赖林业的方面，除此之外，还依靠矿产、渔业等。所居之地，既要方便上山野猎和采集，又要方便下河临渊捕鱼，还要方便农耕生产，这四种生产方式都必须兼而顾之。因此，仫佬族的立体居住形式，完整地体现了农耕经济所需的生活空间，从耕作家具的存放到耕牛的饲养，从对粮食的加工和保管，到人们每天的活动空间吃、穿、住等等，复合式经济结构特有的小而全的经济模式在仫佬族个体家庭中极其实用。除外在环境的和谐外，仫佬族人们在建筑中使用的传统纹样，也是有隐喻寓意的，在人们吉祥心理定势的作用下，这些纹样产生感觉的挪移和通代，或趋理呈祥，或谐音吉祥，或附会呈祥。

我们发现传统的民族建筑中不仅蕴含着丰富的人文形态和高超的建筑技巧，而且体现了一种"道法自然、天人合一"的朴素人文生态观，对人的养生也是非常有利的。

第八章　仫佬族医药机构概况

第一节　广西民族医药研究院

广西民族医药研究院前身为广西民族医药研究所，于1985年经国家科委、广西壮族自治区人民政府批准成立，为广西壮族自治区卫生厅、广西中医药管理局直属单位，主要职能为对壮、瑶等民族医药进行发掘整理和研究提高，开展民族医药临床服务。2002年，在原广西民族医药研究所附属医院基础上成立广西壮医医院，与广西民族医药研究院实行一套人马，两块牌子管理。2007年，广西壮医医院被列为国家中医药管理局十一五期间重点建设的全国十家民族医医院之一，有三个重点专科被列为国家中医药管理局重点民族医药专科。2009年6月，经自治区机构编制委员会和自治区卫生厅批准，更名为广西民族医药研究院。

该院现为广西中医学院、广西右江民族医学院教学医院，中区直、自治区新农合、南宁市医保定点单位，国家中医类别中医（壮医）专业医师资格实践技能考试基地。自治区卫生厅民族医药古籍办、广西民族医药协会、壮医专业医师资格考试专家组办公室挂靠办公。

在各级党委、政府的正确领导和支持下，经过20多年的努力，广西民族医药研究院从无到有，从小到大，有了较快的发展，为发展民

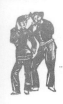

族医药事业作出了应有的贡献。

一、主要成就

1.科研成果

一是对广西民族医药进行了广泛深入的调查，收集整理民间医药经验，在此基础上，先后出版了《壮族医学史》《中国壮医学》《中国壮药学》《中国壮医内科学》等著作，与北京德坤瑶医医院合作，出版了《中国瑶医学》《中国瑶药学》，初步完善了民族医药理论体系，为民族医药的后续发展打下了坚实的基础。二是收集了1万多条民间秘方验方，整理出版了《广西民族医药验方汇编》一书，筛选部分疗效确切的验方在临床推广使用。收集整理了一批民族医诊疗技法，如壮医目诊、针法、灸法、刮法、熏蒸、熏洗、佩药、药锤、敷贴、点穴、滚蛋、药罐、足浴、热熨、按摩、经筋疗法等，其中，壮医目诊、药线点灸、药物竹罐、针挑刺血、经筋疗法等初步形成了技术规范并在临床推广应用。三是开发壮药制剂。目前，我院正与中南民族大学合作，开发五个壮药制剂，分别为壮药筋痛贴（用于痛症）、壮药痛风利安胶囊（用于痛风）、壮药扶正胶囊（用于虚劳）、壮药排毒胶囊（用于排毒）、壮药肝舒胶囊（用于肝病）。我院原有的制剂武打将军酒（用于风湿、跌打损伤）来源于壮族民间配方，因疗效显著深受患者欢迎。四是配合自治区药品食品监督管理局制定广西壮药质量标准。针对历史上壮药缺乏标准的状况，为促进壮药的临床应用与产业化开发，在广西药品食品监督管理局的领导下，我院作为主要单位之一，参与制定了《广西壮药质量标准》（第一卷），共收录壮药160多个品种，将由广西药监局于近期颁布，并作为向广西壮族自治区成立五十周年献礼项目。五是一批课题获得立项或奖励。截至2011年底，我院获立项民族医药科研课题300多项，获科研奖励30多项。其中，我院为国家科技支撑计划项目"壮朝彝等民族医特色诊疗技术规范化整理研究"的牵头单位，负责组织对壮、朝、彝、傣、瑶、土家等6个民族的8种民族特色诊疗技法的规范化研究。总的来说，我院在发掘整理民族医药方面取得了显著成果，科技创新能力明显提高。

2.医疗特色

该院设有门诊部、住院部、急诊科、壮医保健中心，拥有壮医目诊科、风湿病科、经筋推拿科等全国民族医药重点专科及壮医内科、壮医肿瘤科等自治区卫生厅重点专科；院内特色专科有胃肠病、肾病、甲亢、糖尿病科，妇、儿、五官、皮肤性病科，苗医科及瑶医科等。医院特色为运用壮医目诊、经筋推拿、药线点灸、药物拔罐、针挑、火功和割治、苗医药浴熏蒸、民族药等技法方药治疗各科常见病、多发病及疑难重症，如风湿、类风湿病、骨伤、筋病、痛症、痔疮、肿瘤、乙肝、鼻炎、甲亢、高血压病、糖尿病、妇科病、肾病等，有确切的疗效。我院有一批知名的壮、瑶、苗、仫医药专家，长期以来秉承壮族传统文化精华，突出壮医药特色优势，坚持以病人为中心，服务患者为宗旨，以独特的技术，良好的医风，满意的疗效，热忱地为广大病友服务。

3.办学成果

20多年来，该院共开办了80多期民族医药培训班和函授班，共培训学员7000多名，把壮医基础理论、壮医诊疗技术、民族医治疗疑难杂症、民族药知识作为培训内容，培养民族医药适用人才。2007年以来，我院共承担国家及自治区医学继续教育项目多项。 受上级管理部门委托，开展了壮医执业考试考前培训和开展新农合民族医药骨干培训。

4.办报成果

1988年，经上级部门批准，创办了全国发行的《民族医药报》，多年来，该报坚持正确的舆论导向，以宣传民族医药为己任，服务大众为宗旨，受到领导和读者的好评，2011年，发行量达5万多份。多年来，《民族医药报》受到读者的喜爱和好评。

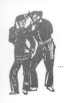

第二节　广西民族医药协会

　　广西民族医药协会是由民族医药医疗、教育、科研、企业、管理以及民族民间医药工作者和单位自愿组成，依法登记的学术性与行业性相结合，非营利性和公益性的法人社会团体，是广西区科协的组成部分和中国民族医药学会的团体会员。协会接受业务主管单位广西区科协和广西区民政厅社团登记管理局的业务指导和监督管理，并接受广西区卫生厅和区民委的领导。

　　广西民族医药协会成立于1986年12月，现有会员2000余人。根据有关法律、法规以及协会的宗旨和业务范围，协会成立以来，在有关部门的支持下，已先后主持召开了十多次规模较大的全区性或全国性的民族医药学术交流会（研讨会）。协会积极开展民族医药的国际学术交流，先后与泰国、越南等东盟国家以及台、港、澳地区进行学术互访。协会与广西民族医药研究院共同创办的《民族医药报》是目前我国唯一公开发行的民族医药专业报纸，发行量较大，是国家中医药管理局和广西区党委宣传部、区新闻出版局表彰的优秀报刊。

　　广西民族医药协会会员广泛分布于各地市县乡。全区的民族医药专业骨干，绝大部分是本会会员，他们联系着上万名民族民间医药人员。协会会员承担和完成了上百项民族医药科研项目，一些重大的科研成果已通过国家有关部门组织的专家鉴定并获省部级科技进步奖。协会与广西民族医药研究院、广西区卫生厅民族医药古籍整理办公室，共同组织开展的为时6年的民族医药普查，基本上摸清了广西民族医药的历史和现状、特色和优势，以及存在的问题，并向有关部门提出了解决问题的建议。协会会员编著的10多部民族医药专著，已公开出版并获好评。

　　广西民族医药协会在职责范围内，切实维护民族医药工作者的合法权益，承担政府委托的部分行业管理事务，向广大群众进行民族医药的科普宣传，总结推广民族医药简、便、廉、验的诊疗方法，为城市社区及农村组织义诊及送医送药活动，培训民族医药的专业技术人才，努力为解决群众"看病难、看病贵"和协调医患关系作出应有的贡献。协会积极支持民族医医疗机构，和民族药定点生产企业以及热心于民族药研发企业的经营活动。

广西民族医药协会在上级有关部门的领导、指导和支持下，将继续为继承和发扬民族传统医药，维护民族医药人员合法权益及弘扬民族文化、振兴民族经济、振奋民族精神、构建和谐社会而努力工作，作出新的贡献。

第三节　广西罗城仫佬族自治县中医医院

广西罗成仫佬族自制县中医医院创建于1985年，位于罗城县东门镇一平路17号，占地面积11350平方米，建筑面积7990平方米，其中业务用房3070平方米；医院可开放病床90张，实际开放病床80张。医院现有员工117人，其中卫生技术人员91人，有副主任医师2人，中级职称43人。2001年8月获国家二级甲等中医医院，是全县医疗保险、新农村合作医疗定点医院；设有急诊科、内儿科、外科、骨科、妇产科病区；门诊设有内儿、骨外、五官、口腔、针灸、理疗、推拿、仫佬医等科室。

第九章　仫佬族医药人物传略及简介

　　在仫佬族医药的发展历程中，涌现出很多救死扶伤、医技高超、群众爱戴、德技双馨的仫佬族医药人物，我们选其中部分人物记载于书。

　　刘名彰　男，1926年10月生，壮族，广西罗城县下里乡个体开业医，从医45年。主要特长：以西医诊断、中西医结合治疗淋巴结核、多发性关节炎、急慢性肝炎、肾炎水肿、肝硬化腹水。通讯地址：广西罗城仫佬族自治县下里乡里胜村兰靛屯。邮编：546405。

　　吴远山　男，1935年5月生，仫佬族，广西罗城县龙岸乡民间医生，1958年开始随祖父学中草医，1972年被聘为龙岸公社卫生院中草药医生，1978年因病回家从事民间医疗工作。擅长用中草药治疗跌打、风湿、刀枪外伤、无名肿毒、肝炎、中耳炎、脱肛、乳腺炎、梅毒、白带病、小儿疳积等。通讯地址：广西罗城仫佬族自治县龙岸乡太和村下地瑶屯。邮编：546413。

　　何明佩　男，1923年5月生，罗城县乡村医生，从事医药工作40年。经县卫生局统一考核合格后担任中西医结合乡村医师。主要医疗特长：(1)跌打损伤、瘀血肿痛，用颠茄根、闹羊花、田七、两面针、马前子、生半夏、生南星、生川乌、生草乌各适量，泡米酒外搽，速效（忌内服）。(2)对一般单纯性腹泻，用654－2注射液1ml，在足三里穴深部肌注，加服收敛药及口服补液盐，即可止泻。通讯地址：广西罗城仫佬族自治县龙岸镇龙凤村卫生所。邮编546413。

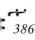

黄昌茂　男，1941年9月生，汉族，广西罗城县民间医生，从事医疗工作23年。主要特长：擅长治疗骨结核、骨髓炎、脉管炎、淋巴结核、肌萎缩、类风湿性关节炎、骨质增生。通讯地址：广西罗城仫佬族自治县人民医院。邮编：546400。

覃耀琨　男，1931年12月生，壮族，广西罗城矿务局塘北矿卫生所退休医生，现开有诊所，1956年在广西卫干院学习半年，1966年在桂林医专学习一年，1970年在河池地区一医院进修一年，1975年在河池卫校学习中医半年，从事医疗工作41年。擅长用中西医结合治疗痛经、妇科炎症、暗疮、痔疮、急慢性肝炎、男女性病。通讯地址：广西罗城仫佬族自治县局塘北矿61号。邮编：546401。

廖太兰　女，1919年1月生，汉族，广西罗城县民间医生，从事医疗工作41年。擅长治疗妇科、儿科各种病症，接生41年无事故。对男女不育症、小儿疳积、小儿惊风、肺结核、肝炎、胃痛、风湿、乳腺炎、白带过多、月经不调等有独特的治疗方法。通讯地址：广西罗城仫佬族自治县天河乡维新村深沓屯。邮编：546407

黄琪荣　男，1940年9月生，瑶族，民间医生，从事医药工作30多年。出生于中医世家，祖上擅长治疗骨髓炎、脉管炎、骨结核等疑难病。在行医过程中，在祖传秘方的基础上，结合传统的中医理论；总结出一套治疗骨髓炎的有效疗法，独创出综合治疗化脓性骨髓炎的"骨髓炎神液酒""骨髓炎灵冲剂""骨髓炎拔毒散""骨髓炎消肿汤"。该系列药物内服外敷并举，使用方便，病人不需住院，不用手术，不用打针，具有疗效稳定、不复发等优点，受到广大患者的好评。1995年参加全国民族医药学术交流会，在会上宣读了学术论文"中草药内外兼治化脓性骨髓炎326例小结"，该论文获大会优秀论文奖。主要医疗特长：擅长治疗化脓性骨髓炎、骨结核、脉管炎、坏疽等疾病。通讯地址：广西罗城县卫协会。邮编：546400。

周坤明　男，1960年生，仫佬族。21岁开始行医和从事中草药酒治疗骨髓炎的研究。出生于罗城仫佬族农家的周坤明自幼跟随父亲在乡村行医，耳闻目睹了山村农民患上骨病后所遭受的种种痛苦，他暗下决心攻克这个难关。白天他忙碌地为乡亲们治病，晚上在煤油灯下艰苦地攻读古今中外的医药著作，对于诸如《黄帝内经》《本草纲目》等书不知道通读了多少遍。前人医学遗产为周坤明提供了丰富的营养。他家的祖传秘方中有关于治疗股骨头坏死、骨髓炎、骨结核的药方，但是，周坤明在实践中发现，按祖传药方配制的药疗效不明显，也不稳定。他从前人的实践理论和自家的秘方中了解到，不同的地势、土质长出来的药草其药效、用途不尽相同。为了寻找不同环境的各种草药，10多年来，他跑遍了桂西北和云贵高原的山山水水，走过了300多个山脉，趟过了500多条河流，亲口品尝了1000多种草药。为了早日取得成功，周坤明重新整理了109个祖传秘方，反复试验了400多次，终于找到了一种较为理想的配方。用这些药酒给患者治疗，治愈率高于其他同类药物。周坤明把这种药酒取名为1号药酒。罗城县东门镇中石村银家夫妇有一位独生男孩叫银星引，患了左脚下关节慢性骨髓炎，经常流脓不止，经过多年多方寻医求治仍不见好转，县医院的医生提出只能截肢方能保住生命。夫妇俩不甘心自己的独苗终身残疾，在好心人的介绍下，一家三口抱着试试看的心情找到了周坤明，周坤明看到为了给小孩治病几乎倾家荡产的银家夫妇，十分同情，当即为这个小孩免费治疗。服用1号药酒药仅一个星期就消肿了，并能下地走路了。3个月后，坏死的骨头也全部排出，6个月后痊愈，至今未见复发。

近年来，周坤明不断探索和研究，并结合临床经验，把自己的医学成果撰写成论文。据统计，2004年6月至今，周坤明先后在《中国民族医药杂志》等发表论文8篇，他从事的仫佬族医药被列为该县发展民族医药项目扶持。

附录一　民国·《罗城县志》对当地地产药材的记载

[内容]

农产

甜菜，即鸭脚菜，俗呼牛耳。菜味香甜，并可治疮毒。

苦麻菜，味苦性寒，可解暑毒，并可治蛊。

枸杞菜，味甘平，食之能清心明目。

萝卜，味甘，可解酒、面毒，子可入药。

山薯，野生，即山药，入药即名土怀山。

王瓜，先诸瓜而生，故称王瓜，性凉可止渴。

南瓜，又名金瓜，亦有数种，有扁圆形、椭圆形，多食能发脚气病。

西瓜，皮青黑，心红，味甘，可解渴烦。

香瓜，蔓生，白花，熟食黄色，含浆汁最多，味甘，性寒，亦可解渴。

茄瓜，其根烧灰可入药。

紫苏，叶紫色，园圃多有之，可入药，用以调煮鱼、螺等，能去腥味。

芹菜，茎有棱中空，气芬芳，用以调肉食佳。

韭菜，叶细长而扁平，根茎肥而白嫩，性温宜食。

羌，味辛温，可入药，又可佐食品。

果属

柑，叶如橘，而实大倍之，滋味甘美特异，皮可入药品。

花属

石斛，似金钗，多年生草，产于山中岩石或老树上，茎高五六寸……茎可入药。各区皆产有，惟不多。

兽属

羊，味膻，性温补。

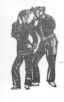

林产

槐，落叶乔木，高二三丈，质坚重，子可入药。

枫木，脂泽而香，即芸香也，叶经秋而红，其子有刺，痘疹后焚之能被秽，烧灰又能治疮杀虫。

桑，叶可饲蚕，其实为椹，可入药。

皂角树，实如刀豆，可洗衣物，并洗痘疹烂疮效。

荆，有三种，金荆作枕为箸，解饮食毒。

无患木，俗名苦珠子树，子可去垢腻，并可治箭疮。

淡竹，茎青黄色，叶可入药，性凉，笋作蔬佳。

药属（草部）

桔梗，多年生草，高尺余，叶椭圆，有细锯齿，秋初开花，五瓣，色紫或白，如牛蒡茎。宣通气血，泻火散寒，畏龙胆、白及，忌猪肉。

川芎，野生，越年生草，茎高一二尺，叶似芹，秋开细白花，五瓣，全体芬馥，治风湿头痛，若单服、久服，令人暴亡。畏黄连、硝石、滑石，忌黄芪、山茱萸。

独活，越年生草，茎叶皆有毛，茎高六七尺，秋开小花甚多，五瓣，淡绿色，实紫，根治伤风头痛、目眩。

黄精，多年生草，茎高一二尺，叶似百合，夏初开花，结黑实如豆，根色白而青，制熟则紫黑色俗名山生羌，九蒸九晒，能润肺补中，久服不饥。

三棱，多年生草，春时丛生荒废坡池湿地，叶似蒲而狭，夏初抽茎，高四五尺，茎端开花六七枝，雌雄花，皆细碎成穗，黄紫色，结子甚细，其叶茎花实俱有三棱，茎中有白穰，剖之织物，柔韧如藤，消肿止痛，通乳堕胎，虚者慎用。

莪术，野生，茎高二三尺，叶长，色绿，微灰白，夏初开黄花，根如姜，下有圆形物，联缀如鸡卵，晒干用治心腹诸痛及破血行气，消积，用根以酒醋磨或煮熟用。

细辛，叶尖小甚狭，有长柄直生于根茎，花三瓣，色紫黑，能通关窍，用不得过钱，兼治口疮齿，忌黄芪、山茱萸，畏硝石、滑石，反藜芦。

黄连，野生，多年生草，叶为复叶，微类芹叶，早春出花茎，长尺许，开小白花，结实子色黄，根入药，泻心火，凉血。

荆芥，一年生草，野生，茎柔弱，高尺余，叶为箭簇形，淡黄绿色，秋开小花，色绿，略如紫苏，故又名假苏，实中有细子，黄赤色，茎叶入药，治伤寒、头痛、中风、口噤、表汗、祛风，及治疮消瘀。忌鱼、蟹、豚、驴等肉。

紫苏，一年生草，高一二尺，叶卵形，端尖有锯齿，对生，背红紫色，夏日开小花，色白或淡红，能消痰利肺开胃、散寒，忌鲤鱼。

薄荷，多年生草，高二尺许，茎方，叶为卵形，端尖有锯齿，秋开淡紫花，治头痛头风，并治舌苔口臭，含嗽，亦可制薄荷油，虚人不宜多服。

益母，越年生草，一名茺蔚，野生，高二三尺，叶略似艾，三裂或五裂，夏初开淡紫花，治产后胎前，生新去瘀，忌犯铁器。

艾叶，多年生草，茎高三四尺，叶互生，长卵形，为羽状分裂，背生白毛甚密，夏秋之间开小花，淡褐色，结实累累，嫩叶亦可食，干后揉之则成艾绒，医者灼以治病，谓之灸，能逐邪安胎，去风湿，陈久愈佳。

白菊花，春由宿根发芽，夏至后拆枝分植，深秋开花，种类至繁，茎略带木质，叶有缺刻，以茎紫气香而味甘者为真菊，晒干用能清心明目，除热去风。

车前子，即芣苢，俗名猪肚菜，叶自地下茎丛生，夏日叶丛中央出花茎，开淡紫色细花，实紫色，入药清小便通大便，酒蒸滋补，炒研泻热。

草决明，俗呼野绿豆，花黄色，实如绿豆，双荚状如羊角，可作枕明目。

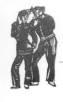
香薷，草名，野生，茎方，叶如长卵形，有锯齿，秋开白花，略带红紫色，香气强烈。可作茶饮，性温热，能发汗，中暑宜饮之。

白及，多年生草，园圃可植之，高一二尺，叶长阔寸许，有平行脉，夏月开花色红紫或白，根入药，补肺止吐血，兼治外科跌打折骨、汤火灼伤、恶疮痈肿，去腐逐瘀。

南星，苗似荷梗，花似蛇头，梗似芋苗而圆，能治风疾。

百部，多年生草，高二尺余，叶卵形，有平行脉，四叶或三叶轮生，夏日开花，淡绿色，根如块，百数十相连缀，故名百部，能治肺热咳嗽，烧之能杀一切虫类，凡树木蛀触烟即死，煮水可沐发。

山豆根，常绿草本，茎柔弱，高一二尺，叶为复叶，每枝小叶凡三，夏开白色蝶形花，实紫黑，根供药用，为解毒剂，并治咽肿齿痛，蛇虫咬伤，用根口嚼汁吞之，并涂伤处。

何首乌，多年生草，叶为心脏形，顶端尖锐。秋日有花茎出自叶腋，多数小白花成穗，根作大块相为连接，夜则藤交，性温益气，久服能乌须发，忌诸血、无鳞鱼、莱菔、葱、蒜、铁器。

金毛狗，隐花植物，生于山石之阴湿处，叶为羽状分裂，其根团结如狗，身有金毛，绒毛，可治金刀伤。

土牛膝，俗名接骨草，多年生草，随处野生，茎高二尺许，叶椭圆而尖，花绿色，甚小，为穗状，花实有小刺，常粘着人衣，其根酒蒸用治腰膝酸疼，益精补髓，生用则散恶血，破症结，及伤骨节，捣烂敷之效。

木贼，俗称笔奢草，又呼门眉草，常绿草本，自生沟堤边，高二尺许，茎粗糙中空，每寸许有节，治目疾退翳，兼治诸血症，又可以磨骨角等器物，能致光滑。

菖蒲，一名昌蜀父，生水石间，叶如长剑，根节密，香艳，以一寸九节者佳，能宣通心窍，消肿解毒杀虫，五月五日，人多以浸酒，与雄黄饮之。

百合，多年生草，多栽于园圃中，高二三尺，叶短而阔，似竹

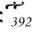

叶，互生，夏月开花，色白而无斑点，其红黄色有斑点者，谓之卷丹，俗通谓之百合，其地下之鳞茎可作百合粉，惟以花白者为良，能润肺宁心，清热止咳。

莲子，去心皮蒸熟焙干，用治脾泄久痢、白浊、梦遗、女人崩带及诸血症。

莲须，清心通肾，益血固精，乌须黑发，止梦泄遗精、吐崩诸血症。

藕节，凉血散瘀，止渴除烦，并解酒毒蟹毒，煮熟益胃补心止泻。

莲叶，能散瘀血留好血，治血衄、崩淋损伤、产瘀及一切血症。

茅根，即白茅根，叶尖细而长，春间先叶开花，簇生茎顶，有白毛密生，其根味甜，入药补中益气，除伏热，清瘀血，利小便，解酒毒。

半夏，多年生草，平野自生，高七八寸，叶为复叶，以一小叶合成，初夏开花，色紫黑，外以大花瓣苞包之，花轴之上部伸长如线，突出花苞之外，地下之块茎皮黄，肉白，有毒，入药补肝润肺，除湿化痰。

天冬，多年生蔓草，随处有之，其茎缠络他物，叶作鳞片状，由叶腋生绿色小枝，弯曲如针，夏开细白花，亦有黄叶者，块根入药，治肺痿、肿痛、吐脓、吐血、痰咳、喘促、滋肾、止渴。

天花粉，即栝楼根之淀粉，系一种蔓草，叶掌状似王瓜叶而光滑，夏开白花，实红黄色，椭圆形，大如茶杯，其根可制淀粉，即天花粉，入药治热狂、口燥、唇干、肿毒、背痈、乳痈、疮、痔等症。

土茯苓，蔓草之根，皮如茯苓，治筋骨拘挛，杨梅疮毒。

钩藤，蔓草，各山野自生，叶卵形而尖，对生，叶腋有曲钩以之攀缘他物，花小而色黄褐，其钩入药，治风热、头旋、目眩、小儿惊啼等症。

茵陈，蒿之一种，多年生草，产于河边沙泥地，叶似胡萝卜，有

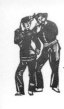

白毛密生，枝梢之叶细裂如丝，春日抽茎二尺许，开绿色小花，排列如穗，茎可入药，治伤寒、时症狂热、瘴疟、头痛、头旋、女人瘕疝等症。

麦冬，常绿多年生草，多生于阴湿地，地下有根，如连珠状，入药清心润肺，泻热除烦。

老姜，蔬类植物，苗高二尺许，地下茎老者黄色，生用逐寒发表，炮则大热，能去寒湿，开五脏六腑，通四肢关节。

金钗石斛，金钗与石斛相似，均寄生大树或山石间，唯金钗大而石斛小。金钗，俗名吊兰，石斛俗名黄草，治虚劳、虚热，并补脾肾。

三七，叶状歧出如锯齿，叶柄紫红，茎根兼青蓝色，治跌打损伤，以酒磨汁，涂伤处效。

七叶一枝花，俗名独脚莲，治一切无名肿毒，以酒醋磨汁，涂患处效。

两面针，梗叶均有刺，而叶底部面生刺如针，故名两面针，掘取其根之皮，以口嚼之，唇舌俱为麻痹，治痧症效。

黑草，即黑头草，茎高一二尺，折其茎则有汁出，须臾而黑，故名。

香草，茎长一尺，余叶微圆，芬芳袭人，合衣裳在笥，经久而香不散，亦可置如书内，以去蠹鱼。

木部

杜仲，干高数丈，叶作倒蠹之卵形，端尖，树皮细腻，有黄白斑纹，折之白丝相连，去粗皮用治腰膝酸痛，小便余沥，胎漏胎坠，忌黑参。

黄柏，落叶乔木，干高三四丈，叶为奇数羽状，复叶，夏月开细黄花，实黑，大如黄豆，干之内皮色黄，治泻相火补肾水，弱者忌用，亦可作染料。

厚朴，落叶乔木，高四五丈，叶作倒卵形而长，互生，初夏开花，甚大，九瓣，淡黄色，气芬烈，其树皮与花皆入药，治反胃、呕逆、喘咳、泻痢等症，皮以厚而紫者佳。

五倍子，落叶乔木，山野自生，高二丈余，叶为羽状，复叶，夏季开小白花，其子系一种蚜虫，寄生于盐肤木上，刺伤其叶，成囊状之虫瘤，中藏蚜虫之卵，谓之五倍子，亦称外肤子，初青后黄，大者如拳形，圆长不等，可为收敛药剂。

土常山，落叶灌木，山野自生，高五六尺，叶椭圆，有透明小点，臭气甚烈，春暮开小花，色淡黄，雌雄异株，结实成荫，性有毒，茎叶煎汁可截疟，并杀牛马虱，其根酒浸，去痰积治诸疟，唯体弱者慎用。

金银花，又名忍冬，为蔓生小灌木，随处自生，叶为椭圆形，凌冬不枯，故名忍冬，初夏叶腋开白花，如喇叭形，经二三日则变黄色。黄白相映，故亦名金银花。散热解毒，凡一切痛疽疥癣，杨梅恶疮，初起服之效。

地骨皮，即枸杞根之皮，属落叶小灌木，高二三尺，叶为长椭圆形，互生，夏日叶腋开小花，花冠淡紫色，实卵形而尖，色红，名枸杞子，地骨皮能降肺中伏火，泻肝肾虚热，枸杞子润肺清肝，滋肾益气。

金樱子，丛生，有刺，花白，子亦有刺，黄熟时取捣碎熬膏良，能固精秘气。

栀子，常绿灌木，亦名山栀，高四五尺，叶椭圆而厚，夏开白色之花，实椭圆色黄，有纵棱五六。实入药，性寒，泻心肺三焦火，亦可作染料。

使君子，常绿蔓生植物，长二丈许。叶为卵形，对生，夏秋之交，花轴出自茎顶及叶腋，开黄绿色花，成穗，实长寸许，有棱，老则子黑，其仁味甘补脾，杀虫消积，为小儿诸病要药。

花椒，一名山椒，落叶灌水，山野自生，高数尺，有刺，香气甚烈，叶为羽状，复叶对生，春日开小花，黄绿色，实圆小，熟则色

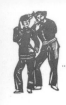

赤，裂开，黑子外现，实及茎之皮可为香料，入药治风寒咳嗽、水蛊，除胀定喘及肾虚耳鸣。

吴茱萸，亦称茱萸，落叶乔木，随处产生，高丈余，叶为羽状，复叶，椭圆而厚，对生，夏初开小花，淡绿色，结实累累，紫赤色，茎入药，开腠理，逐风寒，头腹痛，呕逆吞酸等症。

介部

鳖甲，龟属，长四五寸，背褐色，腹白，口尖，背甲圆，边缘柔软成肉裙，肉多滋分，甲入药，治痨瘦骨蒸、往来寒热。

鳖肉，凉血补阴，亦治疟痢。

龟板，即龟之甲板，补阴益血，治阴血不足，劳热骨蒸，腰脚酸痛，久泻久痢。

兽部

夜明砂，即蝙蝠矢，淘净焙用，治目盲翳障，小儿疟魃惊疳，同鳖甲烧烟辟蚊。

熊胆，即狗熊胆，入药泻热平肝明目，杀虫，治惊痫，五痔用胆涂之，胆以通明者佳，性善辟尘扑尘，水面投胆少许，则尘豁然而开者，真。

麝香，似鹿而小，无角，长三尺许，手灰褐色，甚长，牡者腹部有皮脂结成块，大如鸡卵，香甚烈，谓之麝香，治卒中诸风，痰厥惊痫，开经络，通诸窍，辟邪，堕胎，忌蒜，并不可近鼻，防虫入脑。

以上各药，产于三防区者十分之七，产于凤山、武阳两区者十分之三。

水产

鲭鱼，身如圆筒形，青黑色，鳞大，胆性凉味苦，可疗火眼。

鳝鱼，有黄白二种。黄者重至三四两，其尾血和热酒饮，能助力。

狗鱼，即鲵鱼，亦名山椒鱼。黏质甚厚，滋阴降火。

鳖，能凉血补阴，有青黑二种，黑色者佳，唯五爪者，食之杀人。

穿山甲，甲可入药。

山瑞，状似鳖，而二爪背起珠颗，而鳖则四爪背不起珠，故异煮食羹味极浓厚，性温补。

兽属

山羊，肉味甘美，血可治心痛、血症。

鹿，雄者当夏日角解时数日即生新角，名为血角，人逐得之为鹿茸，性滋补，皮骨熬亦温补。

麝，腹部有皮脂结成之块，大如鸡卵，香甚烈，谓之麝香，可入药。

羚羊，其角可入药。

狗熊，皮骨熬膏去风温补，四足为熊掌，亦温补，胆为熊胆，治眼疾，亦治积热。

［说明］记述罗城县地产药材，专列药属，并把其他一些入药的动植物也列出。

［出处］江碧秋修：《罗城县志》，卷三，经济，产业，民国二十四年（1935）修，第125～148页。

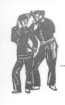

附录二　仫佬医医案选

医案1　桃树叶老虎耳汤治疗肝硬化腹水（迁延性肝炎）

就诊时间：2010年12月。思明村期甫屯吴永刚患肝炎多年，肝肿大、腹水、面黄，不能进食，不能行走，曾到罗城县人民医院、河池地区人民医院就医。但症状加重，家属认为无希望了，准备后事。邀诊时患者已卧床不能起。治法：（1）岩黄连3分，麝香3分。煮岩黄连取水冲麝香服。（2）桃树叶、老虎耳、椿树芽各适量，捣烂外敷胸腹部。每日1次，共治疗7天，全身水肿消退，肝肿大缩小，纳食增加。现能参加一般体力劳动。

主诊医生：黄丙盛，住罗城县四把乡思明村朱痧屯。

医案2　鬼针草红藤汤治疗急性阑尾炎

就诊时间：2000年6月。患者廖红高，外出回家后突然全身不适，恶寒发热，第二天右下腹痛，麦氏点压痛、反跳痛，腰大肌试验（+），不能平睡，服鬼针草20克、红藤20克、银花20克、一点红20克、败酱草20克、白花蛇舌草20克，两面针20克，5剂症状消失。

主诊医师：廖太高，住罗城县四把乡地门村大坝屯。

医案3　半边莲田基黄汤治疗金包铁蛇咬伤

就诊时间：2010年8月。乔善乡古金村上思屯韦兴治，现年35岁，8月12日被金包铁（金环蛇）咬伤左中趾，当时周身麻木，腰胀难受，能讲话。10分钟后用红综腊100克、半边莲50克、田基黄50克、乌桕叶50克、草鞋根50克，捣烂，自伤口上方往下擦并包扎，挤出蛇毒。一小时后周身麻木感明显减轻、舒适，送上级医院继续诊治。

主诊医师：韦时达，住罗城县乔善乡。

医案4　草鞋根汤治疗胆囊炎

就诊时间：2000年8月。地门村公共屯谢永恩爱人，女，45岁，

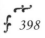

壮族，8月10日原因不明引起右胁腹痛，明显压痛，伴发冷发热，恶心呕吐，小便黄，诊为胆囊炎，用草鞋根30克、车前草30克、榄核莲15克、枳壳15克、旱莲草15克、雷公根30克。治疗3日即症状全部消失。

主诊医师：廖太高，住罗城县四把乡地门村大坝屯。

医案5　鬼针草一点红汤治乳腺炎

就诊时间：2000年5月。地门村地爱屯廖光辉爱人，女，壮族，35岁，2010年5月患右侧乳腺炎，发热疼痛难忍，予鬼针草50克、一点红50克、红毛毡50克、满天星50克，捣烂外敷，3天症状消失。

主诊医师：廖太高，住罗城县四把乡地门村大坝屯。

医案6　羊咪青金竹叶治疗毒蛇咬伤

就诊时间：2010年4月。弄达村地覃屯覃志立于2010年4月被芋梦蛇咬伤左足面，约走20余米即瘫倒在地，周身麻木不仁，伤口不红肿，立即给羊咪青50克、金竹叶50克、马尾针50克、牛尾树50克、海金沙50克，煮水口服一杯，生药捣烂外敷百会穴，未敷前剃毛发刺出血。4～6小时换药1次。用药3天，症状消失。

主诊医生：覃荣抬，住罗城县桥头乡弄达村。

医案7　叶下珠贝壳汤治疗眼生梅花（角膜白斑）

就诊时间：2010年9月。四把乡胡子屯吴丁业之妻罗氏，女，35岁，患两眼生梅花，一米内看不见，用生叶下珠5钱、贝壳粉（或珍珠粉）1钱、九里明3钱、月亮树叶（叶柄有三点白珠）4张，蒸猪肝服，连服7天，同时在大椎至发际处用针挑刺10处黑点，割断挑出黄丝，只挑刺过一次。半月后能看见10米内物品，现能外出劳动，做家务。

主诊医生：罗荣斌，住罗城县四把乡思明村。

医案8　蛋树叶汤治肝癌疼痛食欲不振

就诊时间：2010年2月。天河乡白任村吴举华，经确诊为肝癌，疼

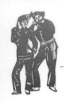
痛不已，食欲不振，以鸡蛋树叶1两、白花蛇舌草30克、半边莲30克、白花丹10克、田基黄20克，鸡骨草20克，水煎服，一周后症状明显减轻。

主诊医生：吴举业，住罗城县四把乡卫生院。

医案9　竹叶兰汤治疗骨结核

就诊时间：2009年10月。龙岸乡下北村卢小花，女，20岁，患脊椎结核2年，在本地治疗未愈，予竹叶兰30克、爬山虎30克、四块瓦30克、不出林30克，连服2个月，症状消失。

主诊医生：黄昌茂，住罗城县东门镇。

医案10　一枝黄花汤治疗肠痈

就诊时间：2009年9月。小岑屯罗荣英，男，30岁，患大腹绞痛，第2日转右小腹腹痛，大便秘结，恶寒发热，尿黄，医院确诊为急性阑尾炎，未经治疗而转医者处，取生漆树皮5钱，一枝黄花5钱，野荞麦根1钱，干白花蛇舌草1钱，煮水分3次服，仅服3剂而症状全部消失。年余未见复发。

主诊医生：罗荣斌，住罗城县四把乡思明村。

医案11　山栀子根汤治疗黄疸型肝炎

就诊时间：2009年3月。医者之子，12岁，恶寒发热，纳呆，神疲乏力，曾作外感治疗无效，继而出现巩膜发黄，尿黄，全身皮肤微黄，予山栀子根120克，甘蔗蔸（白茎糖蔗）60克，猪肉1两，野三角麦根15克，每日1剂，水煎服。一剂寒热无，两剂胃纳增，三剂精神好转，以后巩膜、尿、皮肤逐渐退黄而愈。

主诊医生：韦春姣，住罗城县黄金乡北盛村。

医案12　枳壳乳香汤治疗十二指肠球部溃疡

就诊时间：2009年3月。罗城东门中学银小衡，男，43岁。胃脘痛

10年，在县医院确诊为十二指肠球溃疡，住院治疗未愈，慕名来村就医。先服用野桃树根半斤（分4次服），连服2日。疼痛缓解后继服枳壳、乳香、没药等20余种药组成的方剂，每日1剂，连服3天，最后服用痢特灵，维生素U，共服8天，每疗程11天，共两疗程，腹痛消失，食正常，1年来未见复发。

主诊医生：潘立庭，住罗城县东门乡永安村。

医案13　牛膝熟地汤治疗半身不遂

就诊时间：2009年11月。四把乡上明屯韦得山，男，70岁，2009年11月29日跌跤后口眼歪斜，左手足不能活动。给予牛膝、熟地、桑枝、归尾、党参、大钻、五加皮、肉桂，每味10克。同时予以党参、白龙须、宽筋藤、川芎、大小钻、肉桂、归身、肉桂、牛膝、附子、四方藤、穿破石各10克，两方交替使用。治疗15天，各症消除。

主诊医生：刘明章，住罗城县乔善乡下李村。

医案14　山栀子根汤治疗乙型肝炎

就诊时间：2009年3月。黄金乡青明山林场职工，女，26岁。因右上腹隐胀痛、食欲不振、全身乏力到县医院检查，诊为慢性肝炎，曾在黄金卫生院治疗，症状有所减轻，但以后又复发，遂到其他医院诊治。2010年9月及11月两次在县医院作肝功及乙肝表面抗原检验，发现乙肝表面抗原阳性（1:16）。予山栀子（根）20克，甘蔗蔸60克（取白茎蔗），野三角麦（根）15克，黄饭花（根）15克，穿破石（根）10克，连服1个月，症状基本消失，食欲大增。

主诊医生：韦春姣，住罗城县黄金乡北盛村。

医案15　烧灼法治疗小儿急惊风

就诊时间：2009年7月。本屯张道平、谢增高的儿子，患急惊风，症见牙关紧闭、四肢抽搐、痰涎壅盛、指甲紫黑、吐舌不乳、握拳、颈脖强直。予以烧灼肩俞（双）、人中、夹车（双）、太阳（双）、

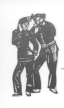

涌泉（双）。方法为先以指甲按到烧灼的部位，后用纺棉车带（或灯芯）醮茶油灯烧灼，长强处烧灼三点（呈三角形）。如握拳，则在中指屈间掌烧灼一点。同时内服蟑螂便粪每次1～2克，人乳或开水冲服。经用上法治疗3天而愈。

主诊医生：周玉祥，住罗城县乔善乡古金村。

医案16　地半张叶汤治毒蛇咬伤

就诊时间：2009年6月。陈任丽，女，16岁，在其家门前台阶处被蛇咬伤（蛇名不详），伤处有三个齿印、局部出血、红肿、疼痛难耐而色苍白、出汗、心悸、发热、体温40℃、头昏、无呕吐、周身有散在性红疹点。经用地半张叶等三样药治疗，第二天局部红肿消退、疼痛消失、热退身凉、恢复健康。

主诊医生：陈玉东，住罗城县东门乡章罗村。

医案17　千斤拔汤治疗眩晕症

就诊时间：2009年7月。患者，女32岁，到井边洗菜，突然头昏眼花、视物旋转、睁眼则旋转加剧，咽部有紧迫感，流涎不止，呼吸困难等症，无恶寒发热，背胀头痛。咽痛。予千斤拔15克，过江龙15克，独角风10克，四方钻15克，当归藤15克，钩藤15克，水煎服。3天而愈。

主诊医生：银应通，住罗城县东门乡中石村。

医案18　金线风汤治疗乳腺炎

就诊时间：2009年10月。本村妇女吴某，30岁，患左乳腺炎，红肿疼痛，予以金线风20克、两面针20克、救必应20克、十大功劳20克，水煎服。同时以鲜芭蕉根外敷。3天症状消失。

主诊医生：吴远山，住罗城县龙岸乡太和村。

医案19　石油菜汤治疗肾炎水肿

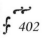

就诊时间：2009年1月。乔善街吴美平，女，患肾炎水肿，腰痛，尿少尿频，头昏眼花，不能食，欲呕吐。予石油菜20克，透骨消20克，海金沙20克，马蹄金20克，车前15克，茯苓15克，怀山15克。服药10剂，水肿基本消退，余症明显好转。

主诊医生：韦时达，住罗城县乔善乡乔善镇。

医案20　土党参两面针汤治疗慢性肾炎。

就诊时间：2009年2月。水碾屯韦佩章，男，72岁，腰痛3年，周身浮肿，面黄不能翻身，尿少，一天一次，家人备棺材准备后事了。给服土党参15克、两面针15克、钩藤根15克、十大功劳15克、黄皮果根15克、生竹叶菜半斤。服药后泻下3天，尿量1天3斤以上。6天后再服1剂，全身水肿消退，纳食增加。无复发。

主诊医生：罗代全，住罗城县乔善乡古金村。

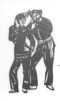
附录三　发表的论文

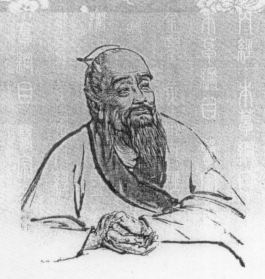

国 家 卫 生 部
国家食品药品监督管理局　发布处方药广告医学药学专业刊物

ISSN 1007-8517
CN 53-1102/R

中国民族民间医药

Chinese Journal of Ethnomedicine and Ethnopharmacy

• 中国核心期刊(遴选)数据库期刊
• 中国学术期刊综合评价数据库期刊
• 中国生物医学文献数据库(CBM)
• 中国生命科学文献数据库(CBA)

ISSN 1007-8517

2 下 2011
2011年2月 下半月刊
第20卷(总第153期)
February 2011 Vol.20,No.4

中国民族民间医药

Chinese journal of ethnomedicine and ethnopharmacy

2011 年 2 月　第 20 卷　第 2 期(下)　(总第 153 期)半月刊　　1992 年创刊

目　次
CONTENTS

主　管:云南省科学技术协会
主　办:云南省民族民间医药学会
社　长:黄传贵
主　编:郑 进 黄传贵
副社长:蒋仕升
副主编:蒋仕升 彭 泉 饶高雄 吴永贵
编辑部主任:蒋仕升(兼)
编辑部副主任:周荣贵 蒋德胜
出　版:中国民族民间医药杂志社
编　辑:《中国民族民间医药》编辑部
地　址:云南省昆明市关通路 57 号
邮政编码:650200
电　话:0871-5349183;5339255(传真)
投稿专用邮箱:zgyy1992@163.com
广告发行部:0871-7154878
连续出版物号:ISSN 1007-8517
　　　　　　 CN 53-1102/R
国内发行:云南省报刊发行局
邮发代号:64-56
国外发行:中国国际图书贸易总公司
发行代号:6366BM
订　阅:全国各地邮局
定　价:16.00 元(RMB)
广告经营许可证号:5300004000105
印　刷:云南省印刷技术研究所
出版日期:2011 年 2 月 30 日
网上阅读:http://mzmj.chinajournal.net.cn
　　　　　 http://ppmzmj.qikan.com

民族医药
Ethnomedicine and Ethnopharmacy

中国民族民间医药
Chinese journal of ethnomedicine and ethnopharmacy

· 1 ·

仫佬医对热毒病症的辨治经验

王柏灿¹ 韦浩明¹ 滕红丽¹ 吴小红¹ 梁栋²

1. 广西民族医药研究院，广西 南宁 530001；2. 广西壮族自治区罗城仫佬族自治县卫生局，广西 罗城 546404

【关键词】 仫佬医；辨治；热毒病症
【中图分类号】R29 【文献标识码】A 【文章编号】1007 - 8517（2011）04 - 0001 - 01

仫佬族是我国人口较少的一个山地民族，自称"伶"、"谨"，壮族称之为"布谨"，汉族称之为"姆佬"，建国后统称仫佬族。仫佬族绝大多数居住在广西罗城仫佬族自治县，根据2000年第五次全国人口普查统计，仫佬族人口数为20多万人。仫佬族在长期的实践中，积累了一定的医药经验，2007年，《仫佬族医药的抢救性发掘整理研究》被列为国家科技支撑计划课题，3年来，我们对仫佬族医药进行了较深入的抢救性整理。现将仫佬医对热毒病症的辨治经验概述如下：

1 仫佬医对热毒病症的病因病机认识

仫佬医认为，在正常状态下，人气与天地灵气相和，若人气与自然灵气不和，则会发生各种疾病。人与自然灵气不和，暑毒热毒火毒内侵，或其它毒邪内侵化为热化火，则发生热毒症。由于邪毒所犯的部位不同而有不同的热毒症类型。

2 仫佬医对热毒病症的常见分型

2.1 外热症：见急性发热、头痛、烦躁口渴、尿黄，舌红，苔黄，脉快有力者，为外感热邪引起。

2.2 热咳症：见咳嗽，痰黄，咽喉干痛，发热烦渴，为热气伤所所致。

2.3 热泻症：见泻下粘稠，身热腹痛，泻痢红白，泻后不爽，肛门热痛，为热毒蕴结，肠胃不和所致。

2.4 热结——见腹痛腹胀，大便燥结难解，身热烦渴，舌红苔黄，脉快有力，为热毒蕴结，气滞阴伤所致。

2.5 热痛症：关节红肿灼热疼痛，口渴发热，舌红苔黄，脉快。为热留关节所致。

2.6 毒肿症：见肌肤红肿热痛或瘙痒糜烂，脓水不停。为热毒湿毒蕴聚所致。

2.7 毒瘟症：见发热，头痛，呕吐，颈项僵直，神志模糊或有抽搐，皮肤瘀点，昏迷不醒，为感受疫病毒气，恶气所致的急重症。

3 仫佬医对热毒病症的常用疗法

3.1 非药物疗法

3.1.1 针刺放血 常用于高热、痉厥等，取手母指外侧甲边及中指端、足母趾外侧甲边及中趾端放血，每次数滴。

3.1.2 灯火灸 常用于高热昏迷，灸疗部位视具体情况而定，如小儿高热，可取灯心草明火灸掌心、腰眼、足心等部位。

3.1.3 挑刮 常用于外热症发热、痧症发热。选取大椎、十宣、合谷等穴位、肩背部或其它特定部分挑刺或刮疗。

3.1.4 拔罐 用于外热症、热痛症。以牛羊角、竹筒吸拔于痛处或关节、背腰局部。

3.1.5 油针穿刺排脓 用于热毒痈疮成脓者。以钢针烧热，蘸油迅速向痈疮波动处斜刺，可迅速排脓消肿

3.2 药物疗法常用方药举例

3.2.1 外热症 常用药物：一点红、一枝黄花、野菊花、板兰根、大青叶、金银花、六月雪、水蜈蚣、水杨梅、蒲公英、犁头草、半枝莲、榄核莲、石膏、翠云草等。验方举例：取板蓝根15g、大青叶15g、银花15g、连翘15g、石膏15g、薄荷10g，水煎服。

3.2.2 热咳症 常用药物：鱼腥草、牛蒡子、枇杷叶、桑白皮、虎杖、一点红、瓜子金、竹沥、竹茹、天冬、麦冬、水蜈蚣、石仙桃、瓜蒌、川贝、浙贝等。验方举例：取鱼腥草20g、瓜蒌15g、石仙桃20g、枇杷叶15g、桑白皮15g水煎服，鲜竹沥20ml，内服。

3.2.3 热泻症 常用药物：凤尾草、马齿苋、水杨梅、水蜈蚣、车前草、马齿苋、叶下珠、鸡眼草、小飞扬、大飞扬、石榴皮、大乌泡、算盘子根、海金沙藤、铁苋菜等。验方举例：凤尾草15g、车前草15g、马齿苋15g、石榴皮15g、算盘子根15g，水煎服。

3.2.4 热结症 常用药物：土大黄、芒硝、冬葵子、麦冬、望江南子、黑芝麻、地柏枝、大黄、皂荚、牵牛子、桃红、向日葵根等。验方举例：土大黄15g、牵牛10g、望江南子10g、芒硝12g、马鞭草12g，水煎服。

3.2.5 热痛症 常用药物：白英、稀莶草、忍冬藤、泡桐根、青蒿根、鸟不站、野菊花根、铁线草、海桐皮、海风藤、防己、鸭脚木根皮、三叉虎根等。验方举例：忍冬藤15g、海桐皮15g、海风藤15g、防己15g、鸭脚木根皮15g、三叉虎根15g，用于热痛关节症。

3.2.6 毒肿症 常用药物：蒲公英、犁头草、金银花、蛇莓、败酱草、野菊花、木芙蓉、爬山虎、一点红、乌蔹莓、浮萍、仙人掌、土大黄、一枝黄花、白英、蛇床子、地肤子、土茯苓、三白草、马齿苋等。验方举例：蒲公英30g、犁头草30g、一点红30g、鲜了哥王叶30g，捣烂敷患处，治疗乳痈毒肿。

3.2.7 毒瘟症 常用药物：大青叶、板兰根、金银花、牛筋草、山栀子、黄芩、连翘、钩藤、丹皮、玄参、生地、淡竹叶、竹叶卷心、石膏、知母、竹茹、竹沥、山羊角、水牛角等。验方举例：大青叶15g、板兰根15g、丹皮15g、玄参15g、石膏30g、知母12g、竹茹、12g、水牛角、15g、钩藤15g，水煎服，治疗毒瘟风动抽搐症。

综上所述，仫佬医对热毒病症的辨治积累有一定的经验，对这些经验进行进一步的发掘整理研究，对于提高仫佬医药防治热性疾病的能力、弘扬民族文化和促进民族和谐具有重要的意义。

（收稿日期：2010.01.07）

基金项目：国家科技支撑计划课题（编号2007BAI48B10 - 08）。

2008年7月第7期　　　　　　　　　　中国民族医药杂志　　　　　　　　　　　3

[2] 钟敬文. 民俗学概论[M]. 上海文艺出版社, 1998. 1-7.

[3] 马太江. 川黔滇邻区苗族医药文化探析[J]. 西南民族大学学报·人文社科版, 2004, 25(11): 26-28.

[4] 甘炳春, 杨新全, 李榕涛, 等. 黎族民间传统医药与植物的利用[J]. 中国民族医药杂志, 2006, 12(2): 24-26.

[5] 萧成纹. 论侗族医药民俗文化与养生保健[J]. 中国民族医药杂志, 2007, 13(11): 60-62.

[6] 王建国, 苏玉梅. 回族的生活习俗与卫生健康关系之初探[J]. 中国民族民间医药杂志, 1995, 16: 38-39.

[7] 龙运光. 侗族预防医学思想初探[J]. 中华医史杂志, 1995, 25(2): 102-105.

[8] 刘育衡, 蒋士生, 崔. 侗族习俗与卫生保健[J]. 中国民族医药杂志, 2000, 6(2): 44-45.

[9] 李茂琼. 泸沽湖摩梭人的民俗与医学[J]. 中国民族民间医药杂志, 1997, 27: 2-4.

[10] 杨永建, 祁银德. 裕固族聚居区药用植物资源[J]. 中药材, 2002, 25(11): 779-781.

[11] 里二, 郑晶昌, 朱继英. 浅述西双版纳哈尼族按摩习俗[J]. 中国民族民间医药杂志, 2001, 51: 193-195.

[12] 龙开义. 壮族的民间信仰与民俗医疗[J]. 青海民族研究, 2007, 18(2): 110-114.

[13] 邱国珍, 赖施虬. 畲族医药民俗述论[J]. 中央民族大学学报(哲学社会科学版), 2003, 30(6): 56-61.

[14] 田振华. 苗族用药特点与相关习俗[J]. 中国民族民间医药杂志, 2005, 75: 213-214.

[15] 王厚安. 水族医药基本理论和治疗方法[J]. 中国民族民间医药杂志, 1995, 12: 4-7.

[16] 黄福开. 论藏药浴的学术内涵及其发展[J]. 中国藏学, 2002, (2): 26-32.

[17] 刘育衡, 崔, 朱如彩. 瑶族"庞桶药浴"及浴液植物[J]. 中国民族医药杂志, 2001, 7(3): 19-20.

[18] 朱如彩, 崔, 刘育衡, 等. 湖南瑶族传统端午药市调查[J]. 中国民族医药杂志, 1996, 2(4): 40-41.

[19] 谭学林. 从苗族用火遵风看其最早期医疗保健成就[J]. 中华医史杂志, 1998, 28(1): 40-43.

[20] 张朝卿, 余跃生, 罗载刚, 等. 贵州瑶族医药论要[J]. 中国民族民间医药杂志, 2001, 52: 249-251.

[21] 乌尼尔. 呼伦贝尔鄂温克民族植物学的研究[D]. 内蒙古: 内蒙古师范大学, 2005.

[22] 张珣. 疾病与文化[M]. 台北: 台湾稻乡出版社, 1989. 83.

2008年3月9日收稿

广西民族医药概况

广西壮医医院(南宁 530001)　　王柏灿

关键词: 壮族医药; 瑶族医药; 苗族医药; 侗族医药; 毛南族医药; 仫佬族医药

中图分类号: R291.8　　文献标识码: A　　文章编号: 1006-6810(2008)07-0003-03

广西壮族自治区居住着壮、汉、瑶、苗、侗、仫佬、毛南、回、京、彝、水、亿佬等12个民族, 是全国少数民族人口最多、聚居最密集的民族自治区。全区总人口4880多万, 少数民族人口1800多万, 占总人口的38.4%、全国少数民族人口的23%; 全区总面积23.67万平方公里, 约占全国总面积的2.46%, 居全国第9位。广西民族医药源远流长, 具有丰富的内涵, 是祖国传统医药的重要组成部分。近20年来, 在各级党委、政府的关心与支持下, 在民族医药界的共同努力下, 广西民族医药的发掘整理和研究提高工作取得了一定的成绩, 为各族群众的卫生保健事业作出了积极贡献。

1 壮族医药

广西壮族人口1650多万, 占全区总人口的33%、全国壮族人口的90%。壮族主要聚居在广西和云南文山、广东连山等地。

据考, 远在石器时代即有壮族医药的萌芽, 至汉魏六朝时, 壮医已采用草药内服、外洗、熏蒸、角疗、灸法、针法10多种疗法治病, 隋唐明清时期, 壮医药有所发展,《岭外代答》《桂海虞衡志》、广西各地方志, 对壮医药均有所记载。但长期以来, 壮医药缺乏文字上的整理, 未能形成较完整的理论体系。20世纪80年代以来, 壮医药的发掘整理研究全面铺开, 取得了明显成效。

1.1 理论研究取得重要进展: 在深入民间调查的基础上, 广西对壮医药经验进行了深入的整理研究, 出版了《中国壮医学》、《壮族医学史》、《中国壮医内科学》、《中国壮药学》等10多部专著; 编写了《壮医药学概论》、《壮药资源学》等12门壮医本科教材, 发表了500多篇学术论文, 以这些专著、教材、论文为载体的壮医理论框架初步形成, 其

特点为以"阴阳为本、三气同步、三道两路、毒虚致百病、调气解毒补虚"为理论核心。

1.2　服务网络初步形成:广西全区有壮医药医疗机构 10 多家,包括省、市、县级壮医医院或民族医医院。30 多个县级中医院开设了壮医科或民族医科,200 多个乡镇卫生院可提供民族医药服务。各医疗机构运用壮医特色疗法和药物为群众防病治病,积极推进壮医专科专病的建设,服务能力稳步提高。据 2006 年统计,当年诊治病人 100 多万人次,住院 1.5 万人次。全区民族民间医生约 8000 人,当年诊治病人约 800 万人次。

1.3　开展壮医高等教育:1985 年,广西中医学院开始招收壮医方向硕士研究生,至今已培养 20 多名,在校研究生 10 多名。2005 年,广西中医学院成立壮医药学院,开始招收壮医方向本科生,第一批学员已于今年毕业,在校壮医方向本科生还有 100 多人。2003 年,教育部本科教学工作评估中,广西中医学院"发掘整理壮医药学术,拓展丰富传统医药教育"办学特色项目得到教育部评估专家高度评价。

1.4　制定广西发展中医药壮医药条例:为促进广西中医药、壮医药事业发展,自治区人大、卫生厅组织起草了《广西壮族自治区发展中医药壮医药条例》(草案),该草案被列为自治区人大常委会 2006 年立法调研项目和 2007 年立法计划项目。作为省级民族区域自治地方法规,该条例对发展壮医药作出了明确规定,同时规定广西其它民族医药参照本条例执行。

1.5　开展壮医专业执业医师资格考试(试点):自国家执业医师法颁布实施后,我国部分民族医进行了民族医医师资格考试。壮医当时限于各种原因未能开考。根据壮医药事业发展的需要和已具备的条件,2006 年以来,在国家中医药管理局、自治区卫生厅的领导和支持下,广西正积极筹备壮医专业执业医师资格考试,试点工作将于 2008 年开始。

2　瑶族医药

瑶族现有人口 213.4 万,主要分布在广西、湖南、云南、广东、贵州、江西等省区。广西瑶族人口约占全国瑶族人口的 62%,广西人口的 3%,在广西各民族人口中位居第三。

自 20 世纪 50 年代以来,就陆续有学者对瑶医药进行发掘整理。如金宝生在《可爱的大瑶山》一书中说到:"瑶山中药材非常丰富,药名不下三四百种。每年都有几十名草医,将十多万斤草药运往国内各大城市,一面行医,一面售药。20 世纪 80 年代以来,广西开展了 3 次大规模的民族医药普查,收集到一批瑶医药验方秘方。1999~2001 年广西壮族自治区卫生厅专门立项,对广西 12 个民族自治县(其中 6 个为瑶族自治县)民族医药状况进行调查。相关学者在对瑶医药经验进行总结、整理的基础上,出版了《中国瑶医学》、《中国瑶药学》。

1985 年,广西覃氏瑶医北上,在黑龙江大庆开办了德坤瑶医医院,尔后,开办了北京德坤瑶医医院,并在石家庄、上海、沈阳、广州开设分院,采用瑶山草药治疗肿瘤、红斑性狼疮等。金秀是我国著名的瑶乡,在自治区卫生厅及当地政府的领导和支持下,金秀瑶医医院 2004 年成立,至今该院已配制出瑶药烧伤膏、瑶药清肝解毒冲剂、瑶药跌打损伤外擦剂等 14 种制剂,并于 2006 年 11 月,完成了县域内 1351 种植物药的药性分类整理工作,在开展瑶医药临床服务方面也取得了明显成绩。

3　苗族医药

全国苗族人口 738.4 万人,广西苗族人口 43 万人左右,广西苗族主要居住在融水、隆林、三江、龙胜 4 个自治县,融水苗族自治县是广西唯一的苗族自治县。

据调查,融水苗族医药为保障苗族群众的健康发挥了重要作用。融水苗医在长期的实践中,积累了丰富的经验,目前融水县乡村医生有 300~400 人,其中不少人掌握苗医一定的技法方药。如融水苗医云忠祥医师,20 世纪80 年代经考核,吸收到广西民族医药研究所苗医科工作至今,运用苗医熏蒸疗法治疗软组织损伤、痹病及一些难治性疾病,往往有意想不到的效果。对广西苗族医药的发掘整理,仍在进行中。

4　侗族医药

全国侗族人口 290 多万,其中,31 万居住在广西,占全国侗族人口的 12%,主要分布在三江侗族自治县,其余分布在融水、龙胜、融安、罗城等县(自治县)。

1952 年,在党和政府的关怀下,成立了广西三江侗族自治县,广西侗族医药也得到了初步的发掘整理。据《三江卫生志》记载,从古到今,侗医药一直是当地人们赖以防病治病的重要手段,但由于历史的原因,侗民族只有自己的语言,没有本民族的文字,侗医药只能以口耳相授、师承带徒的方式在民间流传。至民国二十五年,侗医药在三江渐成规模,一些乡镇逐步建立了诊所和药铺。据最近的调查,广西侗医药主要分布于三江县 15 个乡镇,160 多个村的侗寨,流传的技法 10 多种,如牛角拔罐疗法、木梳刮痧疗法、油灯点灸疗法、刀烟外涂疗法、捧击疗法等,都具有浓厚的特色。侗医常用药物 290 多种,侗医药仍在侗乡发挥着重要作用。

5　毛南族医药

毛南族现有 7.1 万多人,主要聚居在云贵高原的茅南山、九万大山、凤凰山和大石山一带,而广西环江县的上南、中南、下南一带山区更是被称为"三南",素有"毛南之

2008 年 7 月第 7 期　　　　中国民族医药杂志　　　　　　　5

乡之称，环江毛南族自治县是全国唯一的毛南族自治县。

环江县有浓郁的毛南风情和丰富的毛南医药内涵，早在 1987 年，环江县就开展了毛南医药的调查，把收集到的毛南医药经验整理汇编成《环江毛南族自治县民族医药验方秘方集》，1988 年，成立了环江县民族医院。最近，环江相关学者把毛南医药进行认真的总结和整理，撰写成《毛南族医药》一书，已完稿，正修改中。

6　仫佬族医药

仫佬族总人口 15 万多，广西罗城仫佬族自治县是全国唯一的仫佬族自治县，聚居着全国 80% 的仫佬族人口。

对仫佬族医药的研究，有一定的工作积累和基础。20 世纪 70 年代，罗城县普进行过较大规模的民族医药普查，收集到一批罗城仫佬验方秘方，罗城还于 1980 成立了罗城县民族医院(已于 1997 年改为中医院)。1999 年，广西在进行 12 个民族自治县民族医药调查中，收集到部分资料。1991 年 11 月，吴氏撰写了《仫佬医药概述》一文，刊登于《广西民族医药研究第二期》(内部刊物)。据了解，仫

佬族民间医生对人体的生理病理、病因病机、诊疗技法、药物等有独到的认识与经验，仫佬族常用药品种 300 多种，所用的诊疗技法有 20 多种，仫佬族医药至今仍在仫佬族群众的卫生保健中发挥着重要作用。最近，国家科技部科技支撑计划决定对我国人口稀少民族的医药进行抢救性整理，仫佬医药的发掘整理获得立项。

如前所述，广西有丰富的民族医药资源。在各级党委、政府的重视和支持下，壮、瑶、苗、侗、毛南、仫佬等民族的医药经验得到了不同程度的发掘整理，有了不同程度的发展，为维护民族地区群众的健康作出了积极的贡献。当前，民族医药的发展，迎来了千载难逢的机遇，我们相信，有党和政府的正确领导，有兄弟省区、社会各界的大力支持，有民族医药界的共同努力，广西民族医药一定会在新的历史条件下，焕发新的活力，取得新的成功，铸就新的辉煌！

2008 年 3 月 9 日收稿

壮医"治未病"初探

广西中医学院(南宁　530001)　　庞宇舟　宋　宁

摘　要：壮医与中医一样重视预防疾病，其"治未病"的预防医学思想源远流长，且经验和知识丰富。本文从 8 个方面对壮医"治未病"的经验和方法进行了系统的归纳和总结。

关键词：壮医；治未病；研究

中图分类号：R291.8　　文献标识码：B　　　文章编号：1006- 6810(2008) 07- 0005- 02

"治未病"一词最早见于中医经典《黄帝内经》，中医"治未病"含义包括未病先防、既病防变和病后康复 3 个方面。"治未病"反映了早在 2000 多年前古人就倡导惜生命、重养生、防患于未然的预防医学思想。无独有偶，作为壮民族医学创造的壮医学，在预防疾病方面，也积累了丰富的经验和知识，并且具有鲜明的地方特色和民族特色。

1　干栏保健

壮族古称"骆越"、"西瓯"，考古资料业已证实，壮族先民自远古以来就生息在广西地区，远古的广西生存条件恶劣，出于生存的本能，壮族先民要不断地寻求有利于自身健康的生存方法，以趋利遇害。壮族先民根据壮族地区的地理环境和气候条件，很早就发明了"干栏"建筑，这种建筑的特点是分上下两层，上层作为人的居所，下层贮放农具或圈养牲畜，《魏书·僚人篇》记载"僚者，盖南蛮之别种……依树积木，以居其上，名曰干栏"。"干栏"建筑不仅可避虎狼岭虫侵袭，而且远离地面，还可以防避瘴邪瘴气，同时使得人畜分离，从而起到了卫生和保健的作用，不少壮

族地区至今仍保持这种居住习俗。

2　重视防毒

壮族地区自然环境恶劣，"草木水泉皆禀恶气"，无数中毒甚至死亡的实例和教训，使壮族先民对毒有着特别直接和深刻的感受，壮医在长期的实践中意识到防重于治，特别强调"未病先防"，并积累了丰富的防毒经验。壮族地区山高林密，多雨酷热，壮民在晨间瘴气雾露弥漫时外出赶路，必口含生姜以辟秽；野外耕作，为防暴雨淋湿后伤风感冒，常用姜葱汤淋浴、姜葱汤热服，以祛寒湿；溽暑天月，高温多雨，对饮之水，壮民必先用白矾过滤，并多吃生大蒜头，以防虫毒在体内滋生；当疫疫流行之时，走村串寨回家，常用草药汤洗澡，以避秽解毒；年老体弱者，常用辟秽解毒或舒筋活络之品垫席而睡；正在发育的儿童，则于胸腹佩带芳香解毒之品。此外，壮族先民的服饰崇尚青蓝色，为蓝靛所染，既能使人凉爽，又可防避蚊虫，还具有"辟邪"解毒的作用。

3　鼻饮防疫

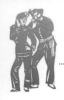

第 29 卷增刊
2006 年 8 月

云南中医学院学报
Journal of Yunnan College of Traditional Chinese Medicine

Vol. 29
8. 2006

奇特的仫佬医药

李世安

(广西罗城龙岸镇仫佬族传统中草药开发服务所, 广西罗城　546413)

关键词: 仫佬医药; 民族医药; 简介

中图分类号: R297 1　文献标识码: A　文章编号: 1000 2723(2006)增刊 0106 01

我国是个统一的多民族国家, 全国有 56 个民族。各民族在长期的繁衍生息过程中, 创造本民族辉煌的同时, 也创造了灿烂的医药文化。

适者竞成, 物竞天择。仫佬族人民 95% 分布在桂西北九万大山脉南麓的青明山一带　罗城仫佬族自治县境内。解放前夕的千百年里, 由于交通不便, 信息闭塞, 很少有中医和西医的传入。勤劳和善良的仫佬族人民为了生存和繁衍, 治病疗伤全依靠自己的智慧, 利用九万大山的草药和长期积累的技法完成的。遗憾的是由于本民族没有文字的记载, 有的已失传; 有的流传于本民族以外包涵在中医药里, 为丰富中华医药宝库作出贡献。现把传承部分露白如下:

(1) 祛瘀气: 成瘀后肩背酸胀。捉蚂蝗置酸胀处至多处出血, 再涂烟油于伤口, 两天即愈。

(2) 蛇咬伤: 不管被什么毒蛇咬伤, 马上用小刀在伤口处割 十 字, 然后边冲洗边挤出毒液, 再用两根火柴头交叉点燃后再放烟油, 同时内服烟油玉米粒大, 扎好动脉上端, 隔 1h 放松一次。每天再服, 放上药 2 次, 3d 后好转。

(3) 难产: 红蓖麻子 (去壳) 26 个, 捣烂敷脐和两侧涌泉穴, 至产后或胎盘出后除净。

(4) 避孕: 鲜海桐皮 100~200g, 加水 1 000mL 煎至 200mL 药液, 于每月月经停后服 1 次, 连服 3 个月, 第 1 个月服 4 天, 可避孕 3~5 年。

(5) 耳痛 (中耳炎): 大蜘蛛 1 个, 龙衣适量, 冰片 0 1g, 煅炉甘石粉适量。取蜘蛛及龙衣用纸包, 再用黄泥包裹放入火内煅成炭, 再与上二药研为末备用。再用 75% 酒精洗净局部然后取上药少许吹入耳内。每日 3 次。

(6) 尿痛 (前列腺炎, 尿路感染): 取鲜山菠萝半斤; 山芝麻 100g, 煲嘍 (仫佬音, 下同) 50g 水煎服, 有特效。

(7) 夹色: 遇夹色病用纺纱布带, 两根捻着一根, 灸长强穴即验。

(8) 溺水: 凡人溺水不省人事者, 把溺者俯伏于牛背上, 头吊低于腹, 人扶溺者牵牛慢行, 边行口鼻边流水, 待两斗烟时间过后自活。

(9) 哮喘: 鲜鸽粪, 用石煅红成炭后研末, 好酒送下, 立止。

(10) 消渴 (糖尿病): 鲜兜可以刚 500g。上消加鲜葛根 250g; 中消加石斛 500g; 下消加黄精、苁蓉、杜仲各 25g。均配猪横肝一付炖食汤肉。疗效显著。鲜兜可以刚治食道癌, 对增加食欲, 特别是阻塞后效果更好。

(11) 癌药: 主药: 梅楳榄, 叶紫红, 煮液深红, 生命力极强, 具有超强的活血止血功效。主治癌症, 跌打损伤, 妇科瘀块, 用治癌症加白花舌蛇草, 半枝连各 75g, 大小红枣半两为主药, 适当加各病位引药。对多种癌症有效。特别是对肠胃癌的缓和症状, 减轻患者痛苦, 延长生命确有意想不到的效果。

(编辑: 岳胜难)

附录四　专利申请

31

中华人民共和国国家知识产权局

100027

北京市朝阳区金码□村68号

发文日：2011年07月08日

专利申请受理通知书

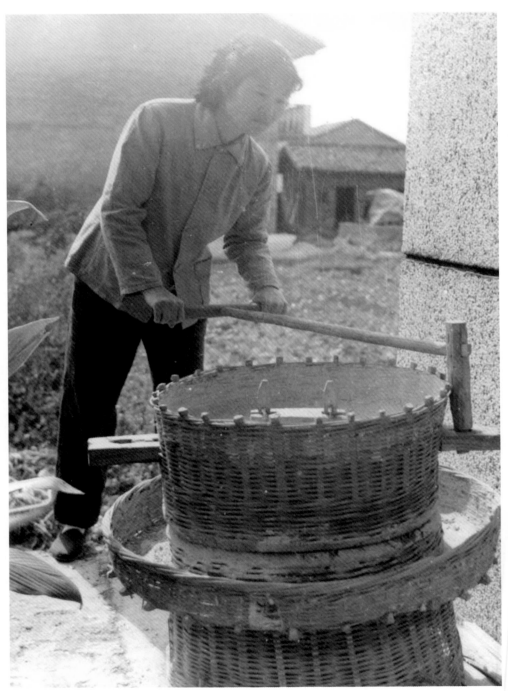

磨笼碾米

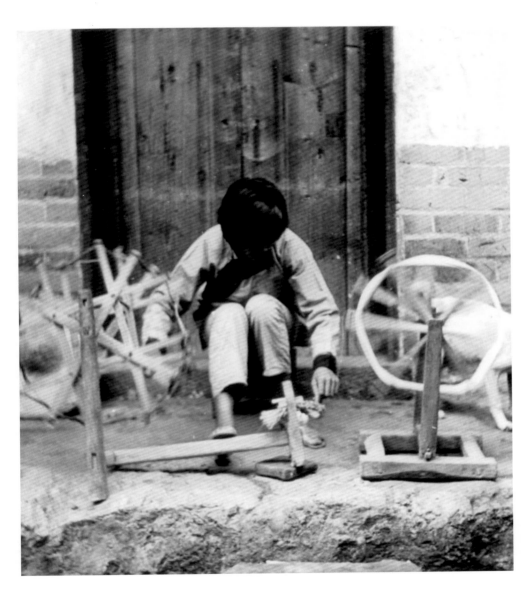

纺纱

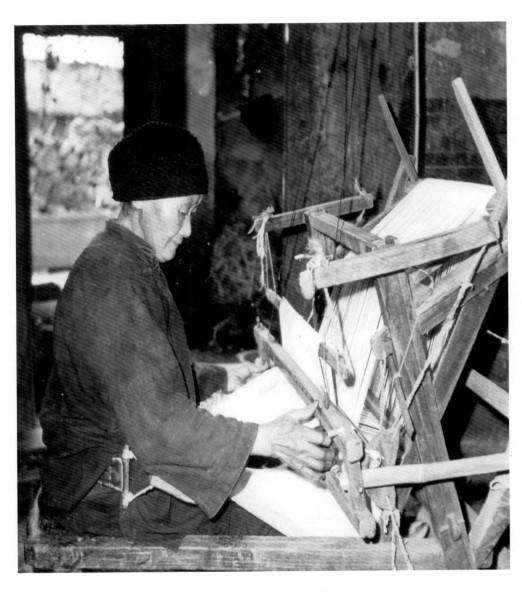

仫佬族妇女在织布

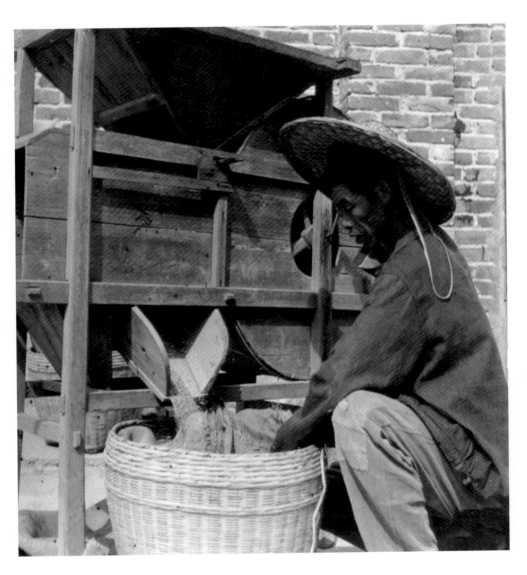

风谷车

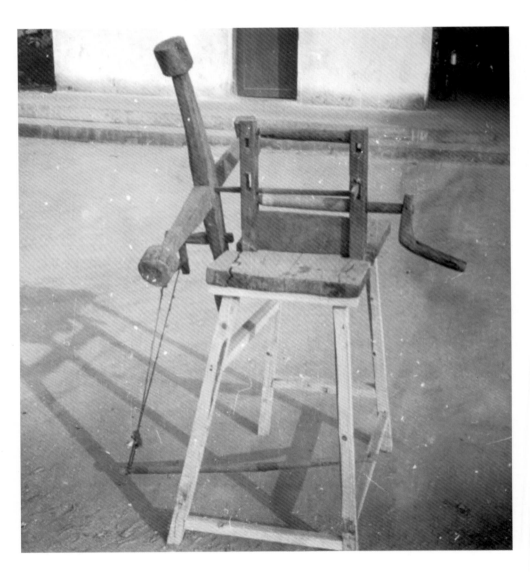

扎棉机

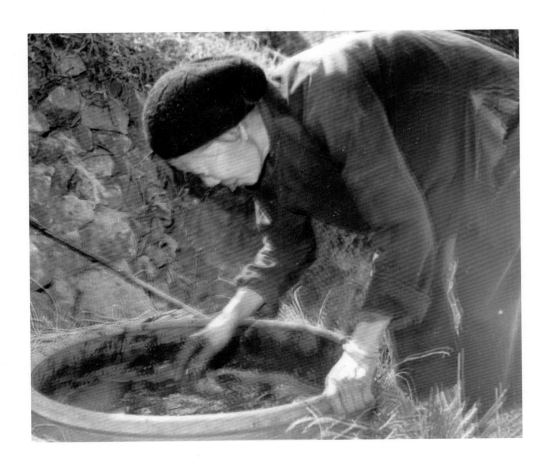

染布

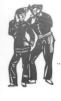

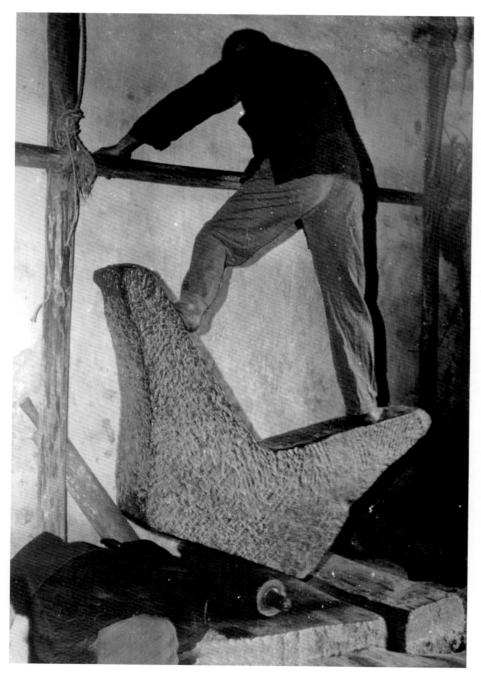

压布

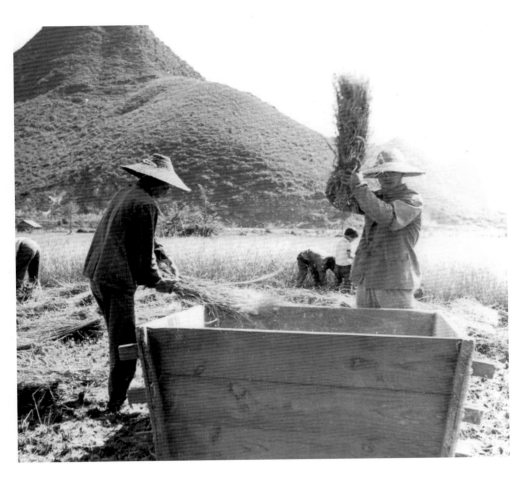

谷桶打谷

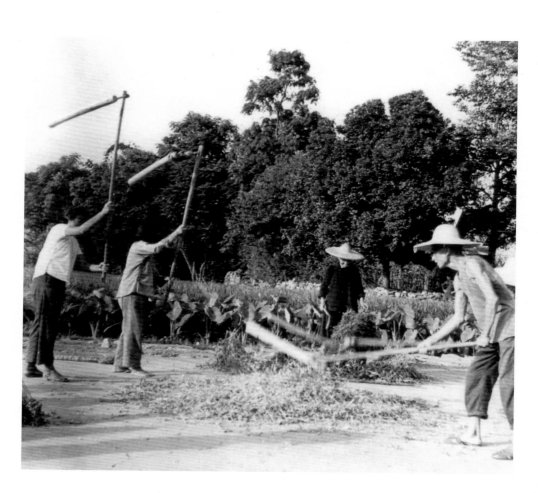

撩棍脱离黄豆

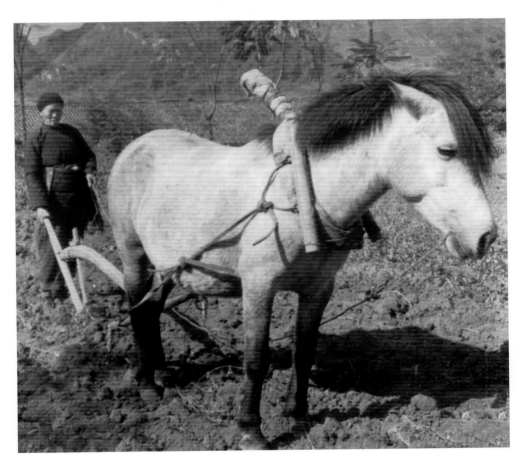

仫佬族生产习俗——马代牛耕

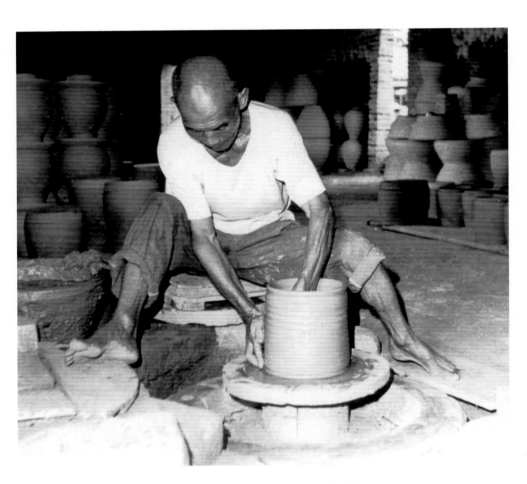

仫佬族工匠在制作煤沙罐

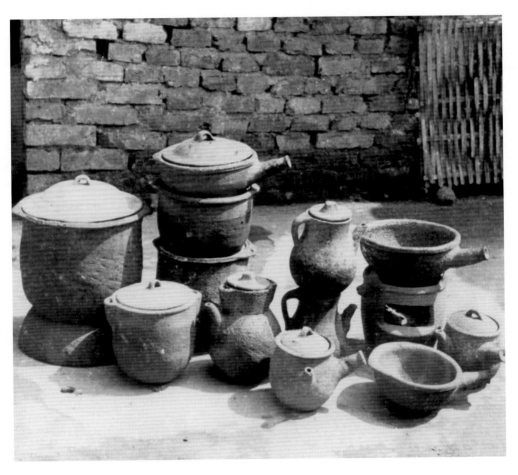

仫佬族煤沙罐

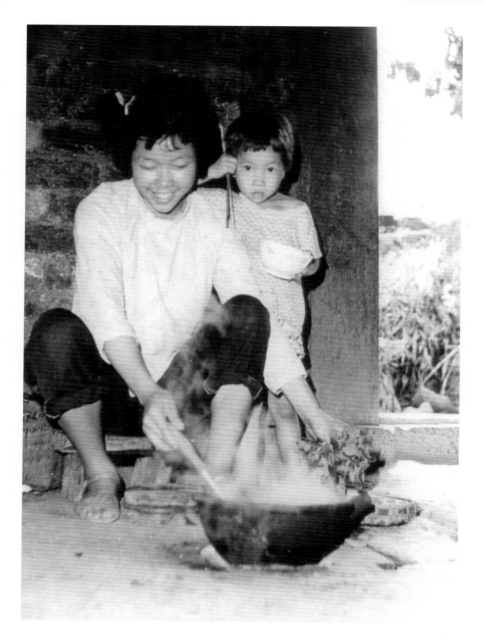

仫佬族妇女在地炉上煮菜

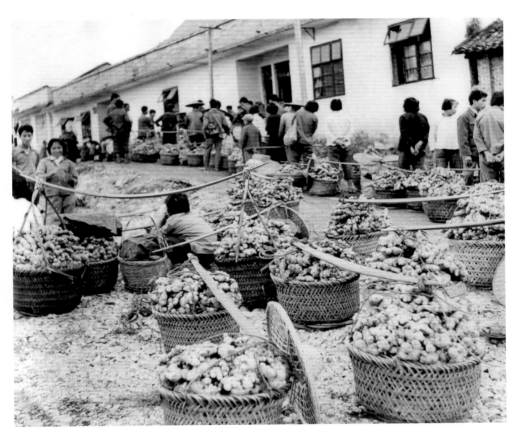

仫佬山乡盛产生姜